# 腎臓病とわかったら最初に読む食事の本

赤羽もりクリニック　森 維久郎（医学監修）　大城戸寿子（料理監修）

無理なく続けられる
満足レシピ

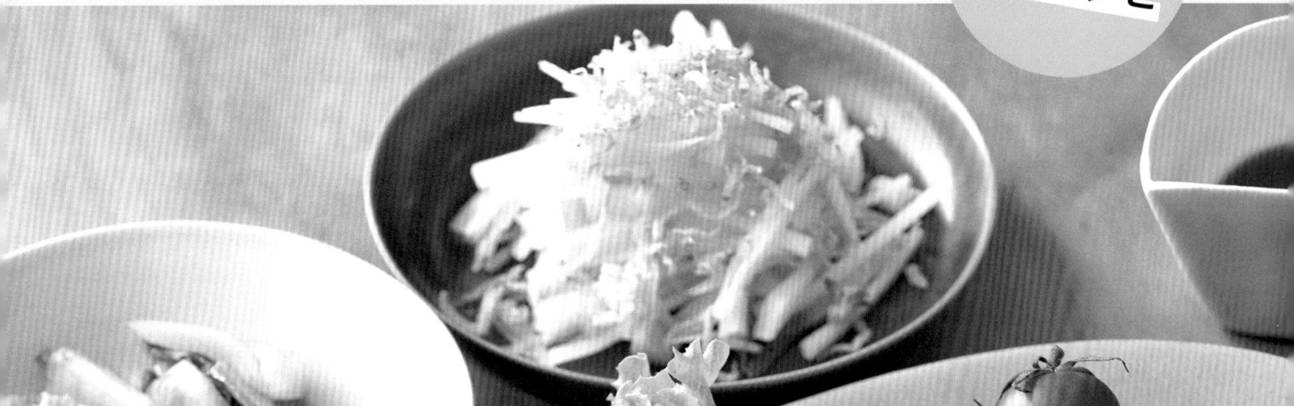



家の光協会

腎臓病とわかったら
最初に読む食事の本
# もくじ

## 第1章 腎臓と向き合うための第一歩



## 第2章 腎臓をいたわる食生活の心得



## 第3章 ビュッフェのように組み合わせよう



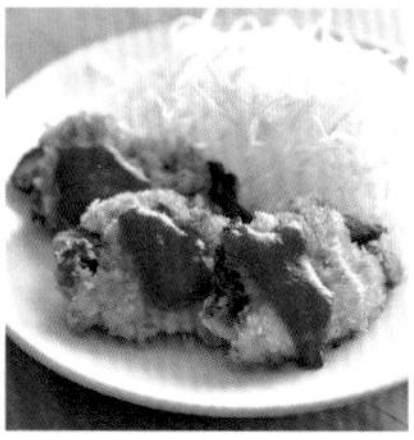

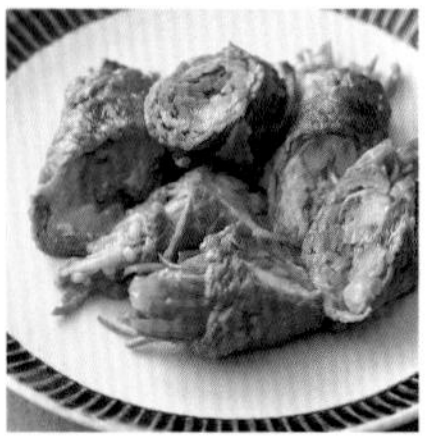

## 第4章 主菜レシピ



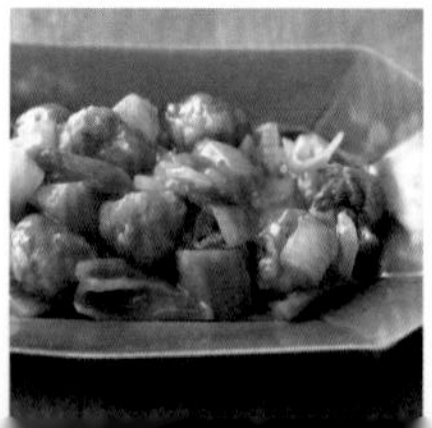

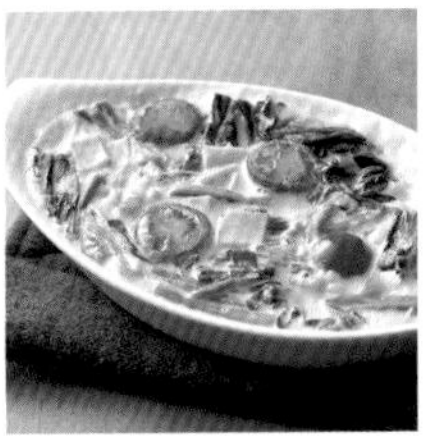
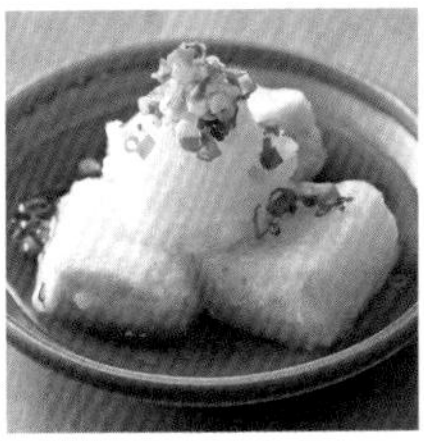
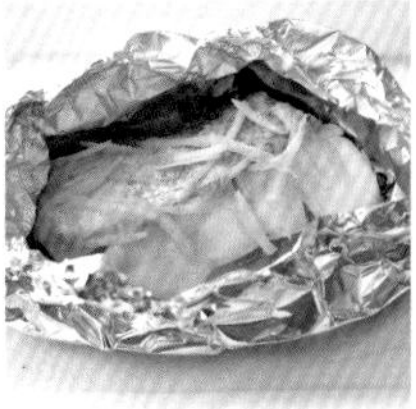



## 第5章 副菜レシピ

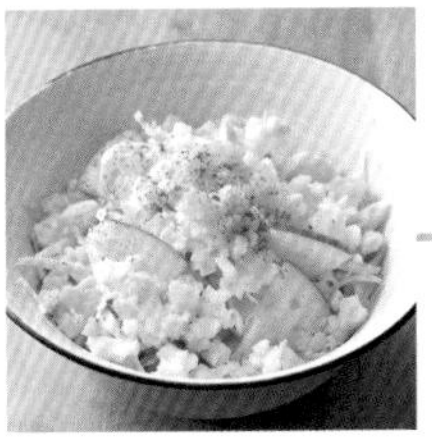



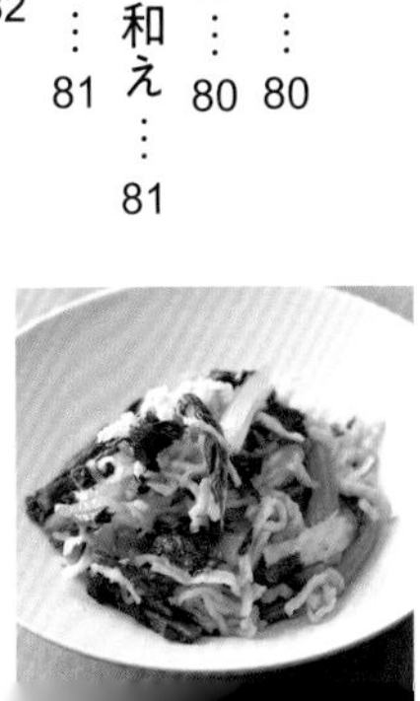

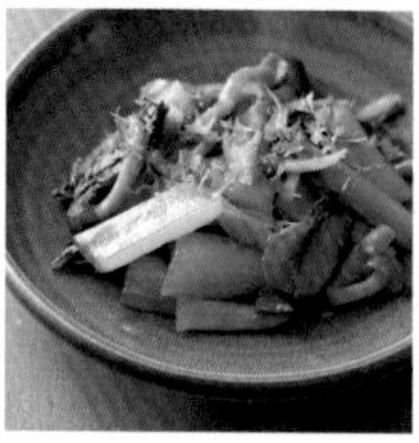

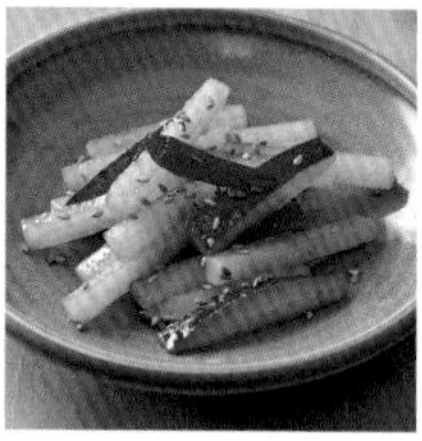

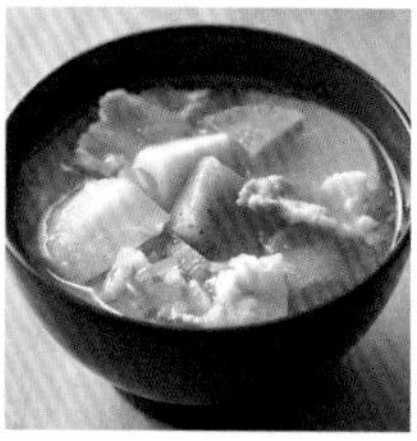



## 第6章 主食レシピ



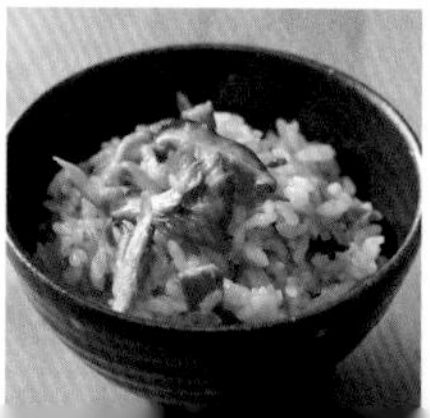

## 第7章 腎臓病とともに生きていくあなたに



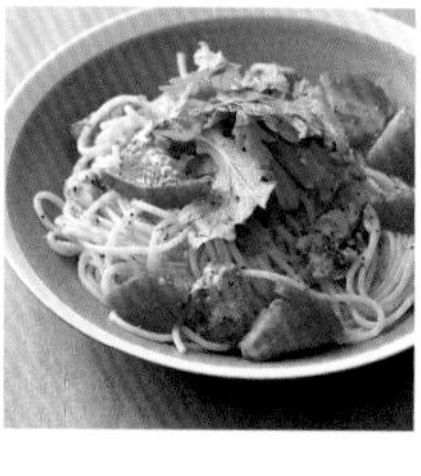

### この本の使い方

- 電子レンジは600Wのものを使用しています。500Wの場合は加熱時間を1.2倍に、700Wの場合は0.8倍にしてください。
- 小さじ1＝5mL、大さじ1＝15mL、1カップ＝200mLです。
- 野菜は特に記載のない場合は、洗う、皮をむくなどの下ごしらえをしてからの手順を説明しています。
- レシピ内の「塩」は精製されていない天日塩、「しょうゆ」は濃口しょうゆです。
- 分量は1人分を基本としていますが、量が少なすぎて調理しにくいときなどは、2人分の分量で作り、分けてください。
- タンパク質をはじめ、栄養成分が記されています。制限のある方はチェックしてください。
- 栄養計算は「日本食品標準成分表(八訂)」(文部科学省)に基づいています。タンパク質は「アミノ酸組成によるタンパク質」、炭水化物は「利用可能炭水化物(質量計)」、脂質は「脂肪酸のトリアシルグリセロール当量」で計算しました。

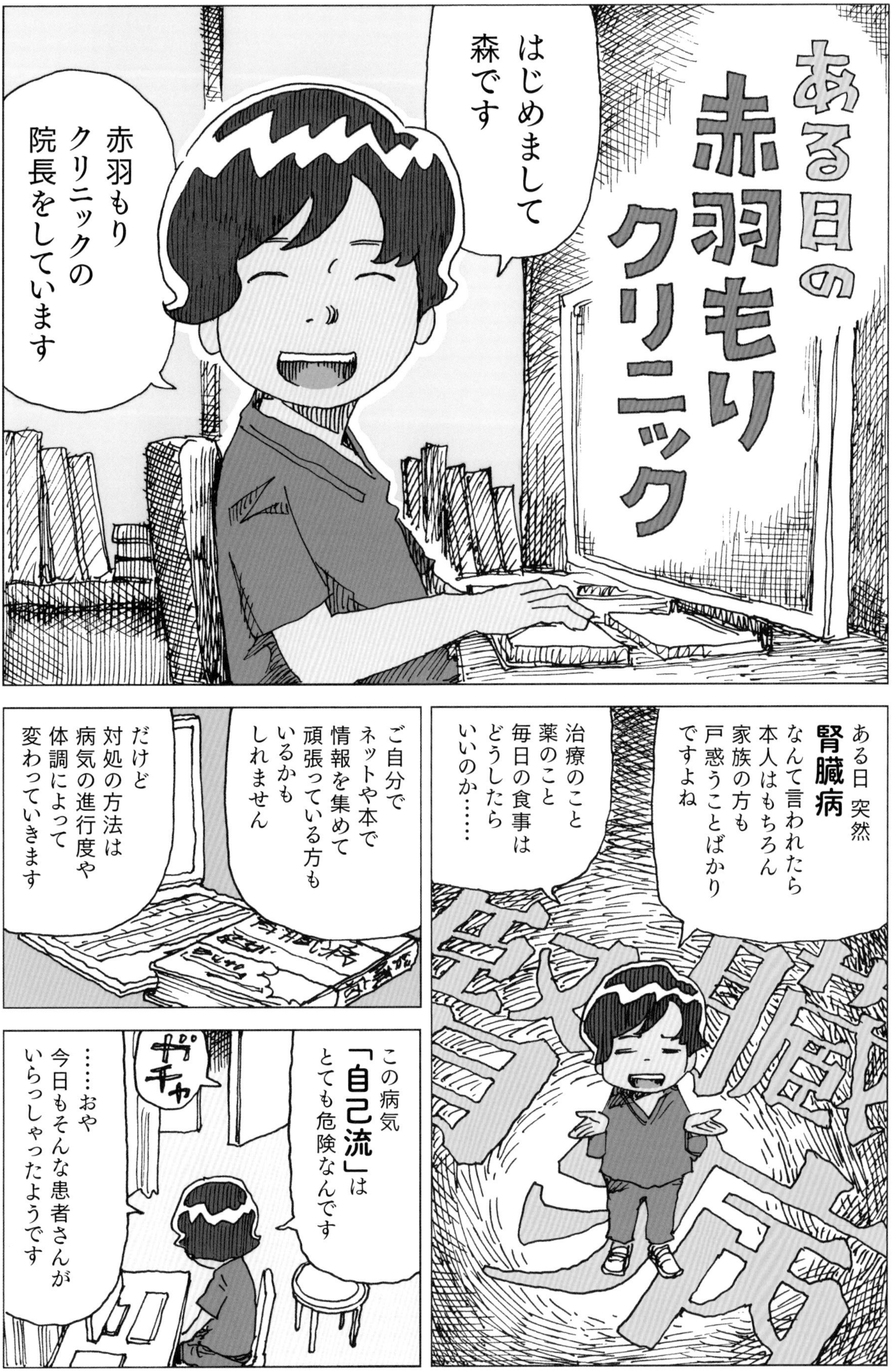
ある日の赤羽もりクリニック
はじめまして 森です
赤羽もりクリニックの院長をしています
ある日 突然 腎臓病 なんて言われたら 本人はもちろん 家族の方も 戸惑うことばかりですよね
治療のこと 薬のこと 毎日の食事は どうしたら いいのか……
ご自分で ネットや本で 情報を集めて 頑張っている方も いるかも しれません
だけど 対処の方法は 病気の進行度や 体調によって 変わっていきます
この病気「自己流」は とても危険なんです
ガチャ
……おや 今日もそんな患者さんが いらっしゃったようです

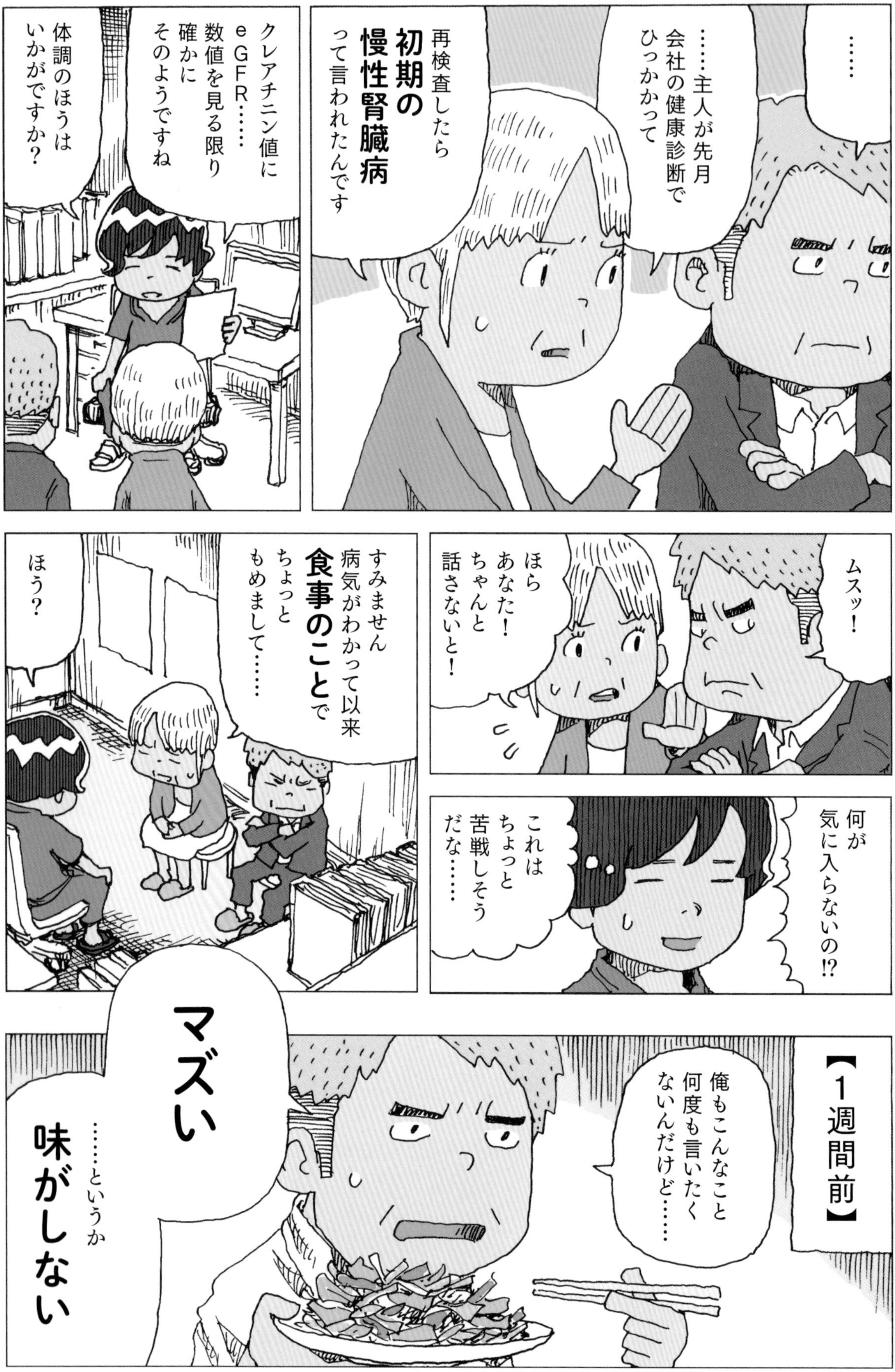
……
……主人が先月 会社の健康診断で ひっかかって
再検査したら **初期の 慢性腎臓病** って言われたんです
クレアチニン値に eGFR…… 数値を見る限り 確かに そのようですね
体調のほうは いかがですか？
ムスッ！
ほら あなた！ ちゃんと 話さないと！
何が 気に入らないの!?
これは ちょっと 苦戦しそう だな……
すみません 病気がわかって以来 **食事のこと**で ちょっと もめまして……
ほう？
【1週間前】
俺もこんなこと 何度も言いたく ないんだけど……
マズい
……というか 味がしない

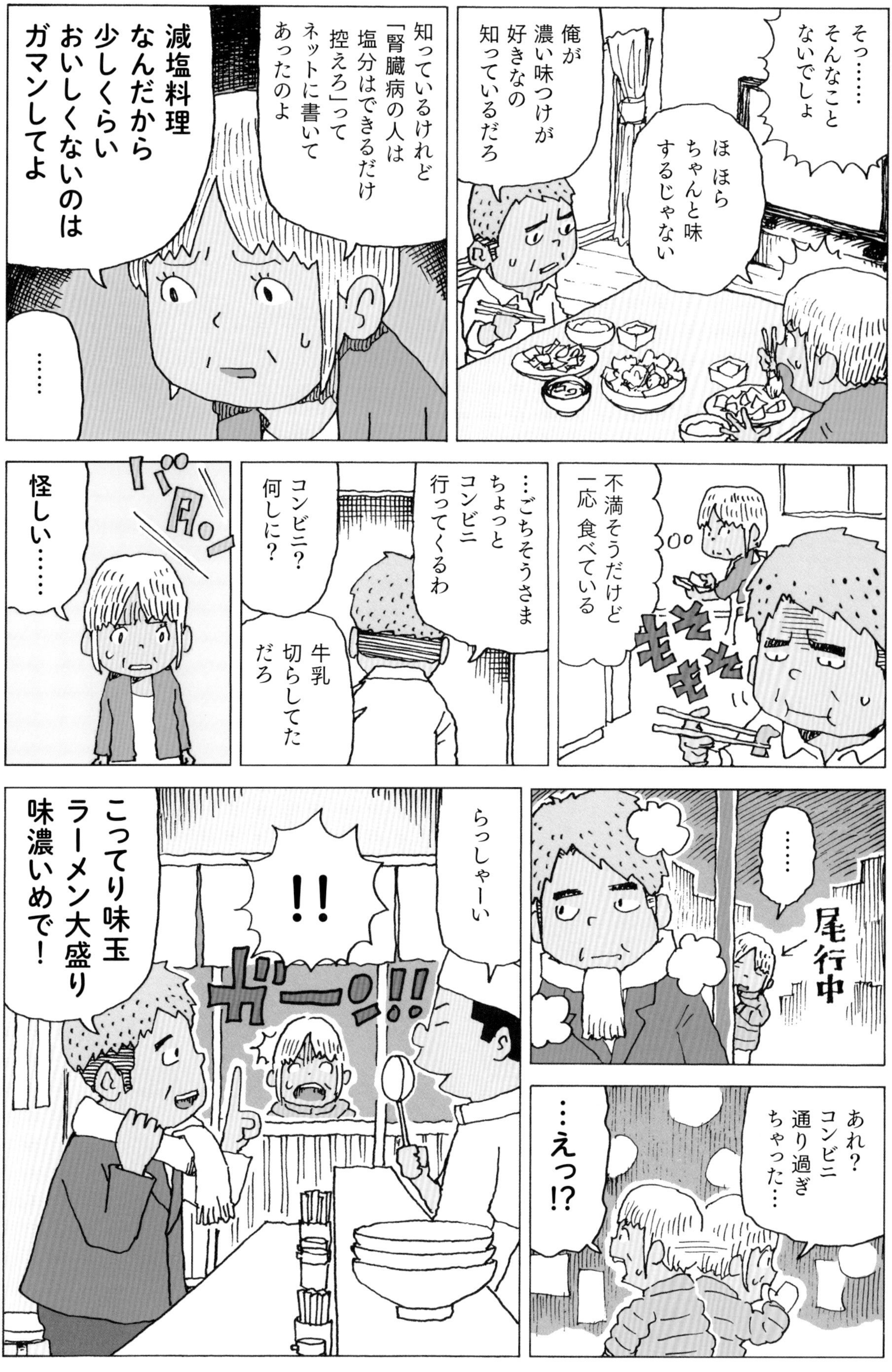
そっ……
そんなこと
ないでしょ
ほ ほら
ちゃんと味
するじゃない
俺が
濃い味つけが
好きなの
知っているだろ
知っているけれど
「腎臓病の人は
塩分はできるだけ
控えろ」って
ネットに書いて
あったのよ
減塩料理
なんだから
少しくらい
おいしくないのは
ガマンしてよ
……
不満そうだけど
一応 食べている
…ごちそうさま
ちょっと
コンビニ
行ってくるわ
コンビニ？
何しに？
牛乳
切らしてた
だろ
怪しい……
……
尾行中
あれ？
コンビニ
通り過ぎ
ちゃった…
…えっ!?
らっしゃーい
!!
ガーン!!
こってり味玉
ラーメン大盛り
味濃いめで！

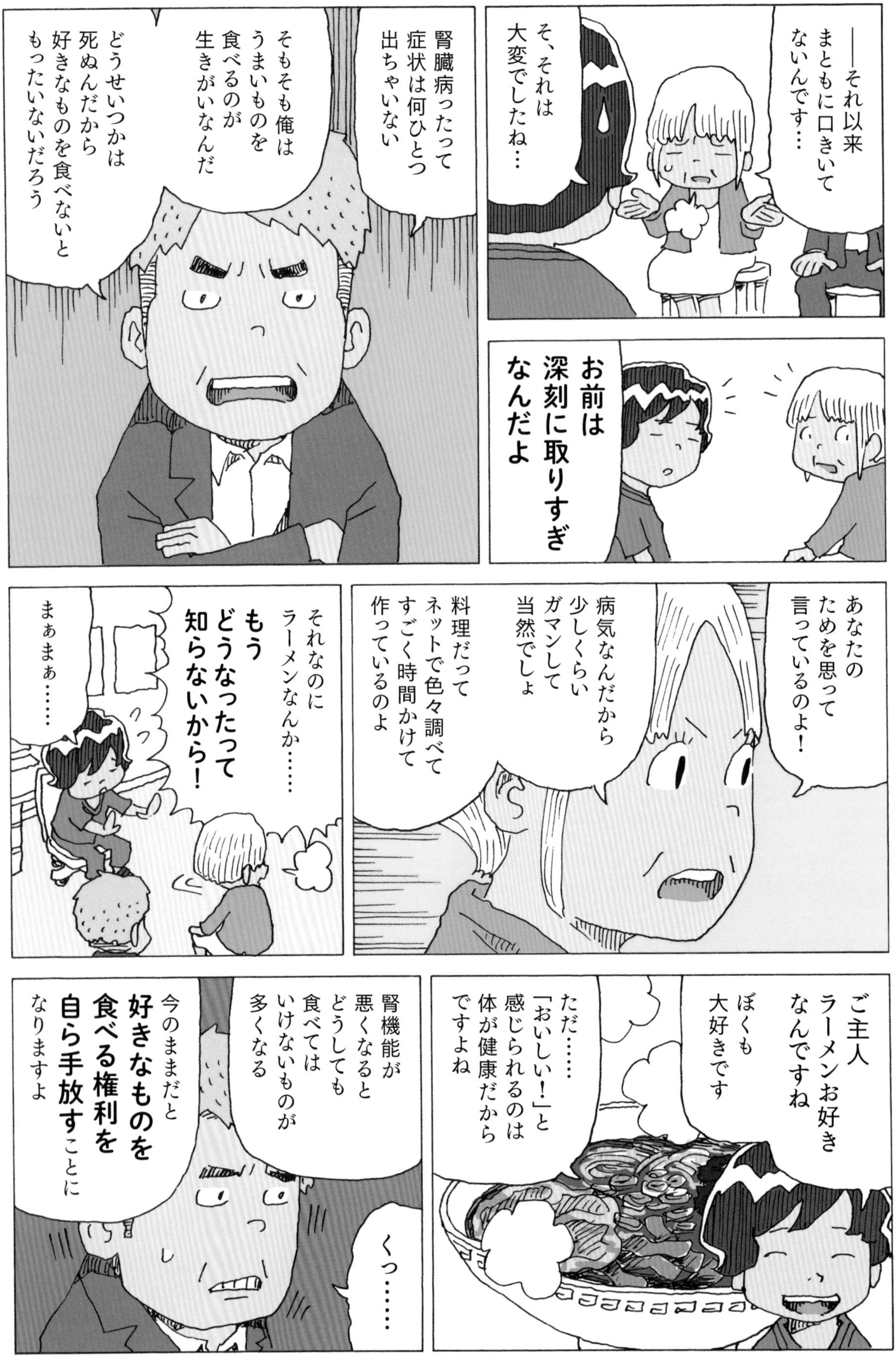
――それ以来まともに口きいてないんです…
そ、それは大変でしたね…
腎臓病ったって症状は何ひとつ出ちゃいない
そもそも俺はうまいものを食べるのが生きがいなんだ
どうせいつかは死ぬんだから好きなものを食べないともったいないだろう
お前は深刻に取りすぎなんだよ
あなたのためを思って言っているのよ!
病気なんだから少しくらいガマンして当然でしょ
料理だってネットで色々調べてすごく時間かけて作っているのよ
それなのにラーメンなんか……
もうどうなったって知らないから!
まぁまぁ……
ご主人ラーメンお好きなんですね
ぼくも大好きです
ただ……「おいしい!」と感じられるのは体が健康だからですよね
腎機能が悪くなるとどうしても食べてはいけないものが多くなる
今のままだと好きなものを食べる権利を自ら手放すことになりますよ
くっ……

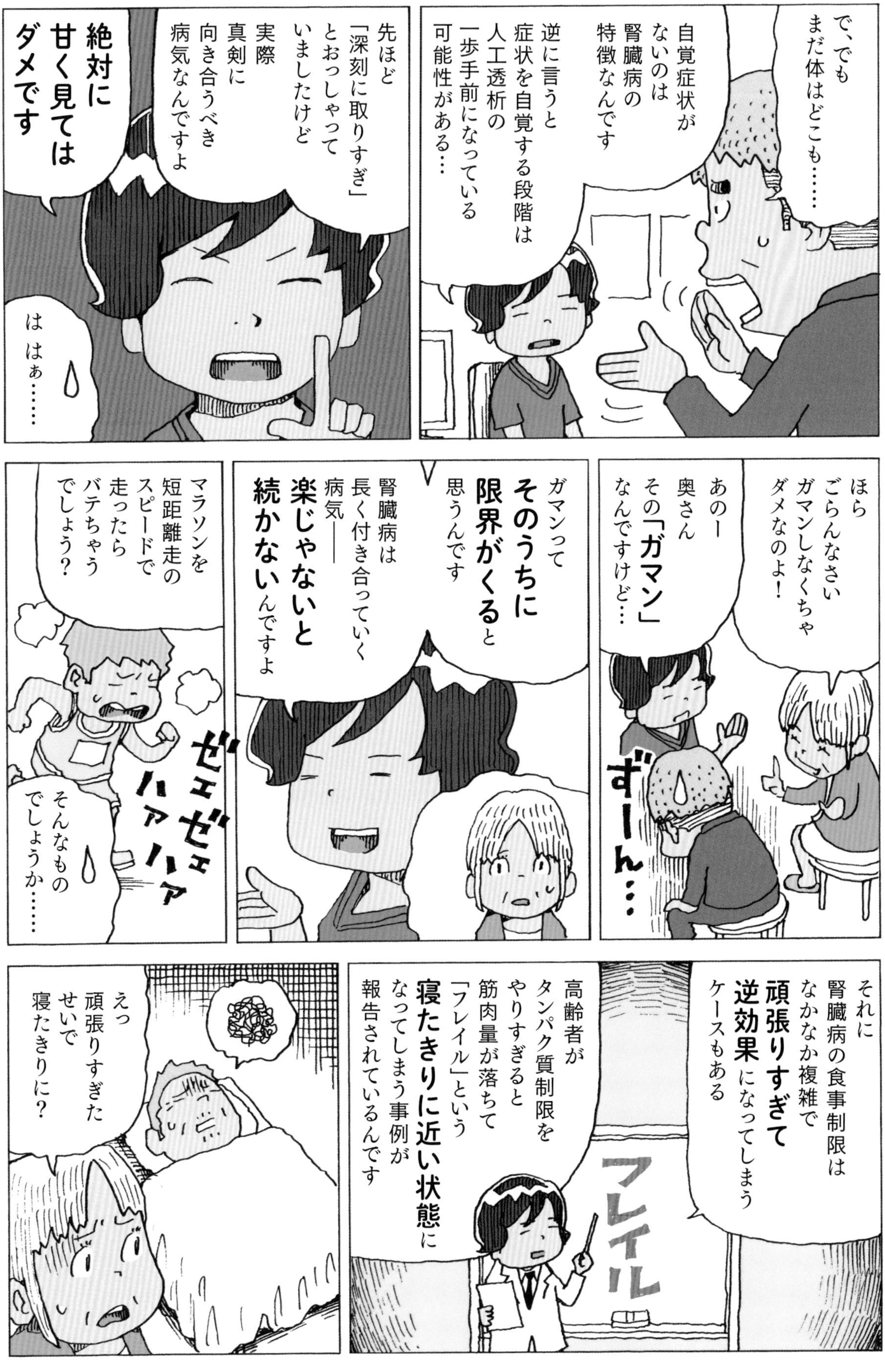
で、でもまだ体はどこも……
自覚症状がないのは腎臓病の特徴なんです
逆に言うと症状を自覚する段階は人工透析の一歩手前になっている可能性がある…
先ほど「深刻に取りすぎ」とおっしゃっていましたけど実際真剣に向き合うべき病気なんですよ
絶対に甘く見てはダメです
ははぁ……
ほらごらんなさいガマンしなくちゃダメなのよ！
あのー奥さんその「ガマン」なんですけど…
ずーん…
ガマンってそのうちに限界がくると思うんです
腎臓病は長く付き合っていく病気――楽じゃないと続かないんですよ
マラソンを短距離走のスピードで走ったらバテちゃうでしょう？
ゼェゼェ
ハァハァ
そんなものでしょうか……
それに腎臓病の食事制限はなかなか複雑で頑張りすぎて逆効果になってしまうケースもある
高齢者がタンパク質制限をやりすぎると筋肉量が落ちて「フレイル」という寝たきりに近い状態になってしまう事例が報告されているんです
フレイル
えっ頑張りすぎたせいで寝たきりに？

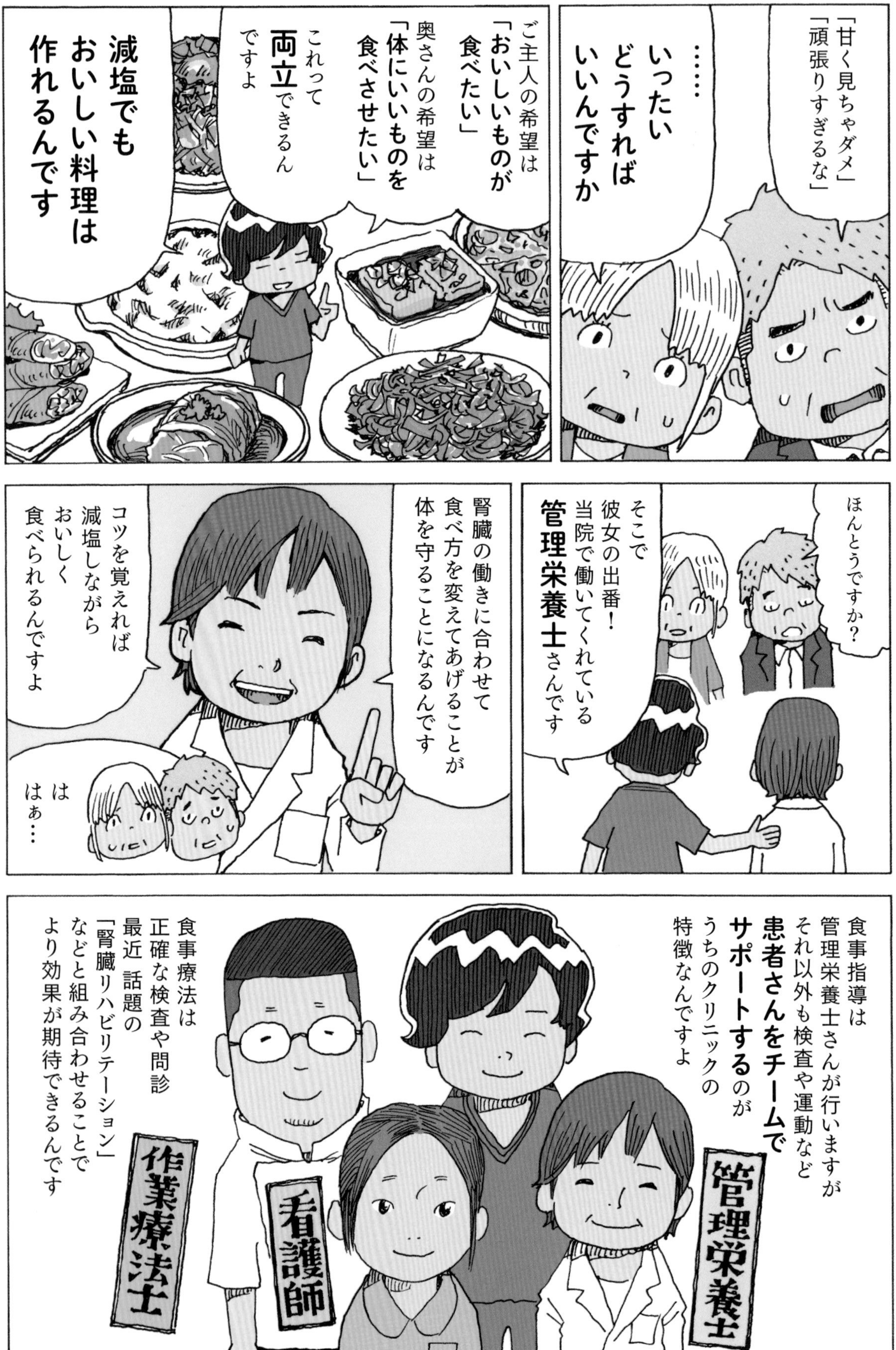
「甘く見ちゃダメ」「頑張りすぎるな」
……いったいどうすればいいんですか
ご主人の希望は「おいしいものが食べたい」奥さんの希望は「体にいいものを食べさせたい」
これって両立できるんですよ
減塩でもおいしい料理は作れるんです
ほんとうですか？
そこで彼女の出番！当院で働いてくれている管理栄養士さんです
腎臓の働きに合わせて食べ方を変えてあげることが体を守ることになるんです
コツを覚えれば減塩しながらおいしく食べられるんですよ
は はぁ…
食事指導は管理栄養士さんが行いますがそれ以外も検査や運動など患者さんをチームでサポートするのがうちのクリニックの特徴なんですよ
食事療法は正確な検査や問診最近 話題の「腎臓リハビリテーション」などと組み合わせることでより効果が期待できるんです
管理栄養士
看護師
作業療法士

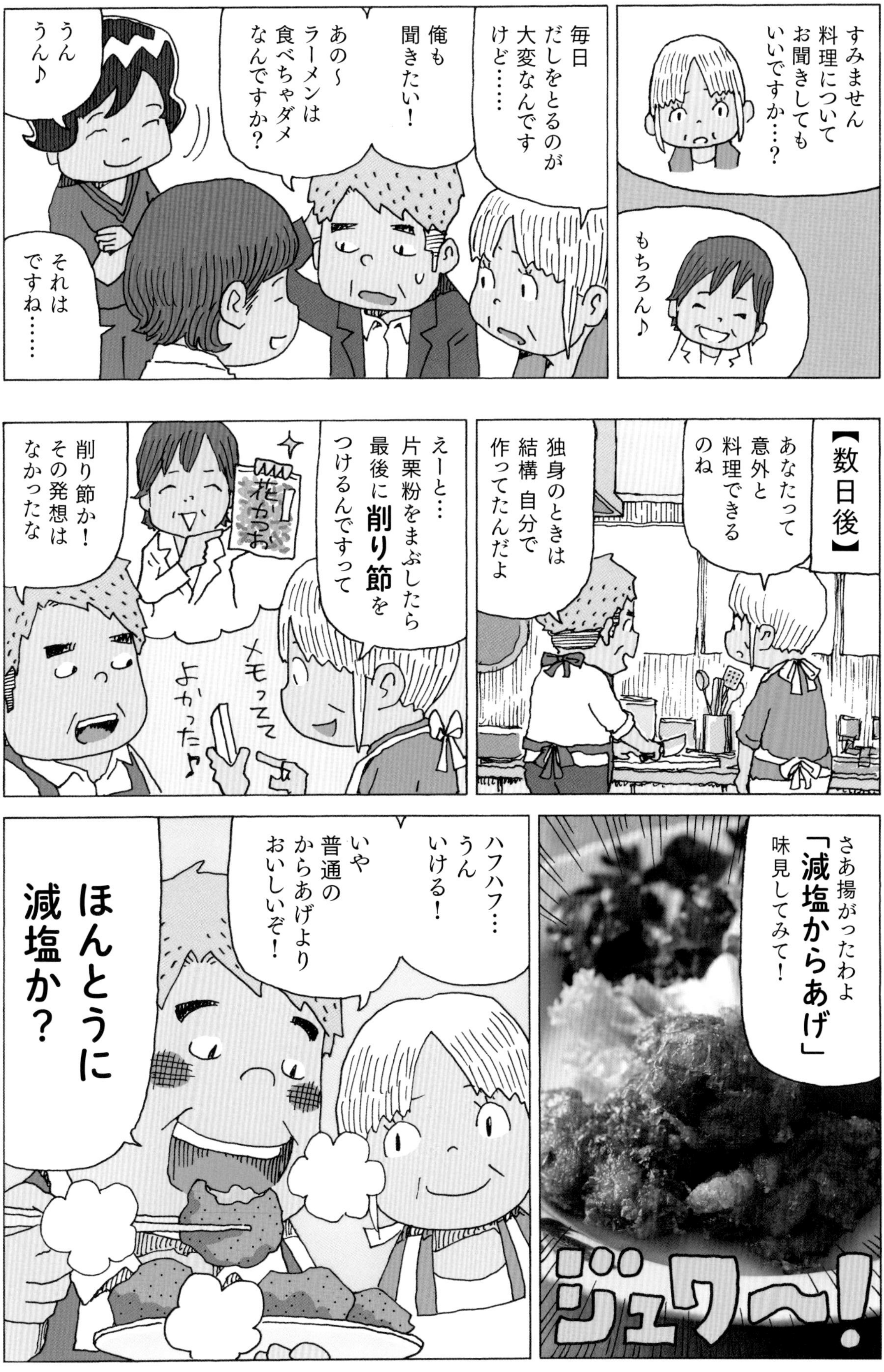

すみません
料理についてお聞きしてもいいですか…？
もちろん♪
毎日だしをとるのが大変なんですけど……
俺も聞きたい！
あの～ラーメンは食べちゃダメなんですか？
うんうん♪
それはですね……
【数日後】
あなたって意外と料理できるのね
独身のときは結構 自分で作ってたんだよ
えーと…片栗粉をまぶしたら最後に削り節をつけるんですって
花かつお
メモってて よかった♪
削り節か！その発想はなかったな
さあ揚がったわよ「減塩からあげ」味見してみて！
ジュワ～！
ハフハフ…うんいける！
いや普通のからあげよりおいしいぞ！
ほんとうに減塩か？

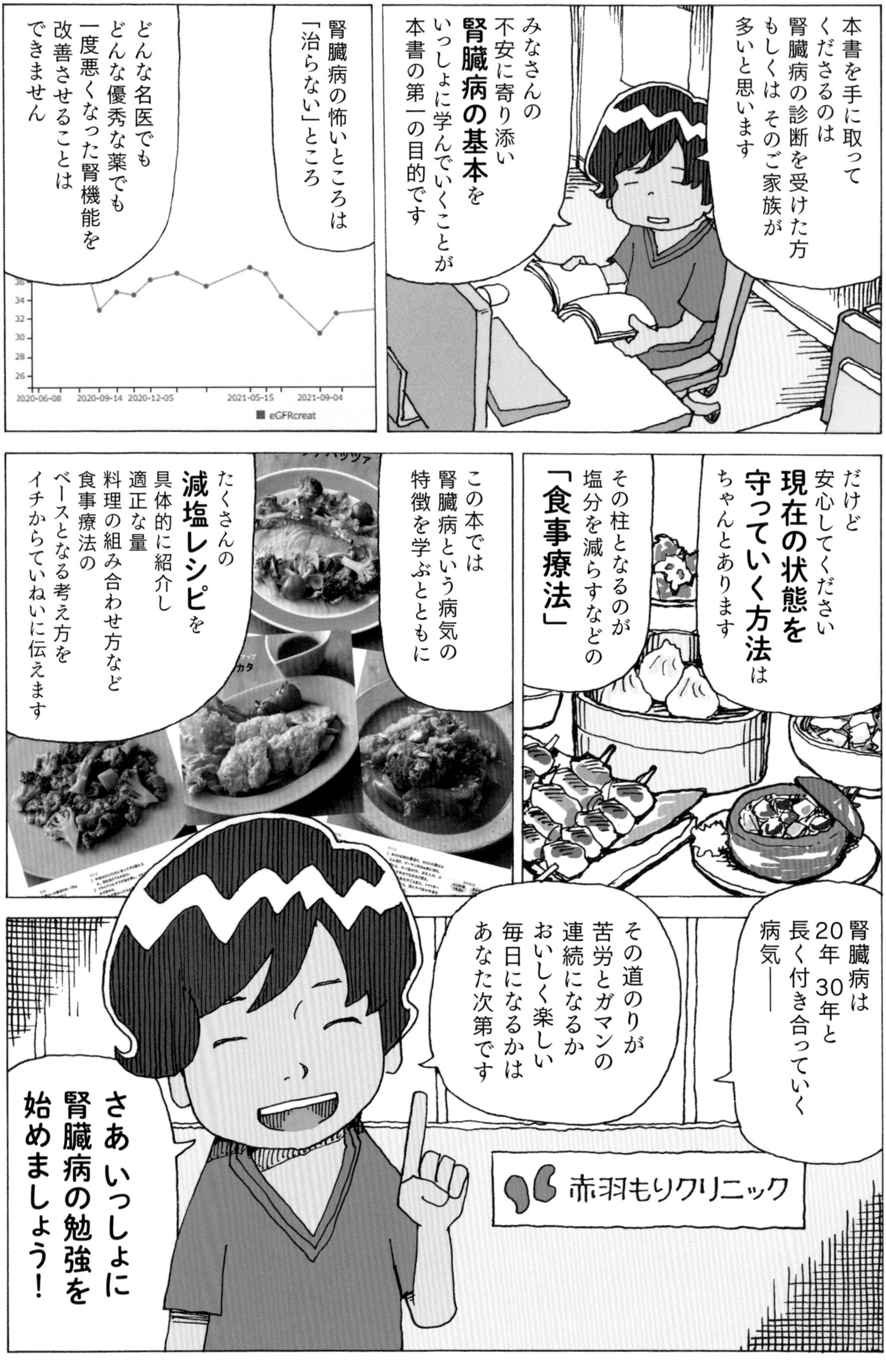
本書を手に取って
くださるのは
腎臓病の診断を受けた方
もしくは そのご家族が
多いと思います
みなさんの
不安に寄り添い
腎臓病の基本を
いっしょに学んでいくことが
本書の第一の目的です
腎臓病の怖いところは
「治らない」ところ
どんな名医でも
どんな優秀な薬でも
一度悪くなった腎機能を
改善させることは
できません
36
34
32
30
28
26
2020-06-08
2020-09-14
2020-12-05
2021-05-15
2021-09-04
eGFRcreat
だけど
安心してください
現在の状態を守っていく方法は
ちゃんとあります
その柱となるのが
塩分を減らすなどの
「食事療法」
この本では
腎臓病という病気の
特徴を学ぶとともに
たくさんの
減塩レシピを
具体的に紹介し
適正な量
料理の組み合わせ方など
食事療法の
ベースとなる考え方を
イチからていねいに伝えます
腎臓病は
20年 30年と
長く付き合っていく
病気——
その道のりが
苦労とガマンの
連続になるか
おいしく楽しい
毎日になるかは
あなた次第です
赤羽もりクリニック
さあ いっしょに
腎臓病の勉強を
始めましょう!

第1章

～腎機能の数値が基準値からはずれたら……～

# 腎臓と向き合うための第一歩

会社の健康診断の結果、

腎機能の状態を示す数値にチェックが入り、要再検査に……

当クリニックには、そのような患者さんが多く訪れます。

異常が出たことにショックを受けている方も多いのですが、

「くよくよしていては腎臓の治療にとってもよくありません」

自分の腎臓としっかり向き合い、

前を向いて治療の一歩を踏み出しましょう。

# 腎臓の状態は「ｅＧＦＲ」と「尿タンパク」でわかる

血液検査と尿検査の検査項目である「ｅＧＦＲ」と「尿タンパク」から、今の腎臓の状態を知ることができます。その数値の意味するところを確認しておきましょう。

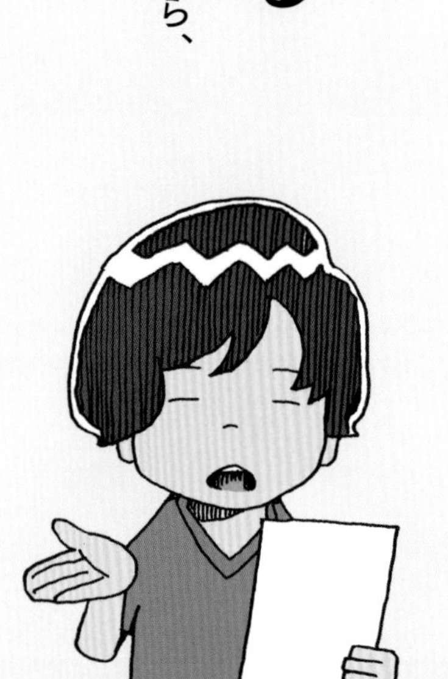

腎臓は、よほど悪くなってからでないと自覚症状の出ない臓器です。そのため「健康診断で腎臓の数値が引っかかった」と専門医を訪れた患者さんを診断する手がかりとして、「血液検査」「尿検査」、必要に応じて「画像診断」を行います。

ここでは血液検査と尿検査の項目のうち、腎臓の状態を見る数値について解説しましょう。

## 血液検査で広く知られているクレアチニン

血液検査の項目で、まず腎臓病を疑うのが「クレアチニン」の数値です。一般的にも広く知られている項目だと思いますが、ここで出た数値は参考程度としてとらえておきましょう。その理由は、クレアチニンの性質にあります。

クレアチニンは、筋肉を動かしたときにつくられる老廃物のひとつで、通常は尿とともに排出されるものです。ところが腎機能に障害があると尿での排出ができず、血液中にクレアチニンが増えてしまいます。だから腎機能を見る指標となっているわけですが、実はクレアチニンという数字の解釈は年齢や性別、筋肉量によって異なってしまいます。たとえば、同じクレアチニン1.0でも20歳男性と80歳女性では、約2倍の誤差が生じてしまいます。つまり、クレアチニンの数値だけでは正確な診断がくだせないということ。

そこで腎臓専門医が重視しているのが、血液検査の「ｅＧＦＲ」という項目です。

## 今の腎臓を点数で把握できるeGFR

ｅＧＦＲの数値について患者さんに説明するとき、わたしは「現在の腎臓の状態を表す点数ですよ」と言ったりします。健康な腎臓の数値を１００点満点としたときに、ｅＧＦＲの数値を見れば、ご自身の腎臓が何点くらいなのかわかるということです。

ざっくりまとめると、60点以下なら慢性腎臓病の可能性があり、10〜15点以下なら人工透析や移植の準備が必要となるというイメージになります。ところで、ｅＧＦＲとは何を示す数値なのでしょうか。

ｅＧＦＲでわかるのは「腎臓を構成する糸球体という箇所で1分間にろ過される血液量」です。糸球体は、体にとって必要なものと不要なものを振り分ける重要な役割を担う箇所。その処理能力を見るのがｅＧＦＲで、数値が低ければ低いほど処理能力が落ちている、ということになります。

| 病期ステージ | ステージ 1 | ステージ 2 | ステージ 3 | ステージ 4 | ステージ 5 |
| --- | --- | --- | --- | --- | --- |
| eGFR値 | 90以上 | 60～89 | 30～59 | 15～29 | 15未満 |
| 腎臓病の程度 | 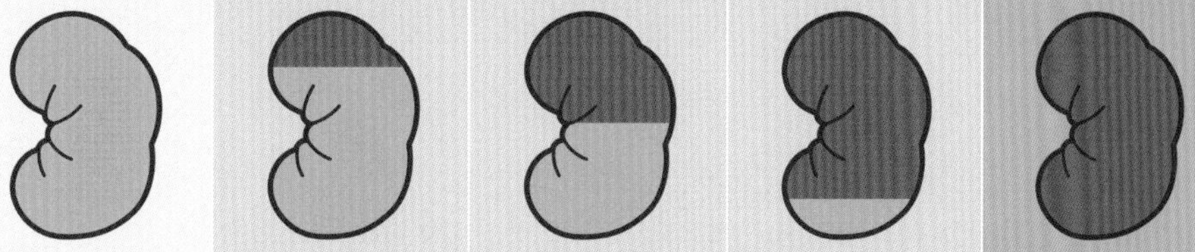 正常 | | | | 腎不全 |

参考までにお伝えしておくと、eGFRは男女別の計算式に当てはめて算出される数値です。そのときに使われるのが、クレアチニンの数値なのですが、計算式には性別のほか年齢も加味されるため、クレアチニン値の不正確さが是正され、より正確に腎臓の状態を把握することができます。

## 腎臓の未来がわかる尿タンパク

腎臓の働きを見るとき、尿検査ではタンパク質が尿にどのくらいの量混ざっているかに注目します。「尿タンパク」です。では、腎臓病において尿タンパクは、どのような意味を持つのでしょうか。

尿タンパクからは、この先、どのくらいのスピードで腎臓が悪化するかを予測することができます。わたしは「腎臓からのSOSを示す数値」と言っています。

eGFRの項目で名前が出た糸球体は、血液中の物質を分子の大きさで振り分けています。タンパク質の分子は大きいので、通常であれば血液中のタンパク質が血管から外に出てしまうことはありません。しかし、糸球体の構造がもろくなって破れているなど何かしらの異常があると、タンパク質がもれ、尿に混じって出てくることになります。

健康診断の尿検査では、タンパク量を「−」「±」「1+」「2+」「3+」という5段階で評価しますが、プラスはタンパク質が尿に含まれているということ。腎臓に何かしらの異常が起きている可能性があります。

尿タンパクがプラスの場合は、どのくらいの量のタンパク質が出ているのかをグラム単位で調べるために、さらに詳しい検査が必要です。

### 糸球体とネフロン

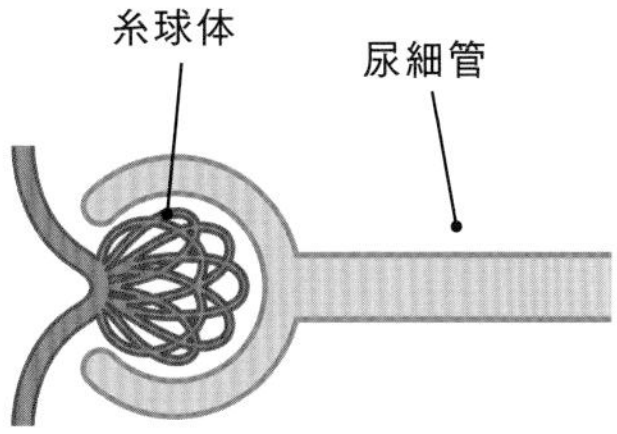


※糸球体と尿細管をセットで「ネフロン」といい、1つの腎臓には100万個のネフロンがあります。

何が違うの？

### GFRとeGFR

腎臓病について調べていると、GFRという用語とeGFRという用語が出てきます。この違いが気になるという人もいるのではないでしょうか。

GFRは、糸球体が1分間のうちにどのくらいの血液をろ過して尿をつくれるかを表すものです。ただ、正確に調べるためには、手間も時間もかかります。

そこで用いられているのが、クレアチニン値を一定の計算式に当てはめ、その数値を指標とするeGFRです。GFRと完全に一致する数値とはいかないものの誤差は少なく、腎機能を見る重要な数値となっています。

# 病院で言われること

**健康診断の結果を持ち、不安を抱えながら病院へ……。
しかし、怖がらなくても大丈夫。腎臓の程度にもよりますが、
どの病院でも、言われることの主旨はほぼ同じです。**

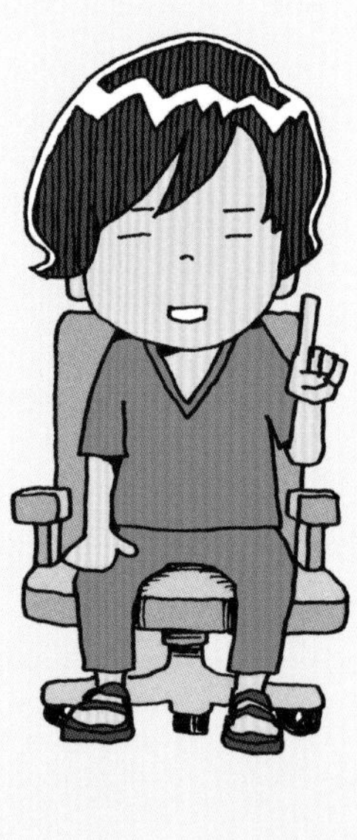

腎臓は、自覚症状が出にくいという点で少々やっかいな臓器といえます。

「若い健康な人の腎臓が100点満点だとすると、自覚症状が出てくるのは30点以下のことが多い」

というたとえ方をよくするのですが、自覚症状のないうちに病状は進行し、自覚症状が出たときには、腎機能はかなり低下した状態です。

定期的な健康診断を受けましょうと推奨する理由が、そこにあります。定期的に健康診断を受けていれば、自覚症状がなくても異常を発見することが可能だからです。

では腎臓が悪くなると、どんな困ったことが起きるのでしょうか。

## 腎臓は体調を維持するかなめ

「腎臓の働きは何でしょうか」、そう問いかけたら、「おしっこをつくること」と答える人が多いのではないでしょうか。もちろんそれも間違いではありませんが、おもな働きとして挙げられるのは次の3つです。

1. 不要なものを体の外に出すこと
2. 必要なものを体内にとどめておくこと
3. 体に必要なホルモンなどをつくること

1が、いわゆるおしっこ、尿です。そのほか、2や3のような役割も担い、血管、心臓、骨など全身に影響を及ぼします。たとえば、体内の水分量を調節をする、という働きが腎臓にはありますが、腎臓がうまく働かないと、いわゆる「むくみ」の症状が出てくることもあります。活性ビタミンDをつくる、という働きが妨げられると、骨も弱くなってしまいます。おもな働きを左の図にまとめてみました。

### 腎臓の役割

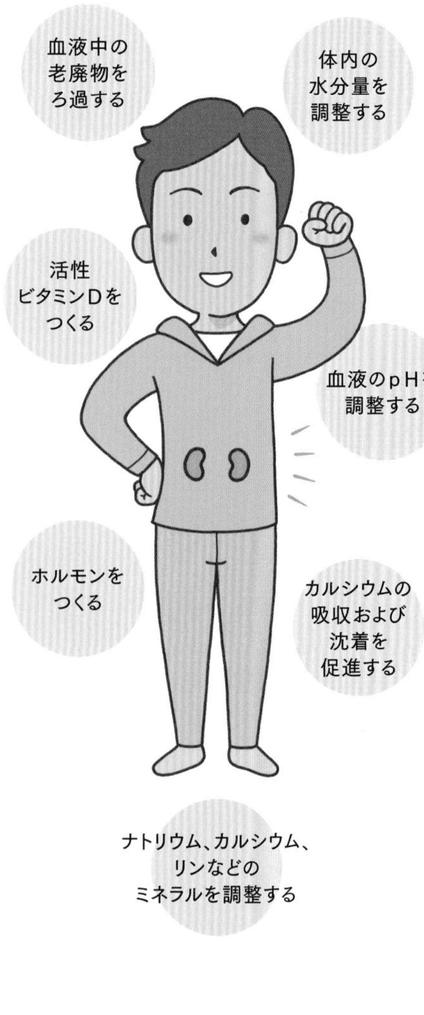

## 腎機能が低下したときの自覚症状とは

腎臓の機能は尿をつくることだけでなく、全身に及ぶことがおわかりいただけたかと思います。

そんな重要な役割を担う腎臓は、機能が低下しても頑張ってしまい、なかなか自覚症状が表れることはありません。

しかし、当然ながら限度もあるというもの。次のような自覚症状が出たら、かなり腎機能が低下していると考えられます。

### こんな自覚症状があったら要注意

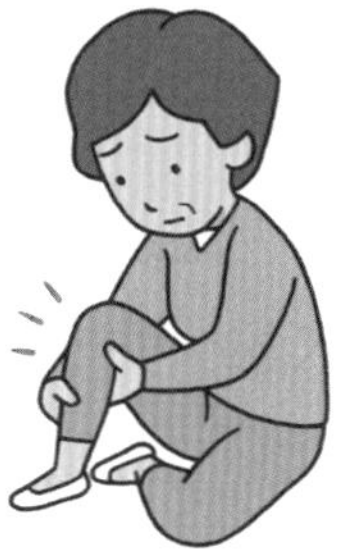

筋力が衰えてきた

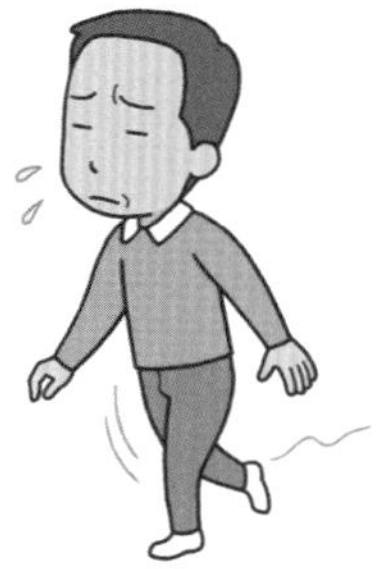

むくみがある

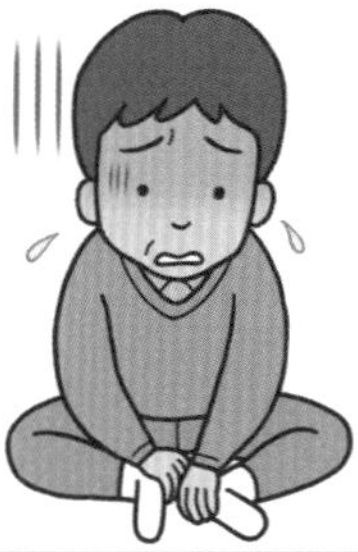

いつもだるい

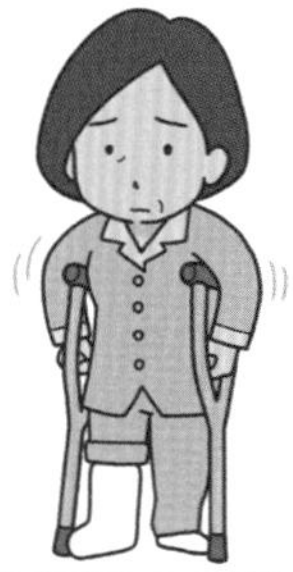

骨がもろく
骨折しやすい

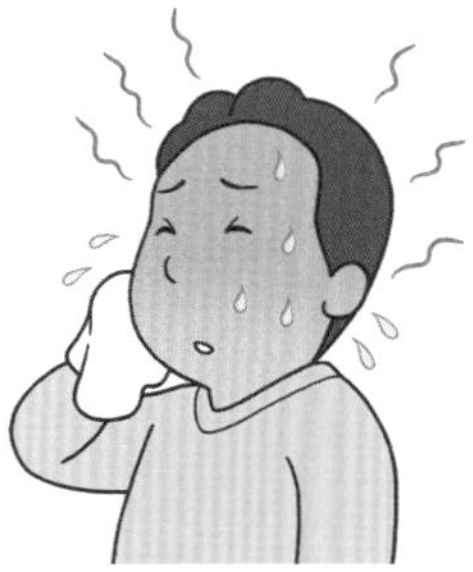

血圧が高い

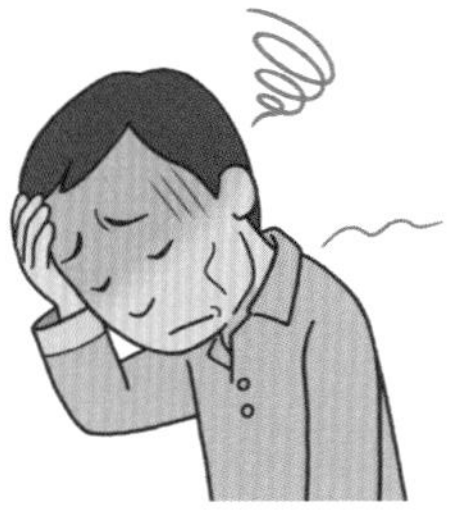

貧血である

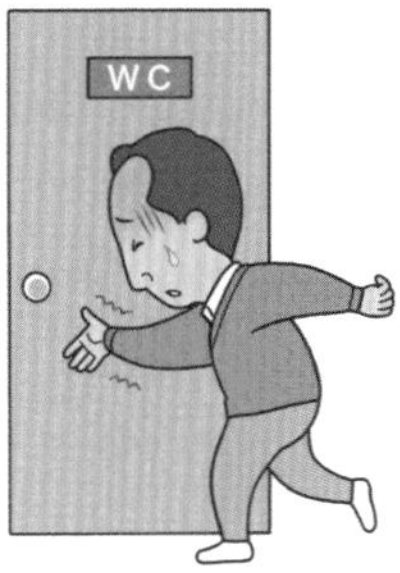


トイレが近い

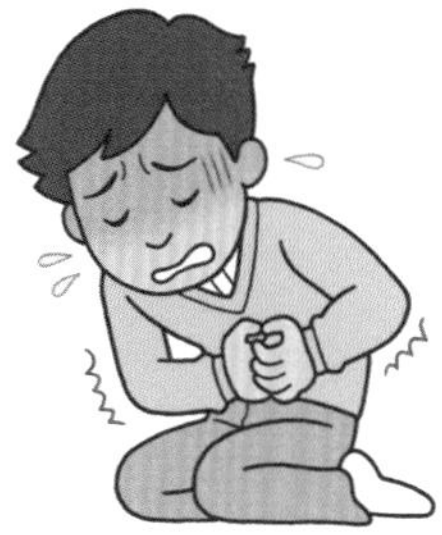

便秘や下痢など
腸内環境の乱れがある

mini column

### 腎臓病が引き起こす合併症について

腎機能の低下は、血管、心臓、骨など全身に影響を及ぼすとお伝えしました。なかでも気をつけたい合併症についてお話ししておきます。

ひとつは、カリウムがたまってしまう高カリウム血症、もうひとつは、重炭酸イオンが不足して体が酸性に傾いてしまうアシデミアです。重症化すると死に至る恐れがあります。

高血圧も、注意したい症状です。高血圧は動脈硬化、心臓病、心筋梗塞、脳卒中、視力障害など、さまざまな病気の原因にもなります。そのほか、腎性貧血や骨粗しょう症など、気をつけても気をつけ足りないくらいです。

ただ、恐れてばかりいても体にいいことはありません。自分の体は守るのは自分です。主治医の指導を仰ぎながら、体調管理に努めましょう。

# 食事療法と運動療法で今の腎機能を保つ

低下した腎機能は回復させることが難しく、進行するのみです。ただ、これ以上の低下を食い止め、できる限り現状を維持することはできます。その方法を知っておきましょう。

「慢性腎臓病」という診断は、検査をした後、次のいずれかの状態、もしくは両方の状態が3カ月以上続いたときにくだされます。

- 腎機能の現在の働きを示すｅＧＦＲが、60 mL／分／1.73 ㎡以下
- 尿検査、もしくは超音波検査やＣＴ検査などで、腎臓に異常が認められる

残念なことですが、慢性的に機能が低下してしまった腎臓の状態は、今のところ回復させるすべがありません。では何も打つ手がないかというと、それも違います。特に高血圧や糖尿病などの生活習慣病が原因で腎機能が悪くなっている場合、正しい投薬を受けて生活習慣の是正に取り組むことで進行を遅らせることができます。その2本柱である食事療法と運動療法について理解を深めておきましょう。

また、腎臓の機能が低下すると透析が必要になるだけでなく、心臓や脳の病気へのリスクが上がったり、筋力などの身体機能の低下にともない、寝たきりになりやすくなったりしてしまいます。生活の質を維持するうえでも大切なことです。

## 腎臓をいたわる食事療法

食事療法は、この本のメインでもあります。詳しくは第2章で説明しますので、ここでは概要をお伝えしておきましょう。

食事療法の基本は、塩を減らすこと、タンパク質を減らすことなど、働きが悪くなった腎臓に負担をかけないようにしつつ、必要な栄養を摂取することです。

「腎臓病の食事管理は大変」と思われがちですが、軽症であれば食事制限をしなくてすむケースもよくあります。ほんとうに自分に食事療法が必要なのかを、必ず主治医に確認しましょう。

また、食事療法に取り組む場合でも、避けなければならない食材ばかりではありません。調理方法をくふうすることで、おいしい食事を作ることは十分に可能です。この本では、そういったレシピをたくさん紹介しています。

## 腎臓を保護する運動療法

十年ほど前までは「腎臓病患者は運動してはならない」と言われたものです。しかし研究が進み、運動が腎臓病にとってよいことがわかってきました。「腎臓リハビリテーション」と呼ばれる運動療法をふくむ包括的なプログラムも生まれ、ストレッチ、有酸素運動、

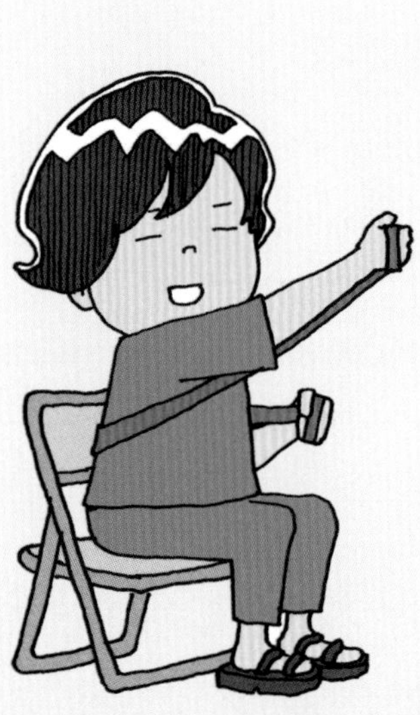

## 腎臓リハビリテーションで期待される効果

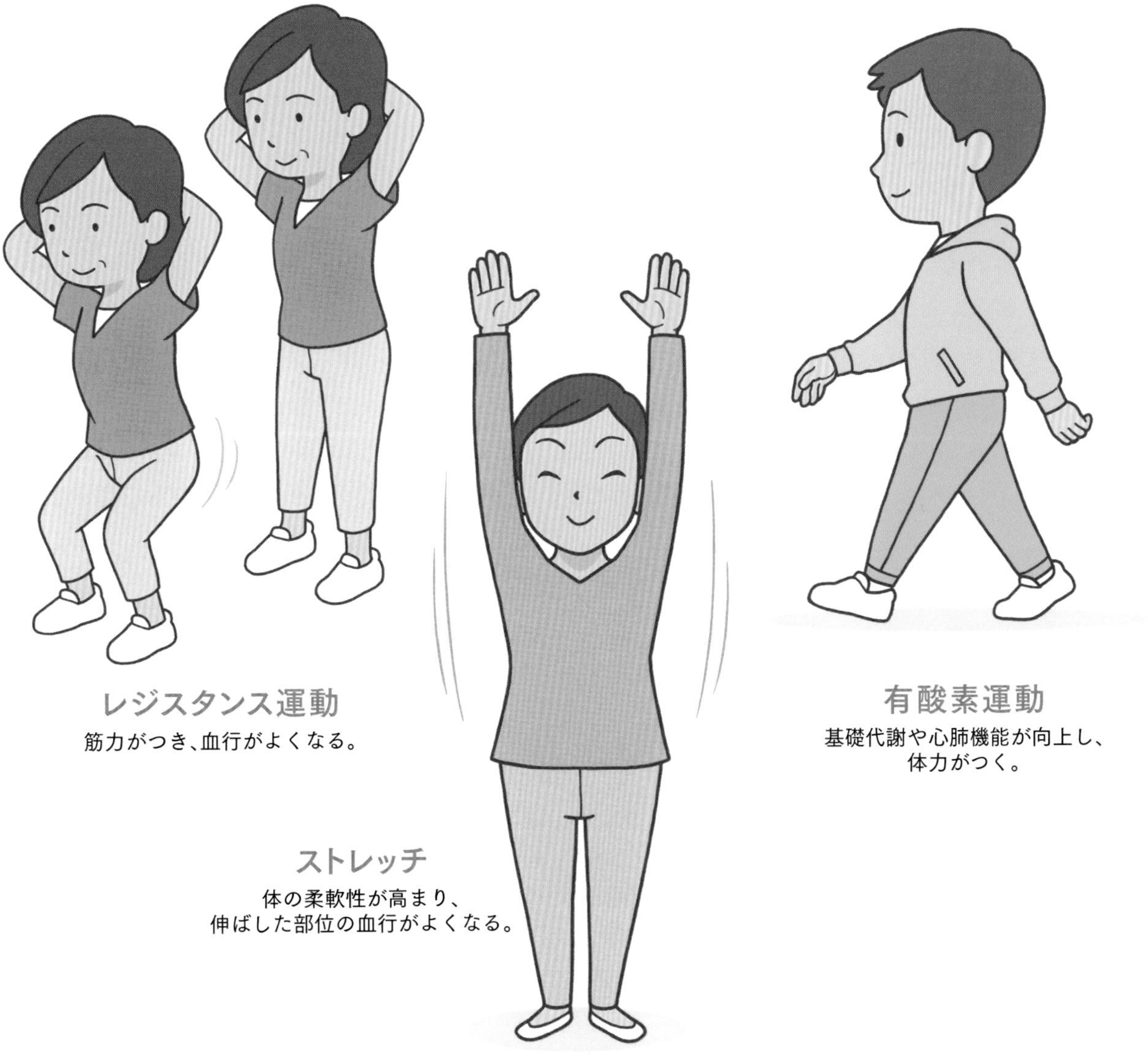


筋肉に抵抗をかけるレジスタンス運動を中心にプログラムが組まれ、取り組むことが推奨されています。

腎臓リハビリテーションには大きく

- **身体機能の向上**
- **心臓・脳への保護効果**
- **腎臓の保護効果の可能性**

の、3つの効果が期待できます。

腎臓病の患者さんは、身体機能が健康な人に比べて7割程度になっている、という報告もあります。いわゆる「サルコペニア／フレイル」と呼ばれる、寝たきりの状態になる可能性が高くなるということです。

また、腎臓病の患者さんは心臓・脳の病気になる可能性が、健康な人に比べて数倍になるという報告があります。

加えて、近年、腎臓リハビリテーションを行ったところ腎機能が改善したという報告もあり、腎臓の保護の可能性として期待されています。

くわしいメカニズムはわかっていませんが、体にとっても腎臓にとってもよい効果が期待できるだけでなく、腎臓病の原因疾患でもある生活習慣病の改善にも有効とされています。

とはいえ自己流の運動は禁物です。腎臓リハビリテーションをする場合は、事前の検査をしっかりとして、主治医の指導のもと無理なく取り組むようにしましょう。

# 知っておきたい腎臓病のステージ

**腎臓病には軽症から重症までのステージがあり、どのステージに該当するかで治療や対処の方法が変わります。腎臓病のステージについて理解することは、治療効果を上げるためにも大切なことです。**

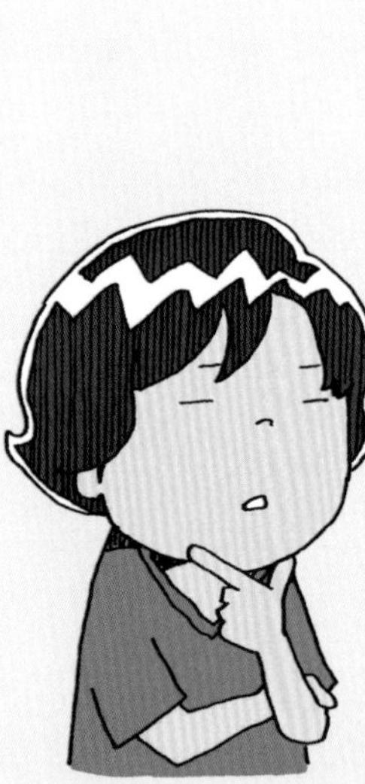

慢性腎臓病のステージ分類には「ＣＫＤの重症度分類」と呼ばれる方法が広く使われています。左ページの表で示した通り、血液検査の項目「ＧＦＲ」と、尿検査の項目「タンパク尿」の2項目を使って分類します。

## 「ＣＫＤの重症度分類」の見方

縦軸のＧが「ＧＦＲ」の値です。血液検査のｅＧＦＲという項目で評価し、下にいけば行くほど悪い数値となっています。（ＧＦＲとｅＧＦＲの関係については、15ページの囲み記事で説明しています）。

横軸のＡは「タンパク尿」の数値で、右にいくほど重い症状です。

つまり、この2項目を組み合わせたとき、右下にいけばいくほど重症の腎臓病ということになります。

たとえば、ｅＧＦＲが50、タンパク尿が0.6だった場合、診断は「慢性腎臓病ステージＧ３ａＡ３」となるわけです。

では、Ｇのステージについて、もう少し詳しく見ていきましょう。

## 軽症のステージG1とG2

Ｇ1とＧ2は、腎臓の働きに大きな障害はないという状態で、自覚症状もほぼないといって差し支えありません。ただし、タンパク尿のステージがＡ３だった場合はむくみが見られることがあります。

## 多くの人が該当するステージG3

日本で慢性腎臓病と診断された患者さんの7～8割が、このステージＧ３に該当するといっていいでしょう。腎機能の低下による症状が出ることは少ないため、血圧や血糖をコントロールして、腎臓に負担をかけないようにする治療が中心となります。

いちがいには言い切れないのですが、タンパク尿が出ていなければ食事療法による効果は限定的であり、制限を受けずにすむこともありますし、数年内に人工透析が必要になる可能性も低いステージです。

この段階の方にこそ、本書でこれから説明をするレシピを試してほしいと思います。

タンパク尿が出ている場合は、ここできちんと治療をすれば人工透析を遅らせる効果を期待できます。血圧や血糖値をしっかりとコントロールし、管理栄養士の指導のもと、食事や体重の管理をしていきましょう。

ただ、このステージには、高齢の方が多いため、必要以上の食事制限をすると、身体機

## CKDの重症度分類

（CKD診療ガイド2012）

| | | | タンパク尿区分 | | |
|---|---|---|---|---|---|
| | | | A1（0.15未満） | A2（0.15〜0.49） | A3（0.5以上） |
| GFR区分 G1 | 正常または高値 | ≧90 | | | |
| G2 | 正常または軽度低下 | 60〜89 | | | |
| G3a | 軽度〜中等度低下 | 45〜59 | | | |
| G3b | 中等度〜高度低下 | 30〜44 | | | |
| G4 | 高度低下 | 15〜29 | | | |
| G5 | 末期腎不全（ESKD） | ＜15 | | | |

※タンパク尿の数値の単位は「g／日」です。
※緑＜黄色＜オレンジ＜赤の順に、死亡、末期腎不全、心血管死亡発症のリスクが上昇します。

能が衰えるというリスクがあります。個人的に、リスクを回避するためには、食事療法よりは運動療法を中心とした腎臓リハビリテーションを取り入れることが有効だと考えています。

### 自覚症状や合併症が出るステージG4

個人差はありますが、ステージＧ４では、むくみが出る人、高カリウム血症や腎性貧血といった合併症の出る人が増えてきます。

治療の基本は、ステージＧ３と同じ血圧と血糖コントロールですが、同時に生じている症状や合併症の治療も行うことになります。

食事療法ではタンパク制限やカリウム制限が必要になることも。カリウムを吸着する薬、腎性貧血改善のための薬など、腎臓病の合併症を防ぐための薬が処方されるのも、このステージのころです。

### 人工透析を検討するステージG5

ステージＧ５になると、腎臓は本来の10〜20％程度しか働けなくなっています。人工透析も視野に入れなければなりません。

そのため、少しでも透析を遅らせる治療法も考える一方で、今後に透析が必要になったときにどう対応するのかを考える時期でもあります。

また、ステージＧ５は、腎機能の低下によるさまざまな症状や合併症が出てくる時期です。ひとつひとつの治療を行い、食事療法や運動療法、体調を管理する薬を服用しながら治療にあたります。

### タンパク尿で見る腎臓のこれから

ここまで、ｅＧＦＲによるステージ分類について説明しました。ｅＧＦＲは腎臓の現在の状態を示す項目ですが、そこにタンパク尿の項目が加わることで、腎臓の今後についての予測ができます。

というのは、タンパク尿の数値が高ければ高いほど、腎機能が低下するスピードが速いと考えられるからです。

Ｇのステージが同じＧ３ａであっても、タンパク尿のステージがＡ１であるのとＡ３であるのとでは、大きな差があります。「ＣＫＤの重症度分類」の色分けを見ても、Ｇ３ａのＡ１は黄色ですが、Ｇ３ａのＡ３は赤。タンパク尿のステージが高いほど、将来的に人工透析の可能性があるといって差し支えありません。

タンパク尿が示すのは、それだけではないのです。ステージＡ１に比べるとステージＡ３のほうが、心臓病などの病気で死亡する確率が高くなります。そういったリスクに対処するためにも、ステージをＧＦＲだけでなくタンパク尿区分のＡでも分ける意義があるのです。

# タバコやお酒は絶対にダメですか？

腎臓病の治療では「禁煙」「お酒はほどほど」が基本です。
これは絶対なのか否かについてお話しします。

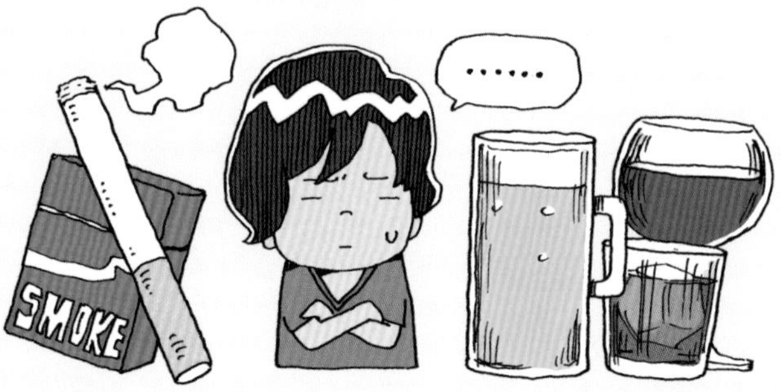


「禁煙」「お酒はほどほどに」は、愛煙家やお酒好きの方にとっては、少々つらい言葉かもしれません。そのため「絶対にやめなければダメでしょうか？」「少しなら大丈夫ですか？」という問いかけをされることがあります。

## 腎臓病とタバコ

腎臓病の治療をするなら、禁煙は必須といえます。なぜならば、タバコには、腎臓を障害する、心臓や脳に障害を与えるといったリスクがあるからです。腎臓病の患者さんは、心不全や脳卒中になる確率が高いのですが、タバコを吸うとさらにそのリスクも上がってしまいます。

また、腎臓病の治療として食事療法や運動療法に取り組んでも、その努力を帳消しにしてしまうほどの影響がタバコにはあるのです。1日に20本以上のタバコを吸っている場合、将来的に透析などの治療が必要になる可能性は、吸わない人の4～5倍にもなるとも……。

どうしてもタバコがやめられない場合は、禁煙外来の利用なども検討してみましょう。それくらい腎臓病において禁煙することは、重要なのです。

## 腎臓病とお酒

一昔前は適量のお酒は健康によいといわれていましたが、近年は適量でも健康にとって望ましくないという報告も出てきました。腎臓病を治療している人にとってどうなのかは、はっきりとはわかっていません。

一般的に適量といわれている飲酒量は、ビールなら1缶、ワインならグラス1杯半程度ですが、飲みすぎがよくないことは、腎臓病に限らず、健康な人にもいえることです。お酒にのまれないように気をつけ、腎臓をいたわりながら楽しむようにしましょう。

## 第２章

～腎臓病の治療をすることになったら……～

# 腎臓を
# いたわる
# 食生活の心得

検査の結果、腎臓病との診断がおりたら、

今以上に悪化させないことを目指す治療がスタートします。

その2本柱となるのが「食事療法」と「運動療法」です。

第２章では、食事療法について取り上げ、

食事療法が必要な理由、

取り組み方や無理なく続けるコツについてお伝えします。

# 治療効果を上げるために 腎臓の構造と役割を再確認

腎臓病治療の基本は、これ以上、悪化させないようにすることです。
その前提として、腎臓とはどんな構造で
どんな役割を担っているのか、再確認しておきましょう。

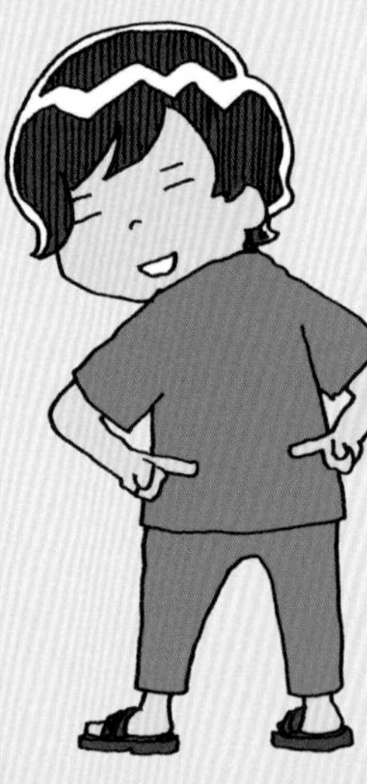

## 腎臓の位置と構造

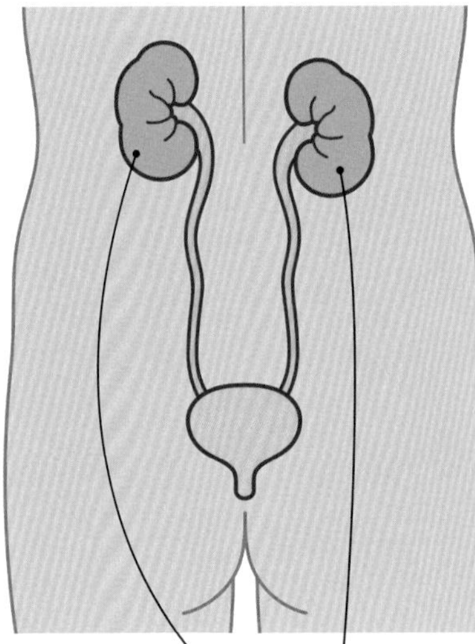


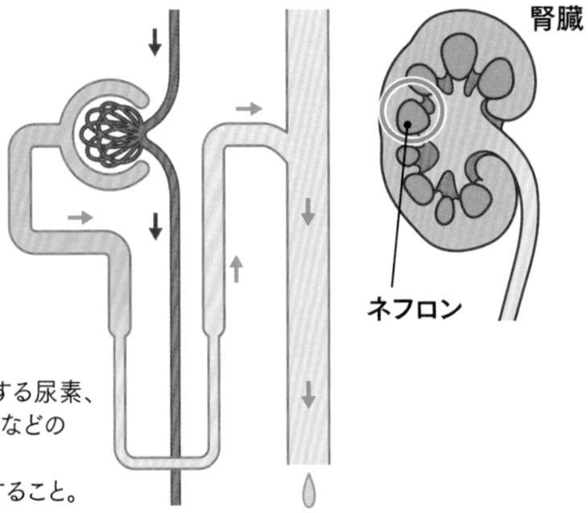


**ネフロン**

腎臓の役割は、
血液とともに流入する尿素、
尿酸、クレアチニンなどの
老廃物をろ過し、
排出できるようにすること。

## ネフロンの構造・簡略図

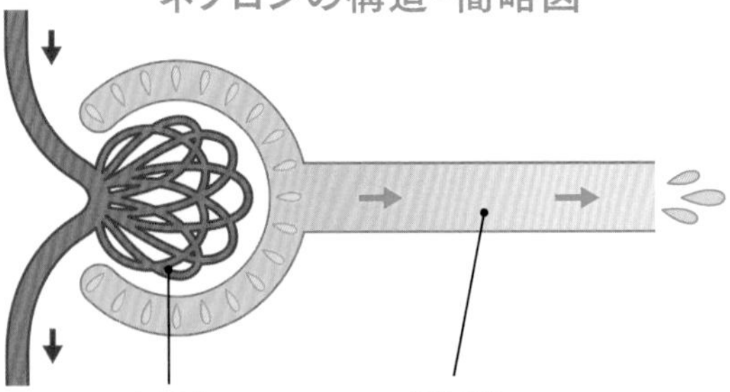

**糸球体**

血液中の老廃物や
不要物をろ過し、
尿をつくる器官。

**尿細管**

ろ過された尿のなかから、
水分、アミノ酸、ブドウ糖、ナトリウムなど
体に必要な成分を再吸収する器官。

機能が低下してしまった腎臓は、元に戻すことが難しく、ある意味では「不治の病」ですが、できることはないかというと、そんなことはありません。
　腎臓病と診断されたときの治療の主眼は、腎臓に負担をかけないようにして、これ以上、腎機能を低下させないことです。
　その2本柱となるのが「食事療法」と「運動療法」ですが、せっかく取り組むのですから、成果を上げたいもの。
　そのためにも、腎臓は体内のどこに位置し、どんな働きをする臓器なのか、ここで再確認しておきましょう。

## 腎臓の位置と構造

　腎臓が位置するのは、背中側の腰の少し上あたりです。数は背骨を真ん中にして左右に1個ずつ、合わせて2個あります。重さは、１２０～１６０ｇほど、大きさは大人のにぎりこぶしくらいでソラマメのような形をした臓器です。
　ところで腎臓は、単体で成り立っている臓器ではありません。腎臓を構成しているのは、右ページの図で示した「ネフロン」という器官で、その数は左右の腎臓それぞれ、１００万個にも及びます。
　ネフロンを構成するのは、毛細血管が球状にからまった「糸球体」と、そこから伸びる「尿細管」のセットです。

## 腎臓が担う役割

　ネフロンが集まった腎臓は、全体としては小さめの臓器ですが、さまざまな役割を担い、体調を整えるために働いています。その働きの多さを知るために、リストアップしてみましょう。

### 1. 血液中の老廃物をろ過すること

　腎臓の最も重要な働きです。
　血液は体内に栄養分や酸素を送り届けますが、同時に二酸化炭素や尿素、尿酸などの老廃物も運んできます。
　老廃物をそのままにしておくことは体に有害ですから、取り除かなければなりません。その役割を受け持っているのが、腎臓なのです。

### 2. 体内の水分を調節する

　老廃物がろ過されると「原尿」と呼ばれる物質が生成されます。
　しかし、原尿は量がとても多く、そのまま排出されてしまうと体内の水分が不足し脱水になってしまうのです。
　そこで、尿細管を通る際、体に必要な水分や成分が再吸収されています。こうして腎臓は、体内の水分バランスを調節しているのです。

### 3. 電解質のバランスを調節する

　血圧や筋肉の収縮、神経の情報伝達などに関わる電解質（カリウムやリン、ナトリウムなど）のバランスを調節することも、腎臓の大切な役割です。

### 4. 体のpHを調節する

　健康な体は、弱アルカリ性です。しかし、食事などで摂取した栄養素を代謝するときに酸がつくられてしまいます。そんな場面で腎臓は、弱アルカリ性を保てるように働いてくれています。つまり、体のｐＨを調節しているわけです。

### 5. ホルモンをつくり、骨を強くする

　腎臓は、赤血球を増やす造血ホルモンや血圧調整ホルモンを分泌するほか、血糖を下げるホルモンを分解するという働きもしています。
　そのほか、骨の強化につながるカルシウムの吸収促進と骨への沈着促進、活性型ビタミンＤの生成も、腎臓の大切な役割です。
　このように、腎臓は体内でとても大きな働きをしているのですが、困ったことに、なかなかその異常がわかりにくいという特徴があります。かつては、「物言わぬ臓器」とも呼ばれ、腎臓病が進んでも、自覚症状が少ないことも、あわせて覚えておく必要があります。

# 腎臓病で取り組む食事療法①
# 塩分・タンパク質・エネルギーの摂り方

腎臓病治療の2本柱、そのひとつを担う食事療法。納得して取り組んでいけるよう、どうして食事療法が推奨されているのか、その理由をきちんと把握し、理解を深めておきましょう。

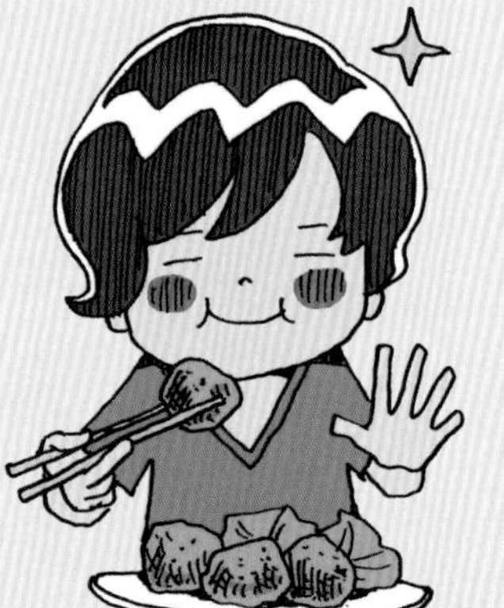

何度もお話ししている通り、低下してしまった腎機能は元に戻すことができません。

しかし、進行を遅らせることならできます。

そのために取り組むべきは、負担がかかって機能が低下してしまった腎臓にこれ以上の負担をかけないよう、いたわることです。

献立や食材にもよるのですが、食事も腎臓に負担をかける原因として知られています。そこで、できるだけ負担がかからないようにと考えられたのが腎臓病の食事療法です。

そのメインとなるポイントは3つ。

1. 塩分を摂りすぎないこと
2. 適正な量のタンパク質を摂ること
3. 適正な量のエネルギーを摂ること

それぞれについて、詳しく解説していきましょう。

## 塩分を摂りすぎないこと

腎臓病の食事というと、多くの人が思い浮かべるのが「減塩」ではないでしょうか。

腎機能が落ちているところに塩分を摂りすぎると、余分な塩分を排出することができず、血圧が上がります。高血圧は腎臓に必要以上の負担をかけるため、さらに腎機能が低下するという悪循環を招くことに……。

そこで求められるのが、食事での塩分量を調整することです。1日の塩分摂取量を3～6g未満にすれば、腎臓に大きな負担をかけずにすみます。

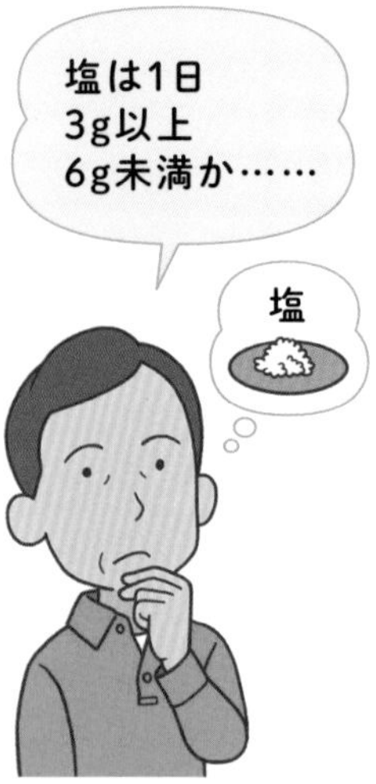


ちなみに、塩分を減らすと「食事がおいしく感じられない」という声が聞かれます。確かに塩分は、食事をおいしくする要素ですが、そこはくふう次第。酢やレモンなどの酸味、みょうが大葉、ハーブなどの香味野菜で味にアクセントをつけるという方法もありますし、この本にも、おいしい減塩レシピをたくさん紹介しています。「減塩＝おいしくない」という固定観念にとらわれることなく取り組んでみてください。

ここで知っておきたいのは、塩分を減らしすぎることも体にとってはよくないということです。腎臓をいたわろうとするあまり、塩分を減らしすぎてしまうケースも見受けられますが、最低でも3gは摂取してください。

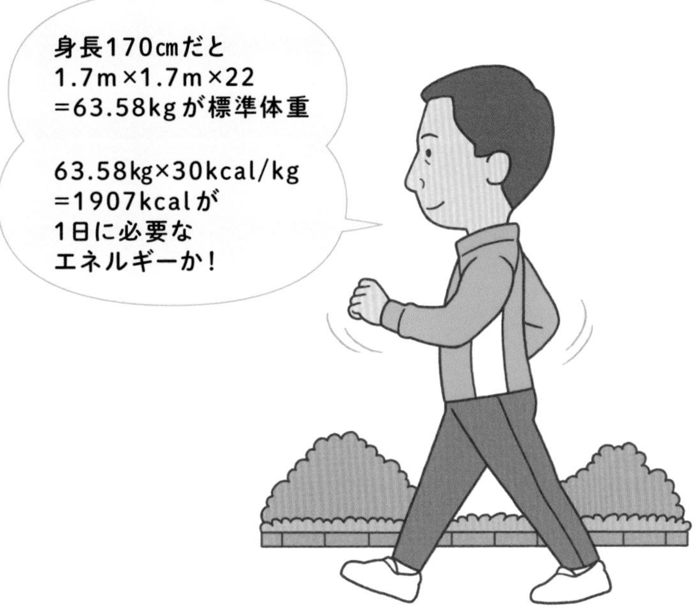


## 適正な量のタンパク質を摂ること

タンパク質は血液や筋肉のもとであり、エネルギー源にもなります。しかし、過剰に摂取すると体に取り込まれず、老廃物として血液中に混ざってしまうことに……。その結果、老廃物をろ過する腎臓に負担がかかってしまうのです。

だからといって、必要以上に制限することはないと、わたしは考えています。筋力を維持するためにタンパク質は必要不可欠の栄養素です。特に高齢の方はタンパク質摂取量を減らしすぎると体を動かすことができなくなり、生活の質も大きく低下することになります。大切なのは制限することではなく、摂取量を適正にすること。

大豆製品に代表される植物性タンパク質、肉や魚、乳製品などの動物性タンパク質を組み合わせ、バランスよく摂るようにしましょう。

## 適正な量のエネルギーを摂ること

エネルギーは、摂りすぎると肥満になり、血圧上昇を招きます。ところが、少なすぎても筋肉量が減り、「寝たきりのリスクが増加する」という問題が生じるのです。どちらも、よいことではありません。自分にとって適正な量のエネルギー摂取を目指しましょう。下の計算式で求められるので、ご自身の数値を当てはめてみてください。

参考までに、エネルギー源として理想といえるのは、老廃物の出ない炭水化物と脂肪です。食事でタンパク質の量を減らしたときには、エネルギー量が減らないように、炭水化物と脂肪を少し増やすなどして調整していきましょう。

### 1日の適正なエネルギー量を知る計算式

※腎臓病の方は標準体重で計算してください。

**標準体重＝身長 m×身長 m×22＝□ kg**

**1日に必要なエネルギー＝**
**標準体重 kg×25～35kcal/kg*＝□ kcal**

＊活動量が低い人は25～30、
適度な活動量の人は30～35。
医師の指示がある人はその指示に合わせましょう。

# 腎臓病で取り組む食事療法②　リンやカリウム、タンパク質の制限

腎臓に負担をかけないことを目指す食事療法。
腎臓病のステージによっては、リンやカリウム、タンパク質の摂取をコントロールしなければならないこともあります。

リンあるいはカリウムの制限が必要かどうかを判断するのは、腎臓病のステージや腎機能の状態、血液検査の結果によります。しかし現実を見ると、本来は必要のない患者さんが取り組んでいるケースも多いようです。

リンとカリウムは、体調維持に欠かせないミネラルなので、一律に制限すればいいというものではありません。この機会に、リンとカリウムについても理解を深めておきましょう。

## リンの制限について

リンはミネラルの一種で、タンパク質の多い食品に含まれているほか、添加物としても食品に使われています。

ところで、腎機能が落ちているときにリンを摂りすぎると、どんな問題が生じるのでしょうか。

腎機能が衰えると、尿にリンを出すことができなくなってしまいます。そうすると、血液中にリンがたまることに……。

血液中のリンの濃度が高くなった状態を「高リン血症」といいます。高リン血症は、骨がもろくなるほか、動脈硬化や心筋梗塞のリスクがあるため、リンを減らす対策が必要です。その対策として、食事からのリン摂取を制限することが推奨されています。

参考までに、リンには有機リンと無機リンの2種類があります。有機リンが多く含まれているのは、肉類や魚類、卵や牛乳・乳製品などタンパク質系の食材です。一方の無機リンは、ハムや缶詰など、加工食品の添加物として使われています。

この2つのリンを比べたときに、腸からの吸収率が高いのが無機リンです。つまり、高リン血症の治療をするのであれば、無機リンを含む食材を減らしたほうが、有機リンを減らすより効率的といえます。

## カリウムの制限について

カリウムは、ホウレンソウやニンジン、ブロッコリーなどの野菜、バナナやメロンなどの果物、イモ類、マメ類に多く含まれている栄養素で、筋肉の収縮や血圧の調整に関与するミネラルです。

体調維持になくてはならない栄養素ですが、腎機能が低下すると、本来は排出されなければならないカリウムが血液中にたまり、高カリウム血症を発症します。高カリウム血症が怖いのは、状態が悪化すると、突然死につながる不整脈や心停止の原因になることです。

しかし、腎臓病だから……とひとくくりに

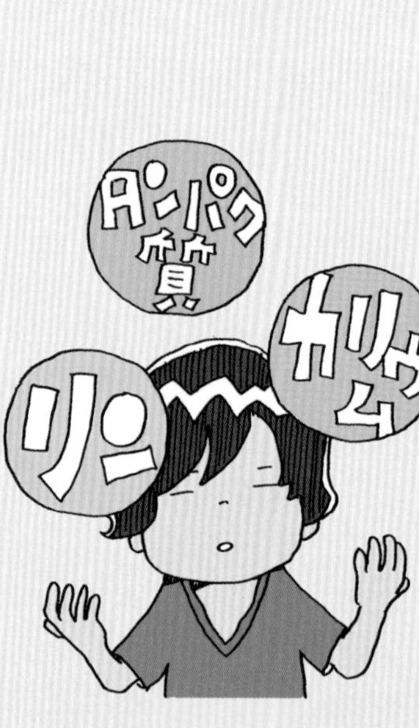

して制限をかける必要はないのではないかともいわれています。ストイックに食事療法に取り組もうとして、自己判断で制限するのではなく、血液検査などの結果から専門医が「カリウム制限が必要」と判断した場合に取り組むようにしましょう。

　カリウムは水溶性なので、野菜をゆでたり水にさらしたりするとカリウムが溶け出し、自然に量を減らすことができます。そういった調理のくふうも取り入れてみてください。

　また、カリウムを含む食品には食物繊維を含むものが多くあります。食物繊維は、糖尿病や心臓病に予防的に働くほか、腎臓を保護する働きについても、その可能性が指摘されている栄養素です。積極的に摂りたいところですが、カリウムを制限すると、食物繊維も減ってしまう可能性があります。

　結局、大切なことは、全体のバランスなのかもしれません。自己流で食事療法を進めることはせず、専門医の指示に従うことが腎臓のためでもあります。

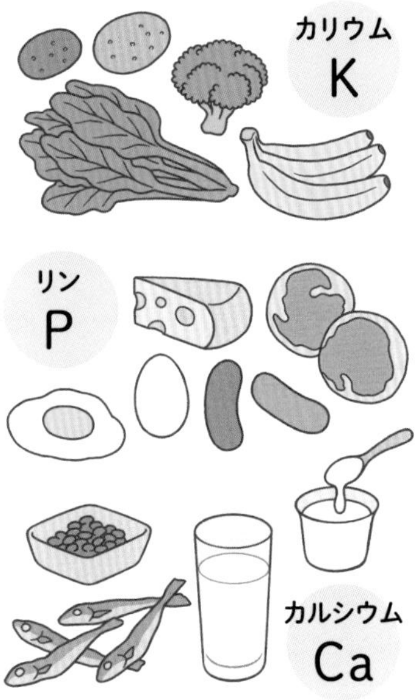


## しっかり摂りたいカルシウム

　カルシウムは、牛乳やヨーグルトなどの乳製品、丸ごと食べられる小魚、納豆や豆腐などのダイズ食品、野菜や海藻などに多くふくまれる栄養素です。じょうぶな骨や歯をつくる働きがあります。

　ところが腎臓病になると、カルシウムの代謝に関与するビタミンＤの活性化ができなくなるため、カルシウムが不足してしまうのです。

　さらに必要以上にカルシウムを摂取したときには、動脈硬化を進行させたり、血管の石灰化が進んだりというリスクもあります。ただし、どちらかというとカルシウムは不足しがちな栄養素です。食事から摂ることを意識しながらも、薬でビタミンＤを補うという方法もあるので、覚えておいてください。

　いずれにしても、食事療法を進めるうえで大切なことは、絶対に自己流で取り組まないことです。専門医の指示やアドバイスに従い、食事療法の効果が出るように進めていきましょう。

## タンパク質の制限は必須なのか？

　腎臓病の食事療法では「タンパク質の摂取量は減らすことが望ましい」とされています。「必要とされるエネルギー摂取量を維持し、タンパク質摂取量を制限することを推奨する」（『ＣＫＤ診療ガイドライン２０２３（案）』第８章栄養ＣＱ８－２より引用）と診療ガイドラインに明記されています。

　しかし、腎臓病のタンパク質制限については、医師によって意見が分かれ、賛否両論があるということも事実です。個人の意見を述べさせてもらうなら、本当にタンパク質制限をしなければならない患者さんは、全体の２～３割ほどではないかと考えています。

　では、どうして日本腎臓学会はタンパク質制限を推奨するのでしょうか。理由は次の通りです。

- **腎臓にかかる負担が軽減できる**
- **尿毒症のリスクが軽減される**
- **血液中のリンが増えないようにできる**

　どれも、もっともなことで、その通りです。尿毒症は、透析が必要となる一歩前の段階ですし、リンはタンパク質を多く含む食品に多く含まれていますから、タンパク質を制限することは、リンを増えないようにすることにもつながります。

　しかし、タンパク質制限にはデメリットもあるのです。その点もしっかり考慮するべきだと私は考えています。

# タンパク質制限では頑張りすぎは禁物

自分に課せられた制限を厳格に守ろうとするあまり疲弊してしまっては、うまくいくこともいかなくなってしまいます。タンパク質制限では、頑張りすぎないことも大切なのです。

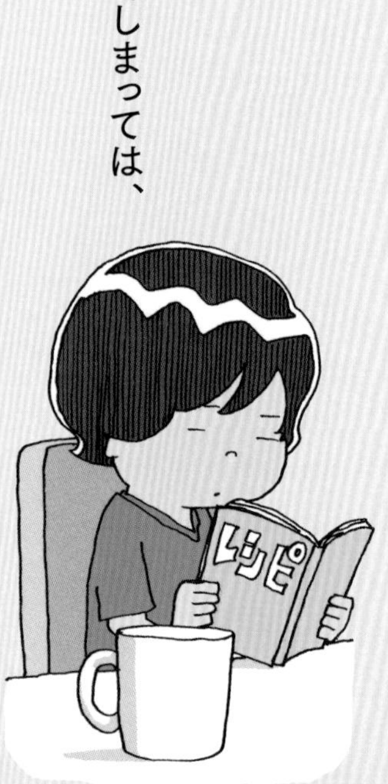


## タンパク質制限による2つのデメリット

### ●筋力の低下

タンパク質は、筋肉をつくるもとであり、エネルギー源でもあります。しかし、タンパク質を制限すると、それができにくくなってしまいます。

特に75歳以上の後期高齢者がタンパク質制限をすることは、寝たきりのリスクを高めます。わたしは、筋肉が少ない後期高齢者には、タンパク質制限を勧めていません。

### ●精神的ストレスの蓄積

タンパク質は、肉や魚、卵、ダイズ、乳製品などに多く含まれる栄養素です。メインのおかずとなることが多いこれらの食材を減らすと、食事量そのものが減ってしまいます。

食べたいものが食べられなかったり、満腹感が得られなかったりすると精神的なストレスがたまることは、腎臓病ではない方も経験しているのではないでしょうか。

## タンパク質制限はステージや年齢による

腎臓病だからといって一律にタンパク質を制限する必要はなさそうです。病状、主治医や管理栄養士の判断にもよりますが、ステージG1、2の段階であれば「一応、気にかける」くらいで十分というケースも多いのです。

一方で、ステージG4以上に進んでいる場合は、尿毒症や高リン血症対策として、タンパク質制限が有効です。ただしこの場合でも、メリット・デメリットをよく考えて行うようにしています。高齢者に関しては、むやみな制限は逆効果となることは、先ほどお話しした通りです。

## 頑張りすぎず長い目で取り組もう

タンパク質制限を中心にお話ししましたが、タンパク質に限らず、腎臓病の食事では、塩分、エネルギー、ステージによってはリン、カリウムへの配慮も必要です。ただし、我慢の連続で疲れてしまい、治療をやめてしまった方もいらっしゃいます。

食べる楽しみも、生活するうえでは大事なこと。だからこそ、頑張りすぎない食事療法を目指してほしいと思うのです。

この本には、腎臓病に配慮した「おいしい食事」「作ってほしいレシピ」が満載です。どうぞ日々の食生活にお役立てください。

## 第3章

～具体的にメニューを考えることになったら……～

# ビュッフェのように組み合わせよう

腎臓にやさしい食生活といっても、
どのようなメニューを、どれだけ食べればいいのでしょう。
まずは、基本の組み合わせについて知ることで、
今後の食生活がイメージできるようになります。
ガマンせずに続けられる献立づくりを、考えていきましょう。

# 基本の組み合わせを知る

腎臓をいたわるには食生活が大事と前章でお伝えしましたが、具体的にはどのように食べるべきなのか――。毎日の食生活の基本的な考え方について説明します。

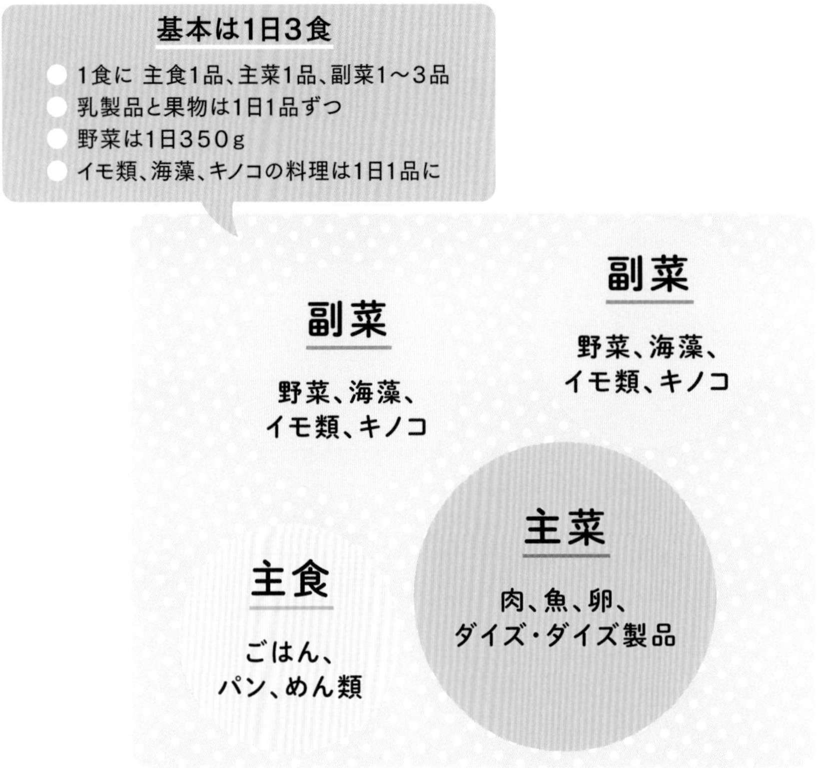


## バランスがよい食事の組み合わせ

まず、目の前にランチョンマットがあるとイメージしてみましょう。その上に置くものは、①主食、②主菜、③副菜、の3つ。主食はごはんやパン、めん類。主菜は肉や魚、卵やダイズ製品、副菜は野菜や海藻、イモ類やキノコを食材としています。

では、なぜ、この組み合わせが大切なのでしょう。栄養面から見ていきましょう。

## 体に必要な4つの栄養素

体が必要な栄養素は、①炭水化物、②タンパク質、③脂質、④ビタミン・ミネラルの、主に4つです。

①の炭水化物は、ごはんやパン、めん類に多く含まれ、主に主食から栄養を摂ります。脳や腎臓、筋肉や神経組織などのエネルギーとなります。

②のタンパク質は、肉や魚、卵やダイズ製品、乳製品に多く含まれ、主に主菜から栄養を摂ります。体をつくり維持する材料となるので、こちらも欠かすことはできません。

③の脂質は、少ない量で高エネルギーとなります。肉や魚に多く含まれていて、摂りすぎには注意が必要ですが、細胞膜の材料になる大切な栄養素です。

④のビタミン・ミネラルは細胞をつくり働けるようにする調整の役割があります。野菜やイモ類、海藻やキノコ、果物に多く含まれていて、おもに副菜から摂る栄養です。野菜は1日に350gが推奨されています。また、イモ類や海藻、キノコの料理は1日1品を目安にしましょう。

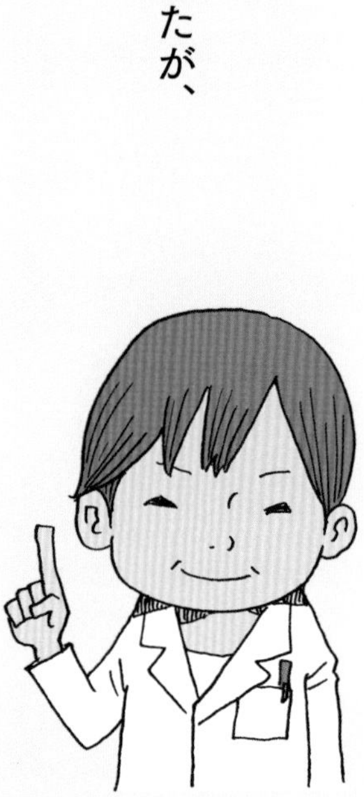

# 減塩を実現するために

減塩というと薄味のイメージがありますが、
本書のメニューは少ない塩分でおいしく食べる工夫がされています。
メニューの食塩量を確認しましょう。

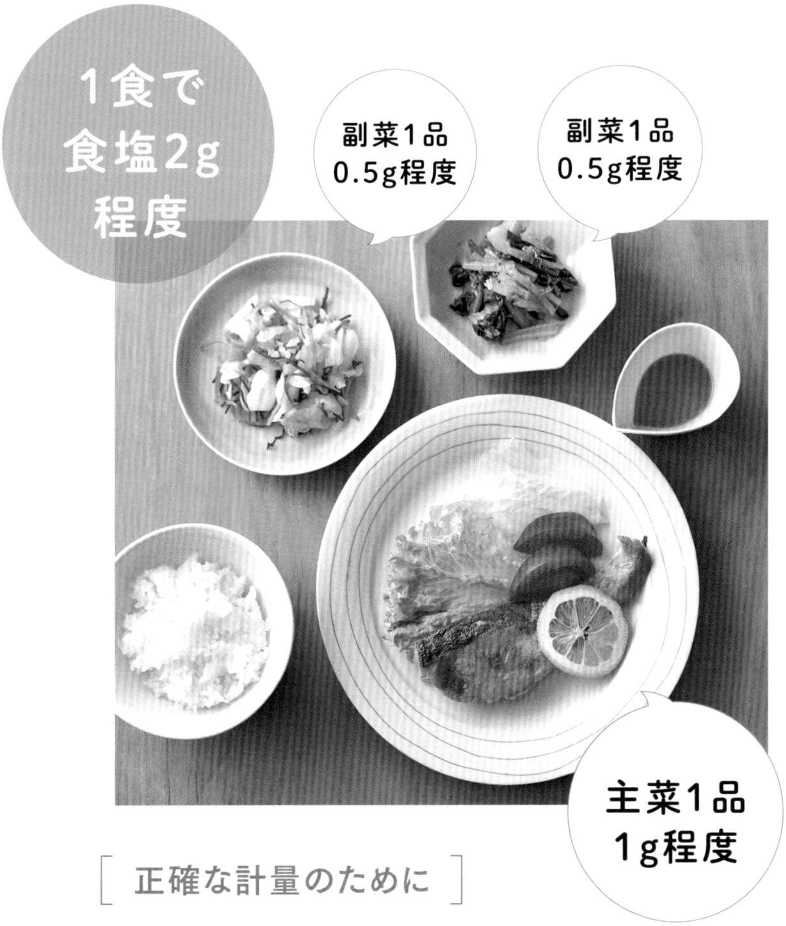


### 正確な計量のために

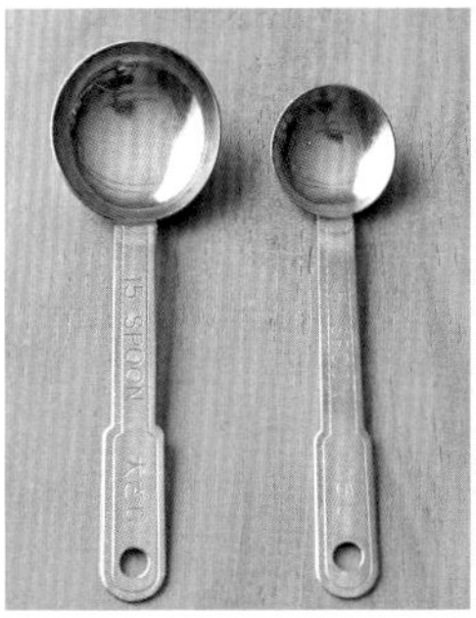

大さじ1=15mL　小さじ1=5mL

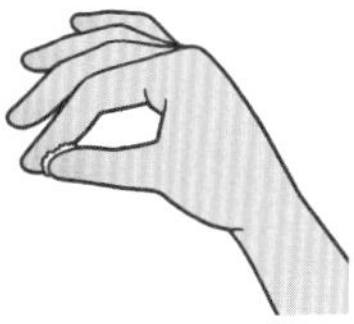

軽くつまむと約0.3g

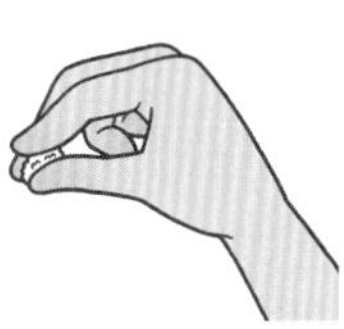

しっかりつまむと約0.5g

## きちんと計量が減塩のコツ

料理書の場合、最初は分量をしっかり量って調理しますが、慣れてくると目分量でも十分おいしい料理が作れるようになることは、みなさん経験していることと思います。

しかし、本書では片栗粉を使ったり、香味野菜を使ったりして、減塩と感じさせない工夫をしているので、味の記憶だけでは分量以上の塩分にしてしまう可能性があります。

減塩でもっとも大切なことは、調味料を計量スプーンで正確に量ることです。レシピでは、しょうゆ、砂糖、みそ等は大さじ・小さじで書きました。

塩は0.5g、0.3gと、g数を記しています。塩の目安は、親指と人差し指で軽くつまむと約0.3g、しっかりつまむと約0.5gです。

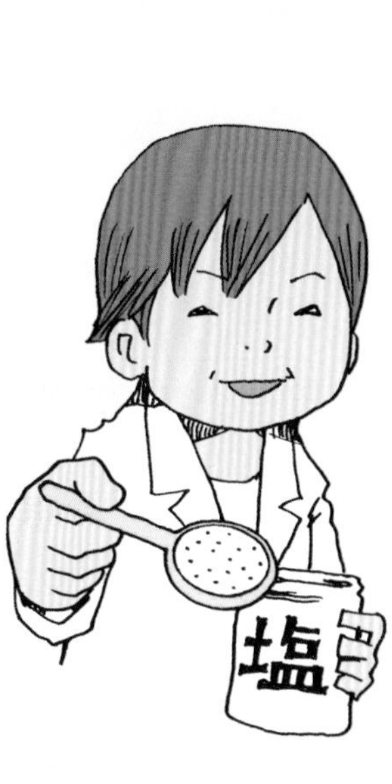

組み合わせレシピ●1

# 野菜が少ない主菜の場合

肉や魚の素材をメインとした主菜は、
野菜がつけ合わせ程度となり、
野菜少なめになります。
そんなときは、副菜の数を増やし、
野菜を確保しましょう。

## 副菜2品で野菜を補う!

### 素材を生かした、野菜少なめの主菜

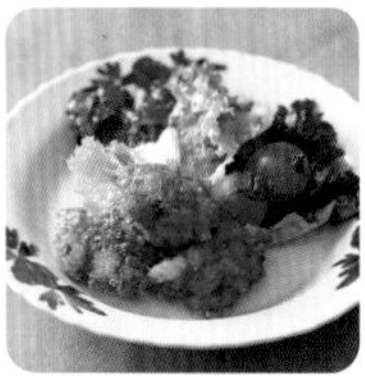
和風から揚げ おかか風味
50ページ

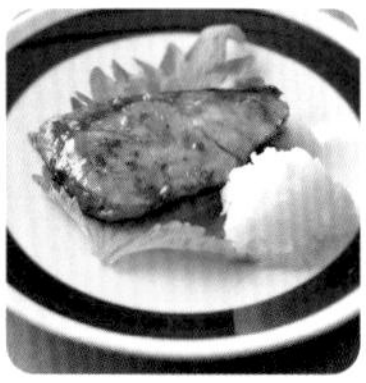
ブリの照り焼き
60ページ

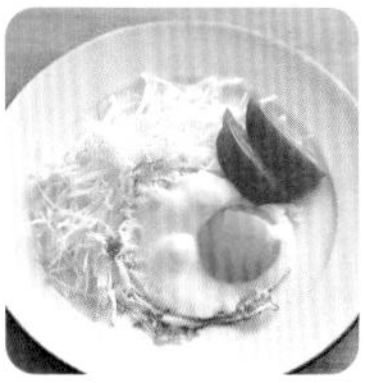
目玉焼き 野菜添え
74ページ

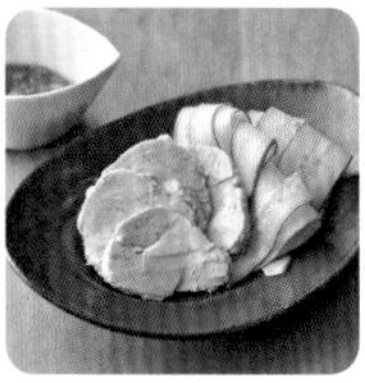
ゆで豚
46ページ

### 副菜2品で1食で 野菜量100g～120gを目指そう!

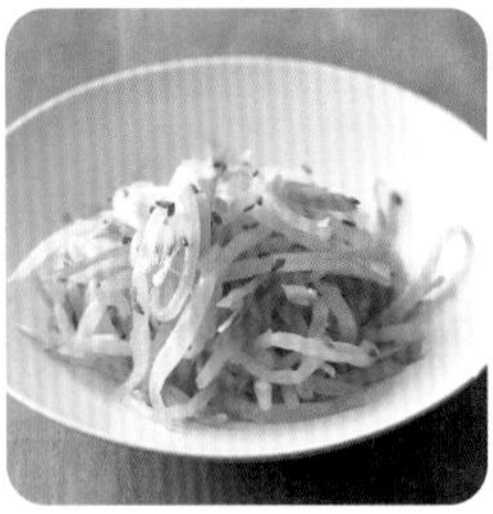
モヤシと ニンジンのナムル
85ページ

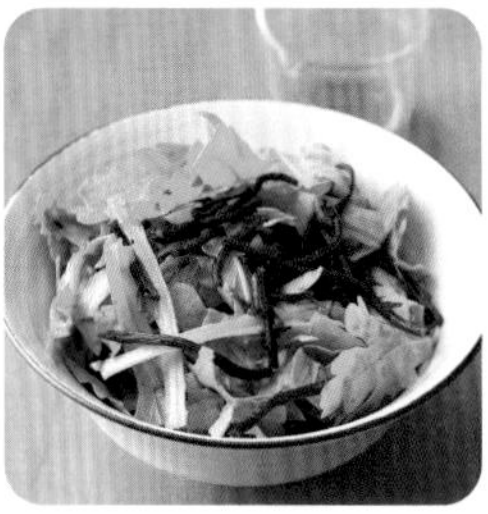
ひじきとシュンギクの 梅ドレッシング
93ページ

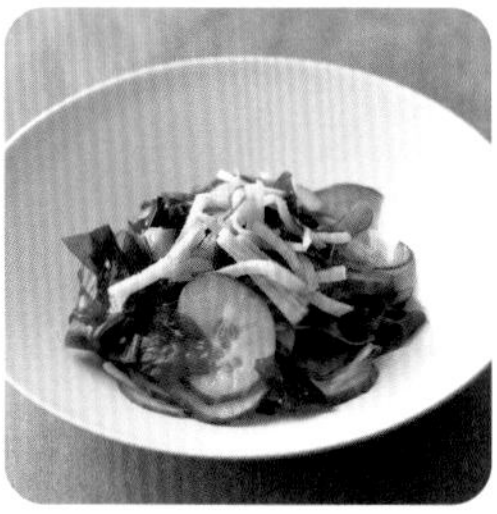
キュウリと わかめの酢の物
87ページ

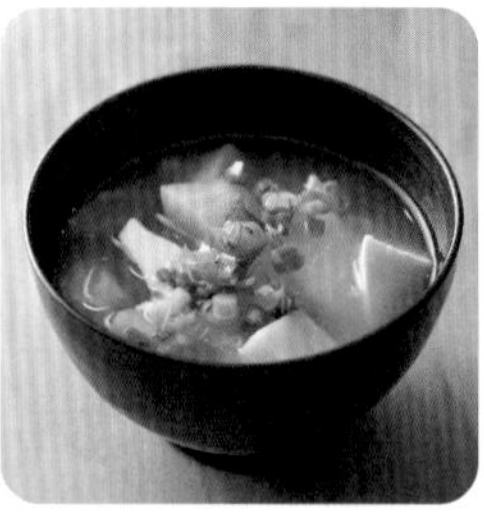
けんちん汁
103ページ

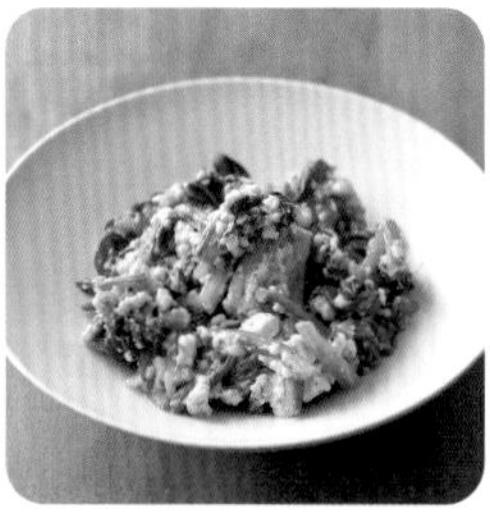
ホウレンソウの白和え
84ページ

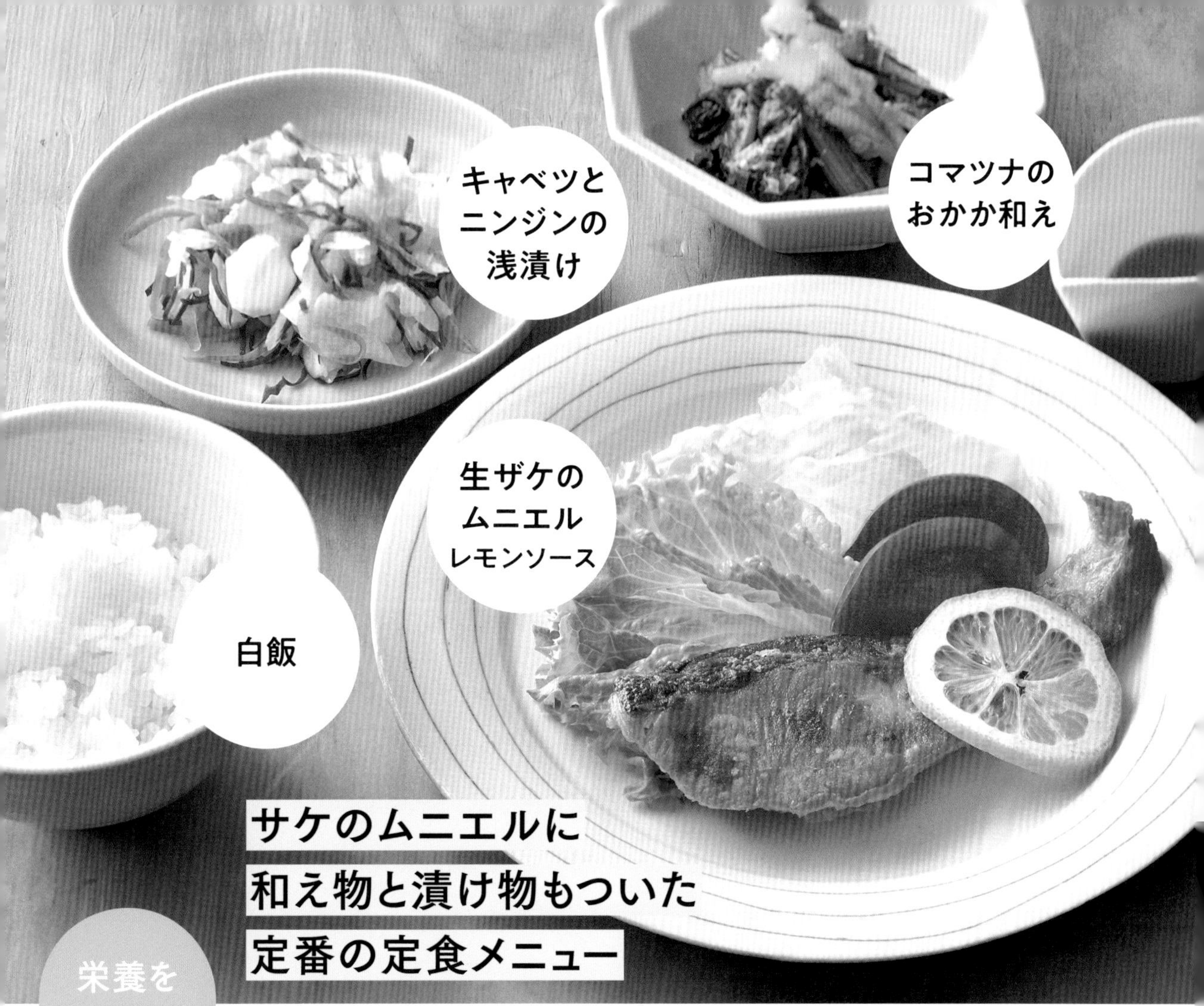


## サケのムニエルに和え物と漬け物もついた定番の定食メニュー

**栄養をチェック！**

| | 白飯（100g） | 生ザケのムニエル レモンソース | コマツナのおかか和え | キャベツとニンジンの浅漬け |
|---|---|---|---|---|
| | 108ページ | 66ページ | 80ページ | 98ページ |
| タンパク質 | 2.0g | 14.5g | 1.8g | 0.9g |
| 炭水化物 | 34.6g | 11.6g | 0.9g | 2.4g |
| 脂質 | 0.2g | 9.7g | 0.1g | 0.1g |
| カリウム | 29mg | 388mg | 322mg | 254mg |
| リン | 34mg | 191mg | 41mg | 24mg |
| 食物繊維 | 1.5g | 1.1g | 1.1g | 1.7g |
| 食塩相当量 | 0g | 0.9g | 0.5g | 0.6g |
| エネルギー | 156kcal | 199kcal | 14kcal | 17kcal |

↓

**合計**

| タンパク質 | 炭水化物 | 脂質 | カリウム | リン | 食物繊維 | 食塩相当量 | エネルギー |
|---|---|---|---|---|---|---|---|
| 19.2g | 49.5g | 10.1g | 993mg | 290mg | 5.4g | 2.0g | 386kcal |

## 組み合わせレシピ●2

# 主菜が野菜たっぷりの場合

肉や魚に加えて、野菜がたっぷり使われている主菜の場合、副菜は1品でも十分です。野菜は合わせて100g～120gを目安に副菜を選びましょう。

## 副菜1品でも野菜は十分に!

### 野菜たっぷりの主菜

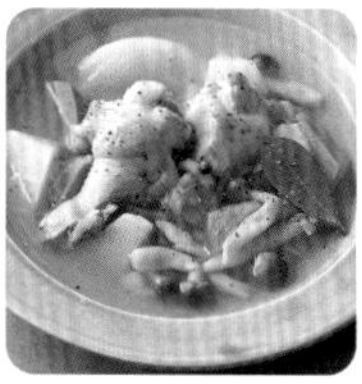

手羽元のポトフ
53ページ

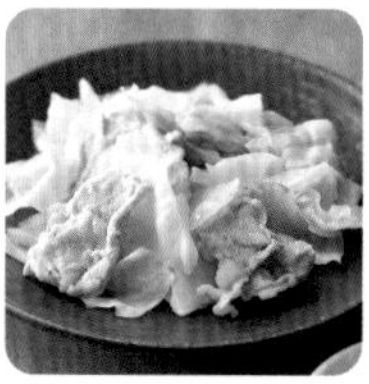

豚肉とキャベツの蒸し煮
42ページ

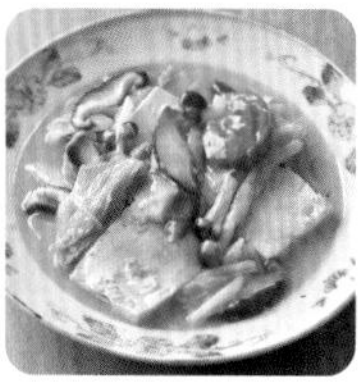

豆腐とハクサイの中華風うま煮
70ページ

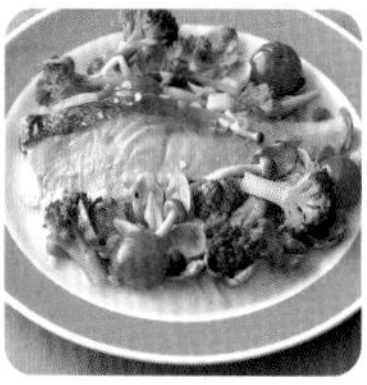

アクアパッツァ
67ページ

### 副菜1品で1食で野菜量100g～120gを目指そう!

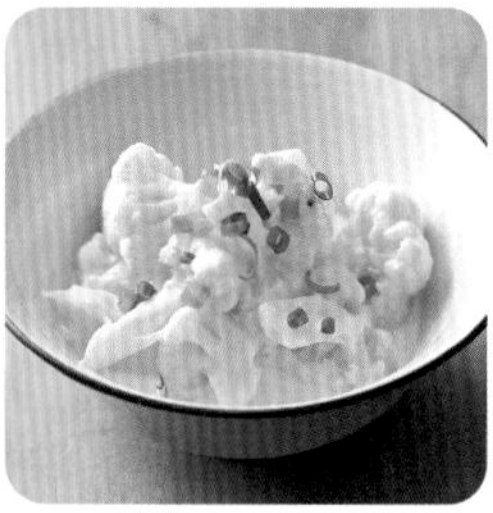

カリフラワーのヨーグルトサラダ
93ページ

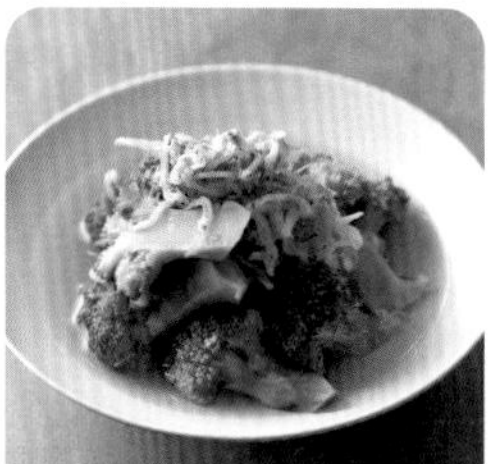

ブロッコリーとじゃこの煮びたし
89ページ

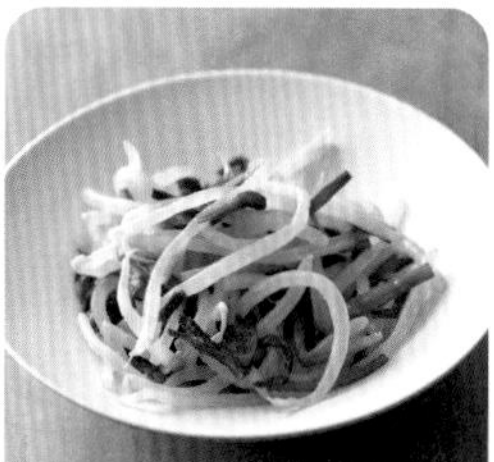

モヤシとニラのからし和え
81ページ

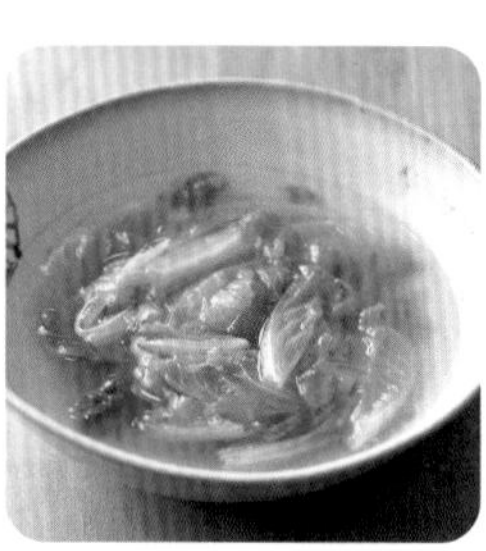

レタスとトマトの中華風スープ
105ページ

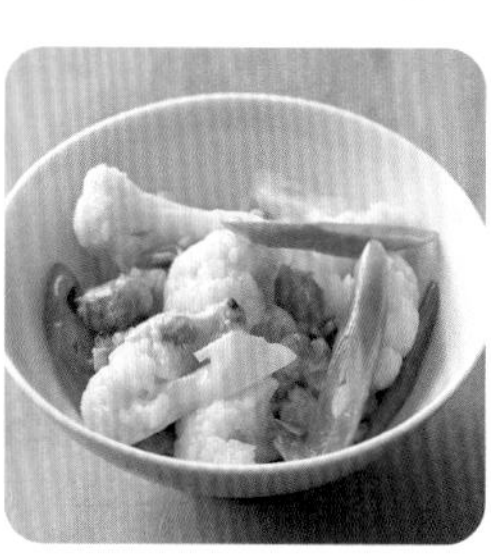

カリフラワーとあさりの中華煮
97ページ

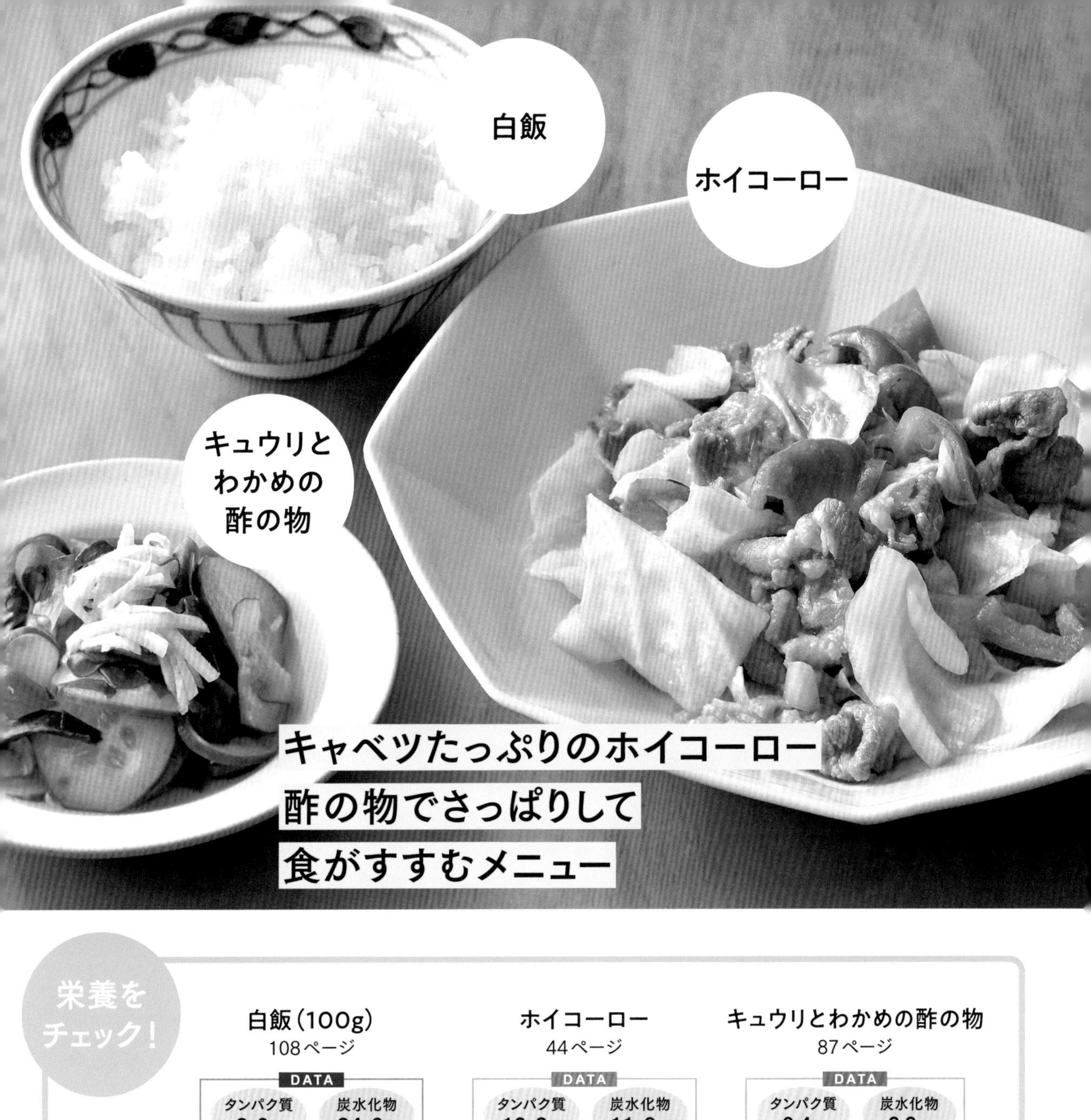


# キャベツたっぷりのホイコーロー
# 酢の物でさっぱりして
# 食がすすむメニュー

栄養を
チェック!

### 白飯（100g）
108ページ

DATA

| | |
|---|---|
| タンパク質 2.0g | 炭水化物 34.6g |
| 脂質 0.2g | カリウム 29mg |
| リン 34mg | 食物繊維 1.5g |
| 食塩相当量 0g | エネルギー 156kcal |

### ホイコーロー
44ページ

DATA

| | |
|---|---|
| タンパク質 12.2g | 炭水化物 11.0g |
| 脂質 17.4g | カリウム 426mg |
| リン 155mg | 食物繊維 2.2g |
| 食塩相当量 1.5g | エネルギー 257kcal |

### キュウリとわかめの酢の物
87ページ

DATA

| | |
|---|---|
| タンパク質 0.4g | 炭水化物 3.3g |
| 脂質 0g | カリウム 88mg |
| リン 18mg | 食物繊維 0.8g |
| 食塩相当量 0.3g | エネルギー 19kcal |

↓

### 合計

| タンパク質 | 炭水化物 | 脂質 | カリウム | リン | 食物繊維 | 食塩相当量 | エネルギー |
|---|---|---|---|---|---|---|---|
| 14.6g | 48.9g | 17.6g | 543mg | 207mg | 4.5g | 1.8g | 432kcal |

組み合わせレシピ●3

# 一皿で栄養豊富な主食の場合

肉や野菜も摂れるチャーハンなど一皿でも栄養豊富なメニューもあります。そんなときは、副菜を1品加えてさらにバランスアップ!主食に合う副菜を選びましょう。

## 肉や魚に加えて野菜も!プラス副菜でバランスアップ

### 一皿で主菜・副菜も摂れる主食メニューの例

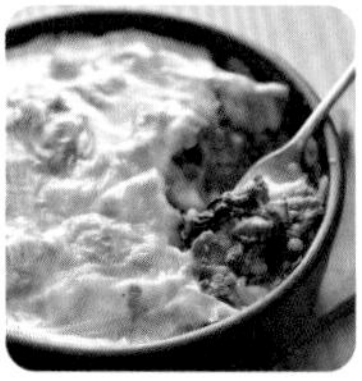

サバ缶のドリア
111ページ

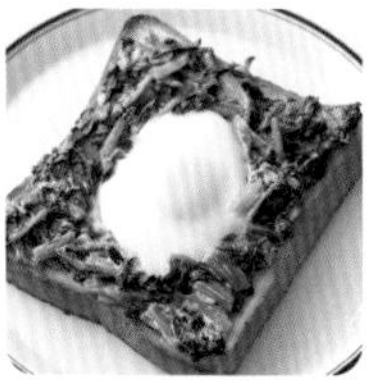

ホウレンソウと卵のピザトースト
110ページ

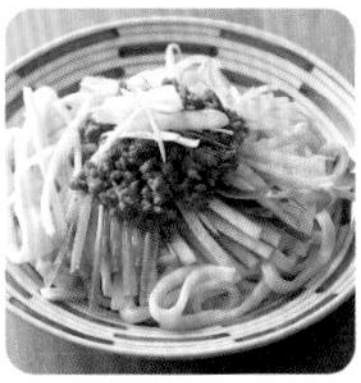

中華風肉みそうどん
114ページ

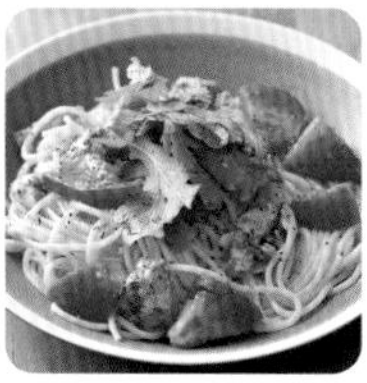

オイルサーディンのパスタ
114ページ

### プラスもう1品の副菜で野菜量100g～120gを目指そう!

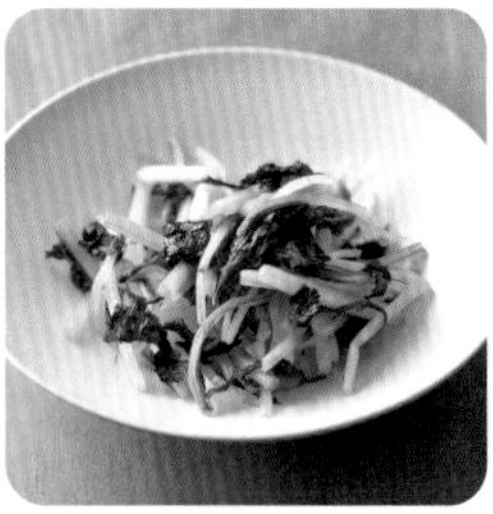

ミズナの磯辺和え
82ページ

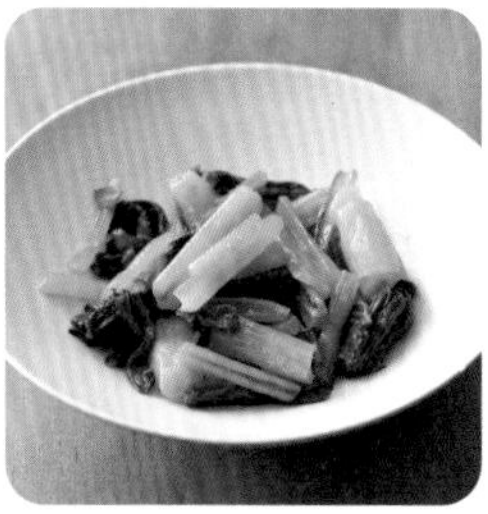

コマツナのからし和え
81ページ

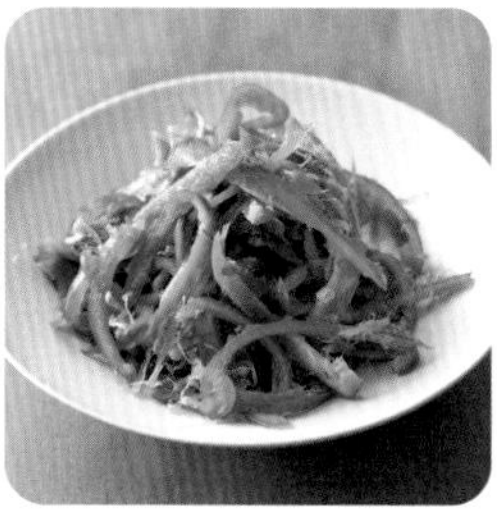

ピーマンのおかか和え
80ページ

### 作り置きできるピクルスや浅漬け、野菜たっぷりスープもおすすめ

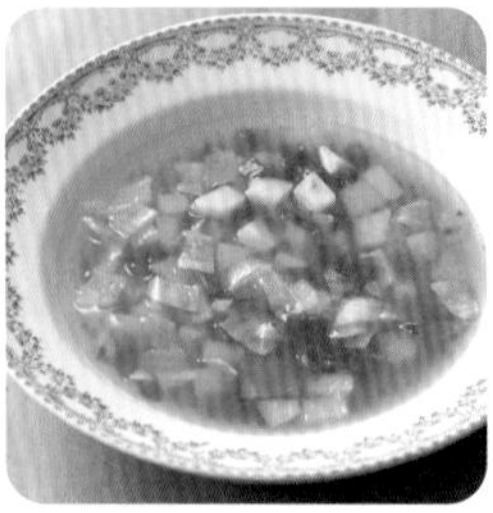

ミネストローネスープ
104ページ

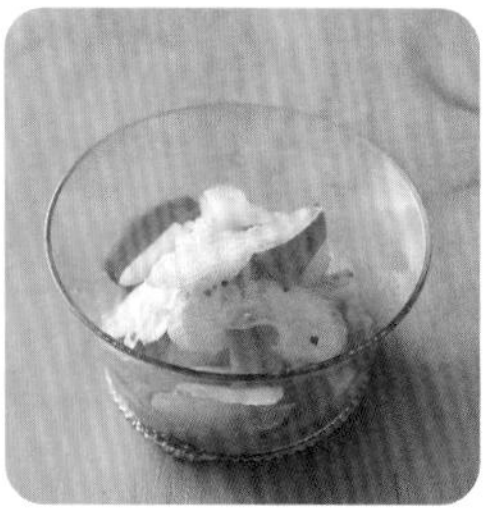

セロリとニンジンのピクルス
99ページ

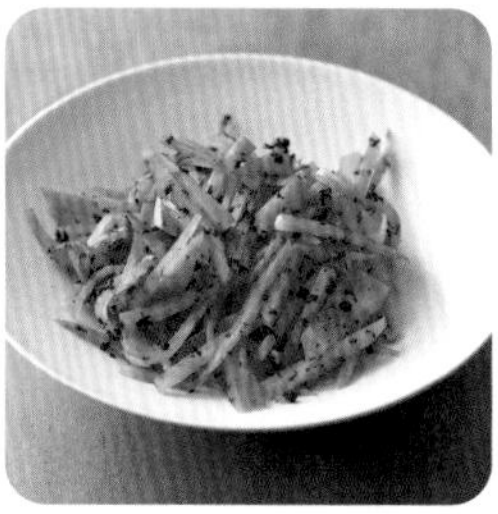

ニンジンのゆかり和え
98ページ

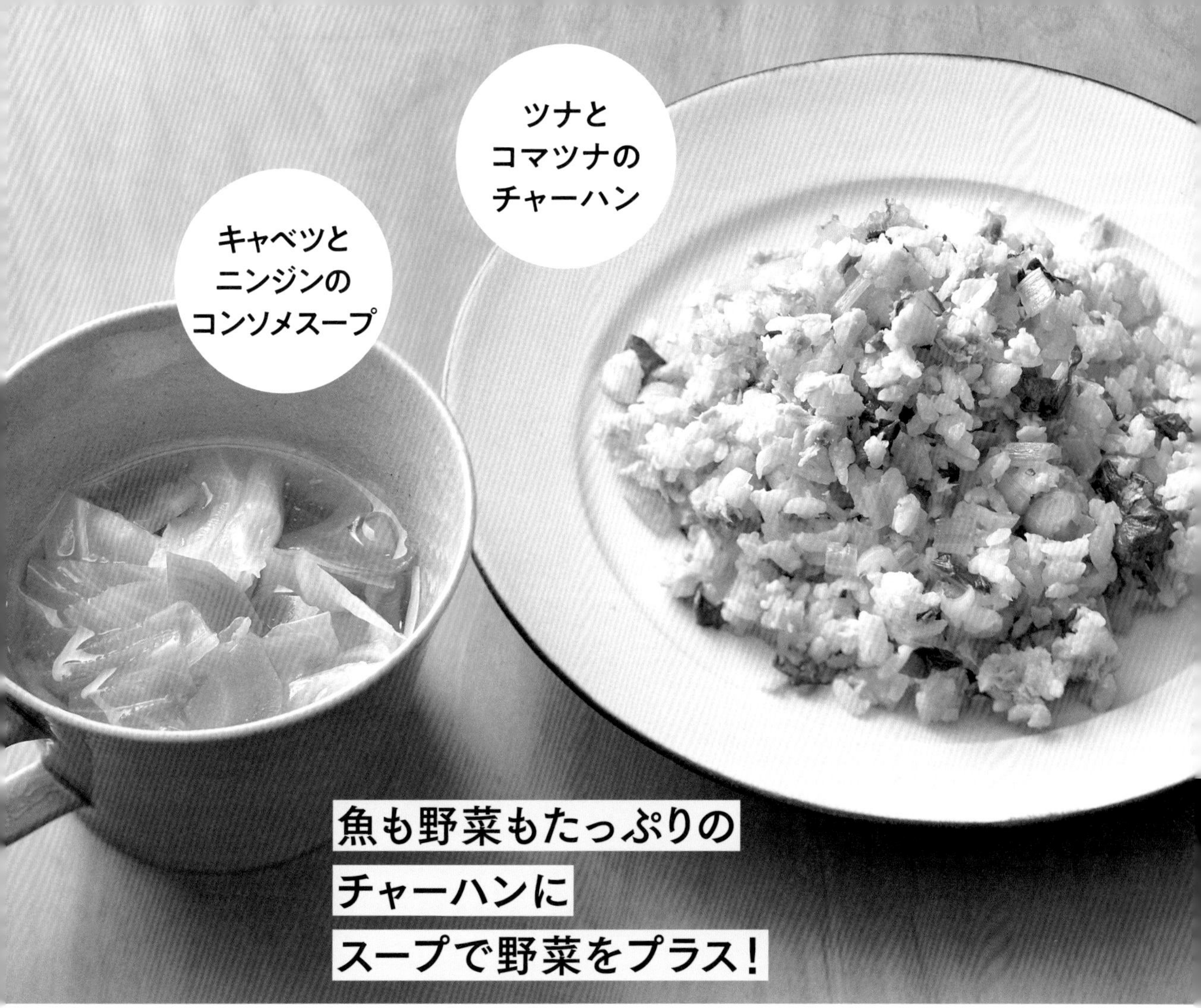


# 魚も野菜もたっぷりの
# チャーハンに
# スープで野菜をプラス！

## 栄養をチェック！

### キャベツとニンジンのコンソメスープ

104ページ

DATA

| タンパク質 | 炭水化物 | 脂質 | カリウム | リン | 食物繊維 | 食塩相当量 | エネルギー |
|---|---|---|---|---|---|---|---|
| 0.6g | 3.1g | 1.6g | 138 mg | 17 mg | 1.2g | 0.5g | 31 kcal |

### ツナとコマツナのチャーハン

110ページ

DATA

| タンパク質 | 炭水化物 | 脂質 | カリウム | リン | 食物繊維 | 食塩相当量 | エネルギー |
|---|---|---|---|---|---|---|---|
| 14.3g | 55.4g | 12.5g | 396 mg | 213 mg | 3.0g | 1.0g | 404 kcal |

↓

### 合計

| タンパク質 | 炭水化物 | 脂質 | カリウム | リン | 食物繊維 | 食塩相当量 | エネルギー |
|---|---|---|---|---|---|---|---|
| 14.9g | 58.5g | 14.1g | 534 mg | 230 mg | 4.2g | 1.5g | 435kcal |

# 主菜で手軽な組み合わせ

主菜メニューをパンではさむと
オリジナルのサンドイッチに大変身。
いろいろな組み合わせを考えてみるのも楽しい！

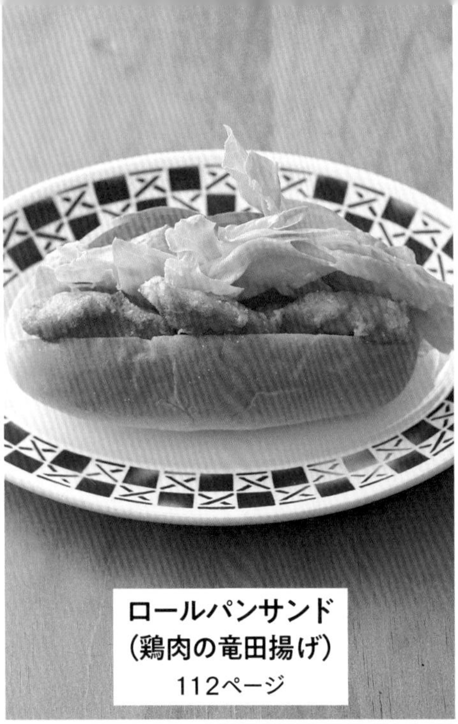

ロールパンサンド
（鶏肉の竜田揚げ）
112ページ

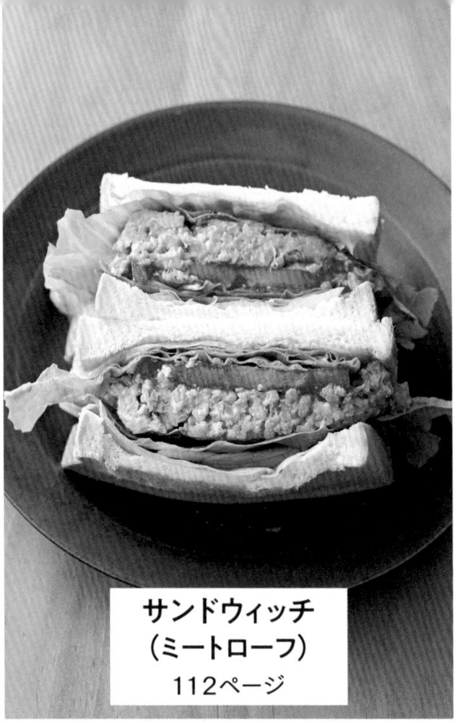

サンドウィッチ
（ミートローフ）
112ページ

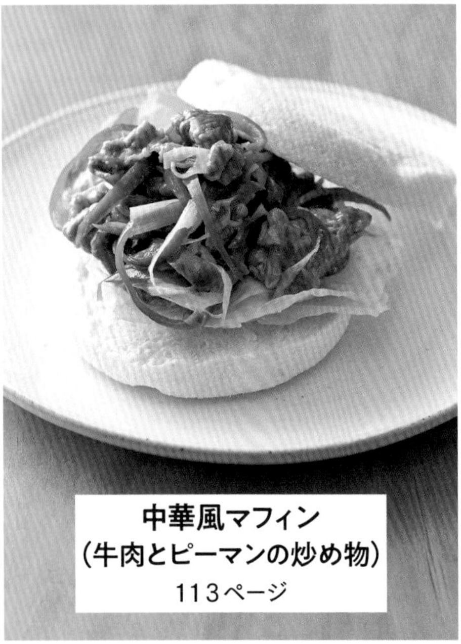

中華風マフィン
（牛肉とピーマンの炒め物）
113ページ

パンがあれば
いつもの
メニューが
大変身!

## こんなメニューも はさんでアレンジできる！

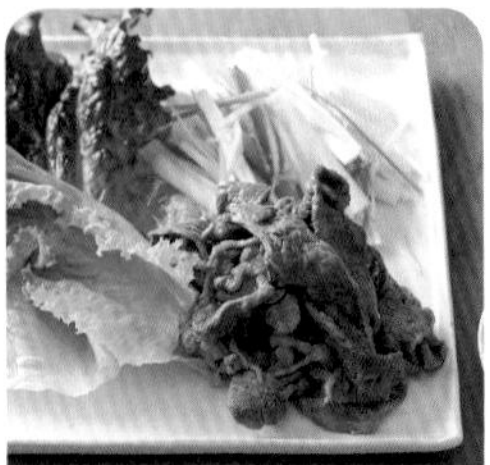

牛肉の焼きしゃぶ
ごまみそダレ
58ページ

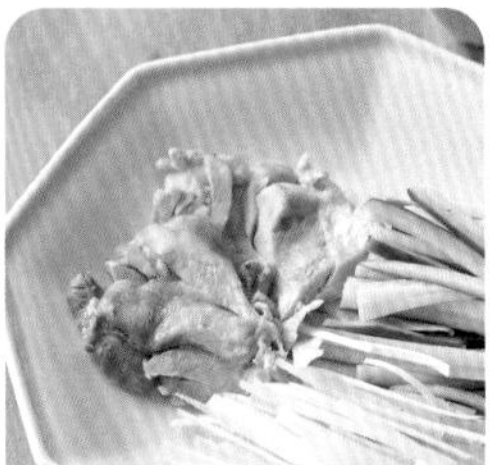

鶏肉の
中華風レンジ蒸し
52ページ

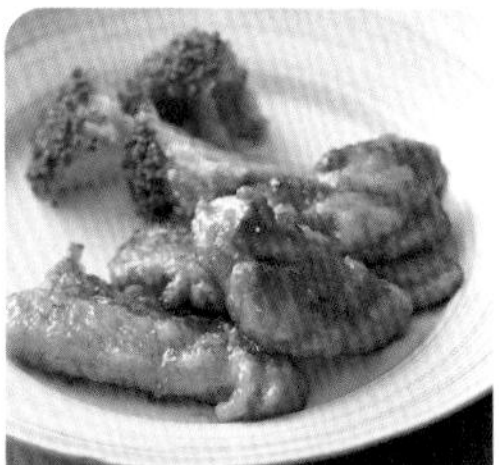

鶏肉の照り焼き
51ページ

# 第4章

～塩分量1g程度でもおいしい肉や魚の料理を作る～

# 主菜
# レシピ

主菜で主に摂れる栄養はタンパク質です。

腎臓病の進行具合によっては、

その数値が制限されることもありますが、

筋肉の維持には欠かせない栄養素です。

減らしすぎないように気を付けて、

自分好みのメニューを見つけてください。

ショウガの風味で味がしっかり!

# 豚肉とキャベツの蒸し煮

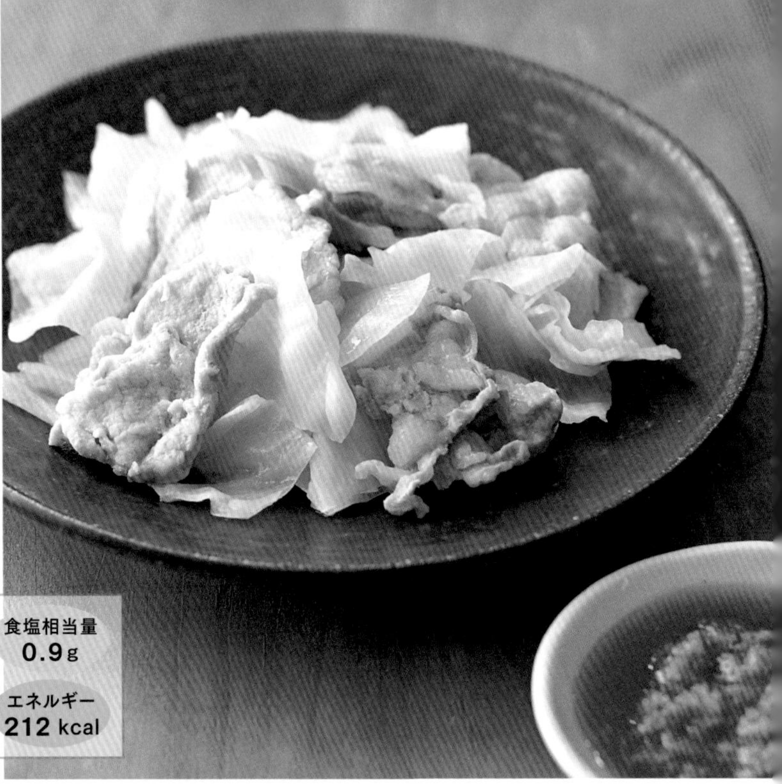

材料（1人分）

豚ロース薄切り肉…70ｇ
キャベツ…60ｇ
酒…大さじ1
水…大さじ1
Ⓐ しょうゆ…小さじ1
　 酢…小さじ2
　 ショウガ(すりおろす)…5ｇ

作り方

1 豚肉は一口大に切る。
2 キャベツを手でちぎって鍋に入れ、1を重ねる。
3 2に酒と水をふってふたをし、中火で4～5分蒸し煮にする※。
4 3を器に盛り、混ぜ合わせたⒶを添える。

※電子レンジの場合はふんわりとラップをかけ、4～5分(600W)加熱する。

DATA

| タンパク質 | 脂質 | リン | 食塩相当量 |
| --- | --- | --- | --- |
| 13.0g | 13.0g | 156 mg | 0.9g |
| 炭水化物 | カリウム | 食物繊維 | エネルギー |
| 6.4g | 378 mg | 1.1g | 212 kcal |

リンゴの甘みが満足感

# 豚肉とリンゴの包み焼き

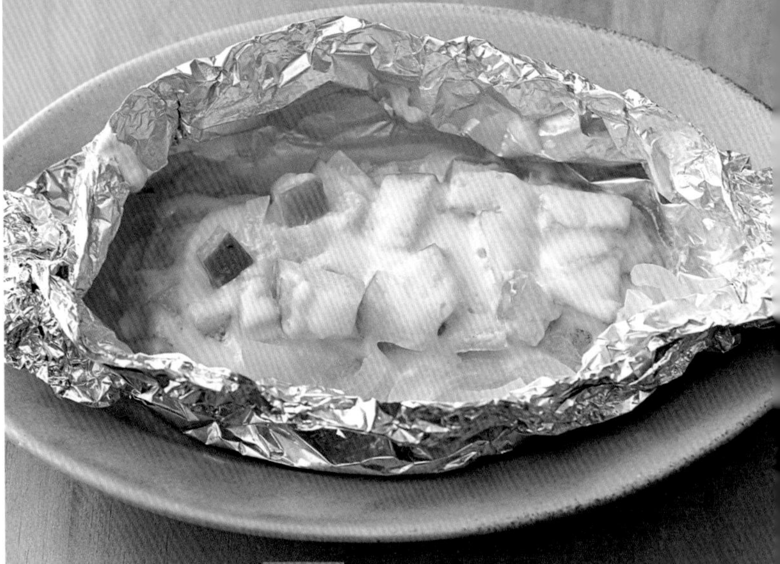

材料（1人分）

豚ロース薄切り肉…50ｇ
塩…0.3ｇ
こしょう…少々
リンゴ…20ｇ
タマネギ…30ｇ
スライスチーズ(1枚)…18ｇ
サラダ油…小さじ½

作り方

1 豚肉は3等分し、塩、こしょうをふる。
2 リンゴは5㎜角、タマネギは半分に切って5㎜幅の薄切りにする。
3 アルミホイルにサラダ油をぬり、タマネギ、豚肉、リンゴ、チーズの順に重ねたら、ホイルの口をしっかり閉じて包む。
4 フライパンに水(深さ3～4㎝)を入れ、3を置いてふたをしたら中火で4分加熱する。さらに弱火で7～8分蒸し焼きにする。
5 ホイルごと器に盛る。

DATA

| タンパク質 | 脂質 | リン | 食塩相当量 |
| --- | --- | --- | --- |
| 12.7g | 15.7g | 233 mg | 0.9g |
| 炭水化物 | カリウム | 食物繊維 | エネルギー |
| 6.3g | 236 mg | 0.8g | 220 kcal |

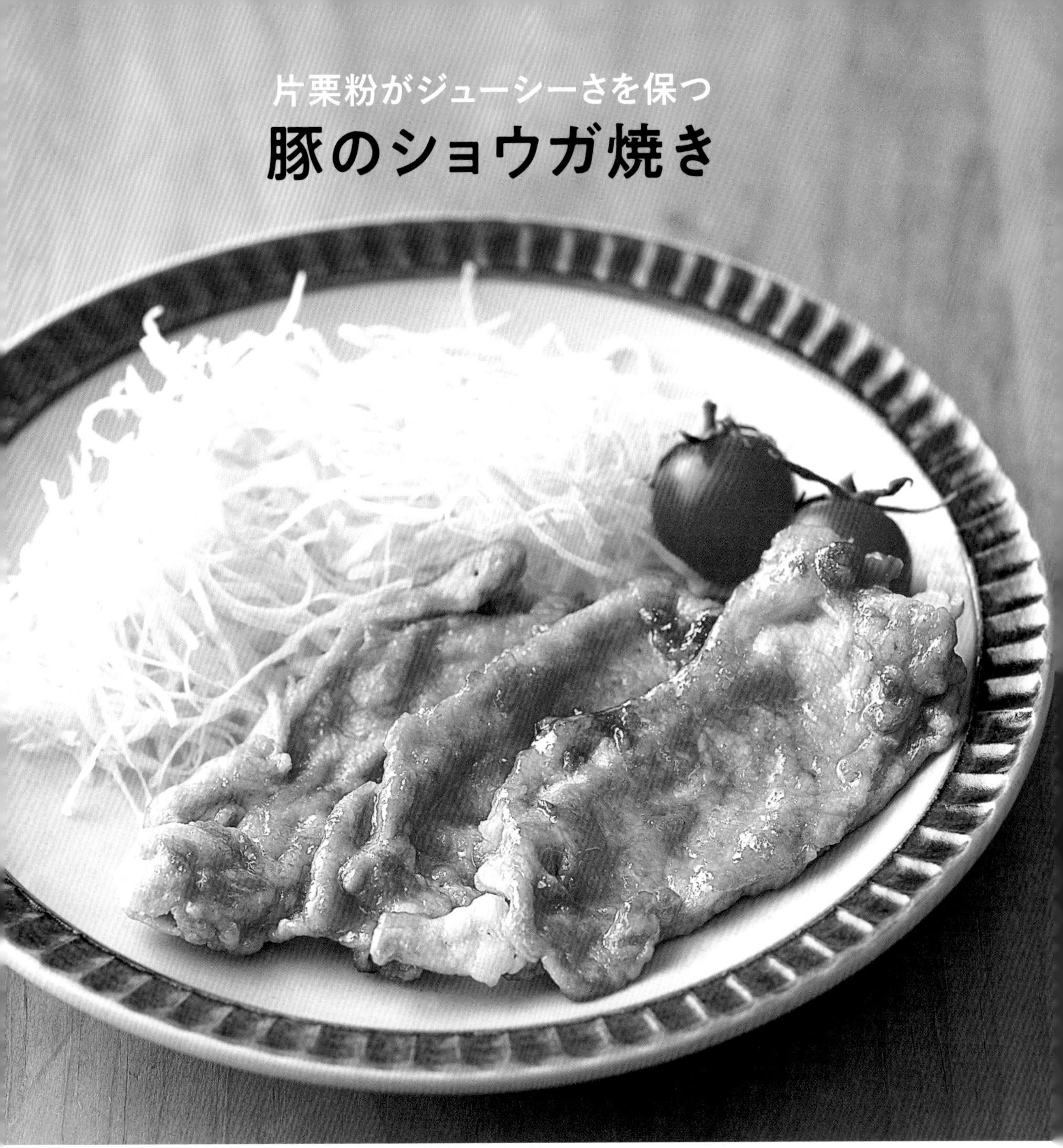

片栗粉がジューシーさを保つ

# 豚のショウガ焼き

材料（1人分）

豚ロース薄切り肉…70g

酒…大さじ½

片栗粉…大さじ½

サラダ油…小さじ1

Ⓐ ショウガ（しぼり汁）…小さじ½
しょうゆ…小さじ1
みりん…小さじ1
酒…小さじ1

●**つけ合わせ**

キャベツ（せん切り）…20g
ミニトマト…2個

作り方

1 豚肉に酒をふり、水気を拭いて片栗粉をまぶす。

2 フライパンにサラダ油を熱して、1を両面に焦げ目がつくまで中火で焼く。

3 よく混ぜたⒶを肉に回しかけとろりとするまで煮詰める。

4 3を器に盛り、つけ合わせの野菜を添える。

DATA

| | |
|---|---|
| タンパク質 12.9g | 炭水化物 12.1g |
| 脂質 16.9g | カリウム 372mg |
| リン 153mg | 食物繊維 1.0g |
| 食塩相当量 0.9g | エネルギー 271kcal |

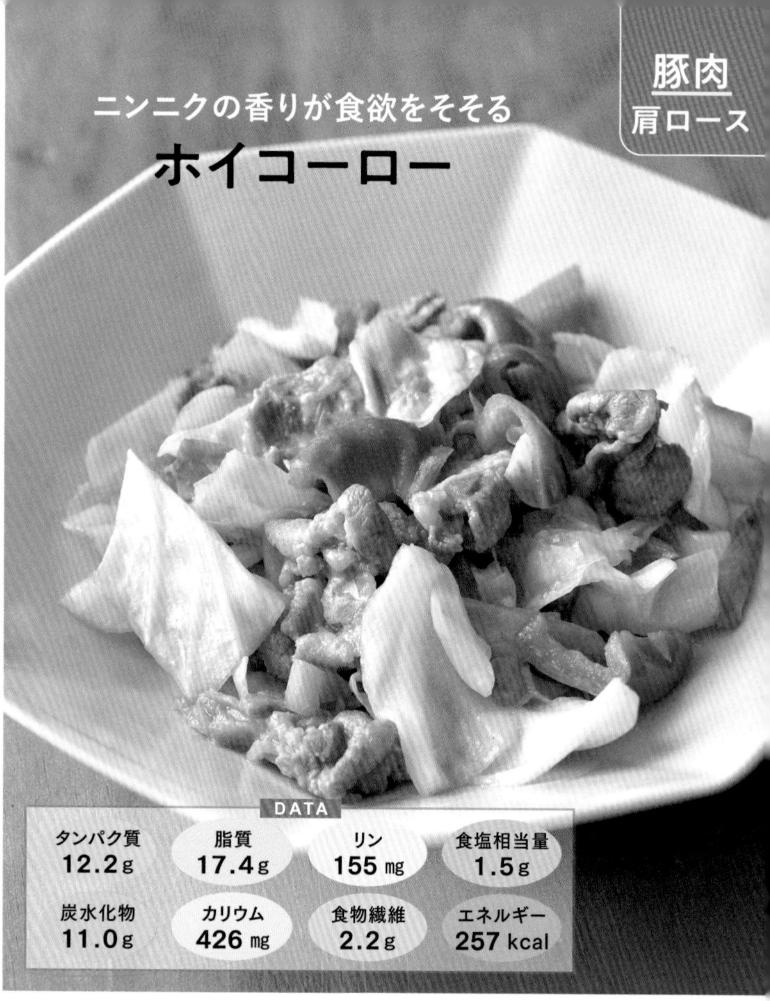

ニンニクの香りが食欲をそそる

## ホイコーロー

材料（1人分）

豚肩ロース薄切り肉…70g
キャベツ…60g
長ネギ…10g
ピーマン…15g
サラダ油…小さじ1
Ⓐ［みそ…大さじ½
　しょうゆ…小さじ⅓
　砂糖…小さじ1
　酒…小さじ1
　ニンニク（すりおろす）…小さじ⅕

作り方

1 豚肉は大きめの一口大、キャベツは一口大に切る。長ネギは斜め薄切り、ピーマンは乱切りにする。
2 フライパンにサラダ油を熱し、豚肉と長ネギを中火で炒めたら、Ⓐを混ぜ合わせてからめ、器に取る。
3 2のフライパンにキャベツとピーマンを入れて中火で炒める。
4 取り出した2をフライパンに戻し、全体をざっと混ぜ合わせる。

DATA

| タンパク質 | 脂質 | リン | 食塩相当量 |
|---|---|---|---|
| 12.2g | 17.4g | 155mg | 1.5g |
| 炭水化物 | カリウム | 食物繊維 | エネルギー |
| 11.0g | 426mg | 2.2g | 257kcal |

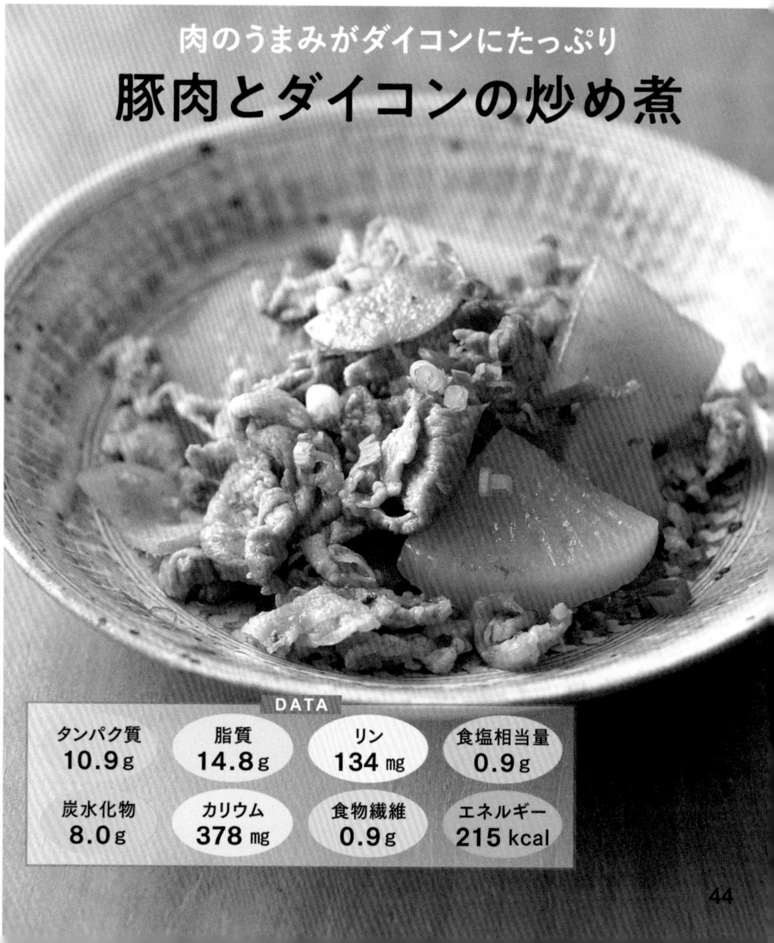

肉のうまみがダイコンにたっぷり

## 豚肉とダイコンの炒め煮

材料（1人分）

豚肩ロース薄切り肉…70g
ショウガ…5g
ダイコン…50g
青ネギ…5g
サラダ油…小さじ½
Ⓐ［砂糖…小さじ1
　しょうゆ…小さじ1
　酒…小さじ1
　水…½カップ

作り方

1 豚肉は一口大に切る。ダイコンは1㎝厚さに切ってからいちょう切り、ショウガは薄切り、青ネギは小口切りにする。
2 フライパンにサラダ油を熱して肉を炒め、色が変わったら器に取る。
3 2のフライパンにダイコンを入れて炒め、しんなりしたら、ショウガと混ぜ合わせたⒶを加え、中火で7～8分煮る。
4 取り出した2をフライパンに戻し、汁気が少し残るくらいまで煮詰めて青ネギをふる。

DATA

| タンパク質 | 脂質 | リン | 食塩相当量 |
|---|---|---|---|
| 10.9g | 14.8g | 134mg | 0.9g |
| 炭水化物 | カリウム | 食物繊維 | エネルギー |
| 8.0g | 378mg | 0.9g | 215kcal |

## さっぱりした酸味がおいしい

# 酢豚

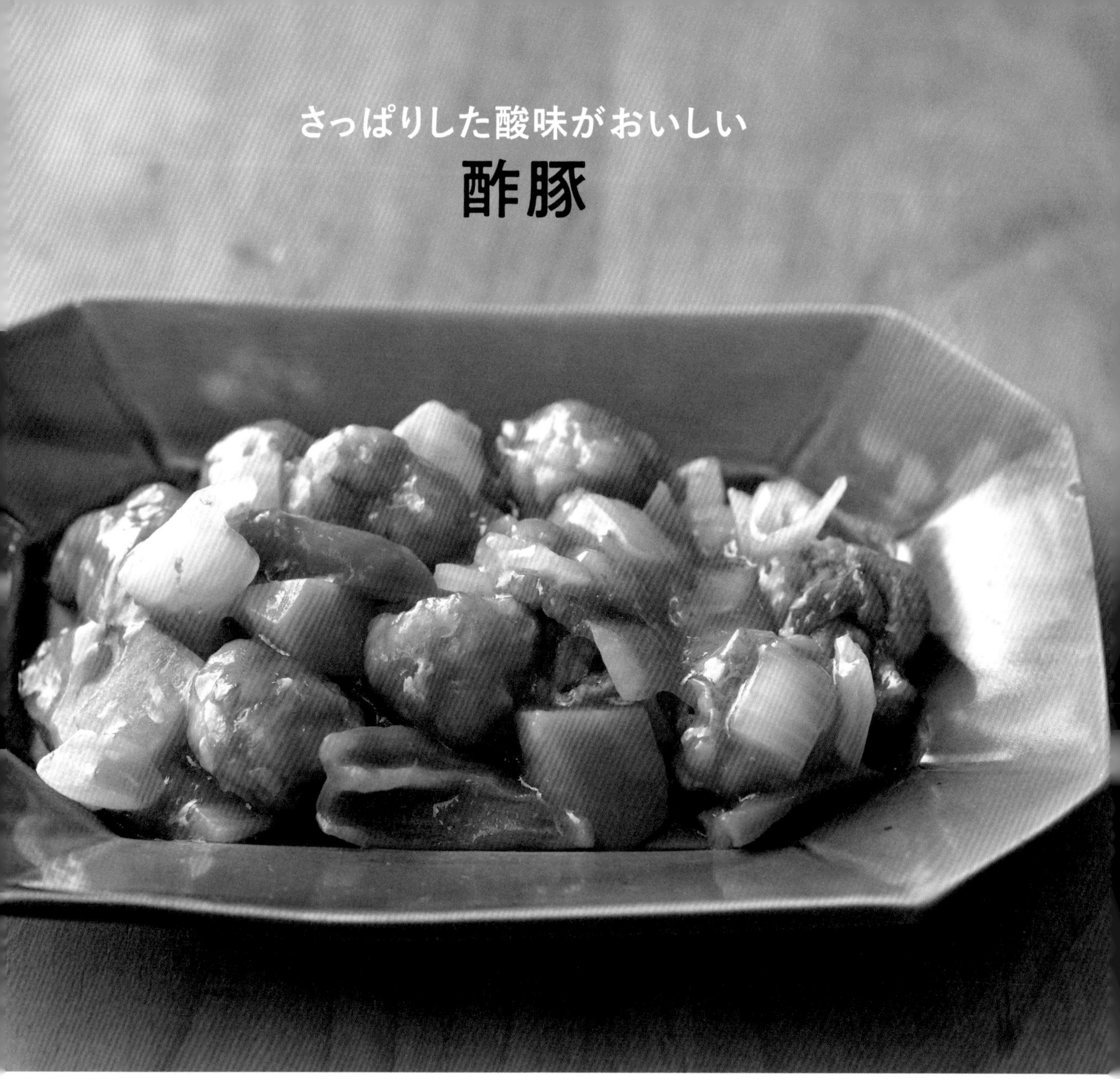

材料（1人分）

豚肩ロース薄切り肉…70ｇ
片栗粉…大さじ1
タマネギ…30ｇ
ニンジン…20ｇ
ピーマン…10ｇ
サラダ油…小さじ1
片栗粉…大さじ½
水…大さじ2
Ⓐ しょうゆ…小さじ⅕
　 酒…小さじ1
Ⓑ トマトケチャップ…小さじ1
　 酢…大さじ1
　 鶏ガラだしの素…0.5ｇ
　 しょうゆ…小さじ⅓
　 砂糖…小さじ½

作り方

1. 豚肉は半分に切り、混ぜ合わせたⒶをもみ込んで1枚ずつ丸め、片栗粉をまぶす。タマネギとピーマンは2～3㎝角、ニンジンは乱切りにする。
2. 鍋に湯をわかし、ニンジン、タマネギ、ピーマンの順に入れ2～3分ゆでて水気を切る。
3. フライパンにサラダ油を熱して豚肉の両面を中火で焼き、焼き色がついたら**2**を加える。
4. 片栗粉を水で溶き、Ⓑと混ぜ合わせて**3**に加える。とろみがついたら火を止める。

DATA

| | |
|---|---|
| タンパク質 11.0g | 炭水化物 21.3g |
| 脂質 16.8g | カリウム 366㎎ |
| リン 143㎎ | 食物繊維 1.2g |
| 食塩相当量 0.9g | エネルギー 290kcal |

ネギの香りが引き立つ

# ゆで豚

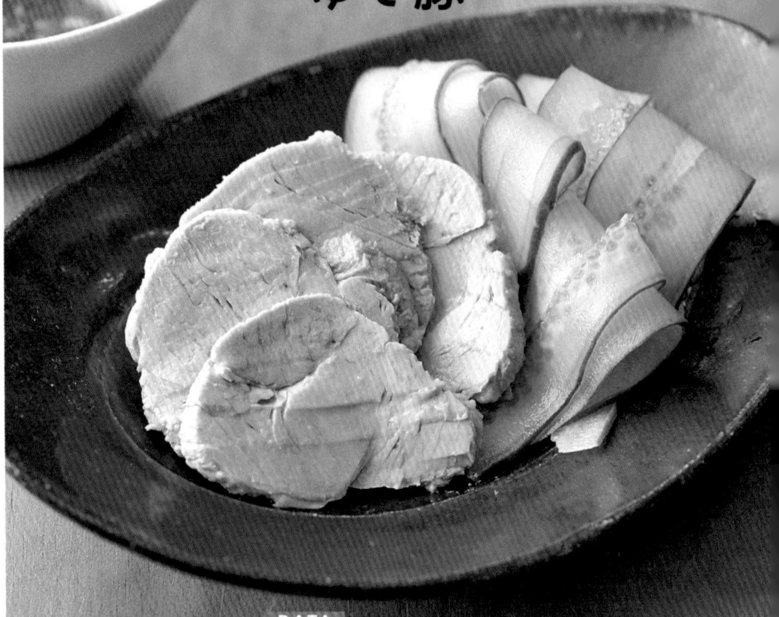

材料（5人分）

豚ももブロック肉…350ｇ

長ネギ（青い部分）…20ｇ

キュウリ…150ｇ

Ⓐ しょうゆ・砂糖・酢…各大さじ1
白すりごま…大さじ1
長ネギ（みじん切り）…10ｇ

作り方

1 豚肉はタコ糸でしばり、長ネギ（青い部分）とともに鍋に入れる。

2 肉がかぶるくらいに水（分量外）を入れて火にかけ、沸騰したら弱火で40分ゆでて火を止める。ふたをして20分おき、余熱で火を通す。※

3 **2**の肉を取り出し、薄くスライスする。

4 キュウリは横半分に切り、縦に薄くスライスする。

5 器に**3**と**4**を盛り、Ⓐをよく混ぜ合わせてかける。

※圧力鍋を使う場合は、蒸気が出たら弱火にして15分加熱し、冷めるまでおいておく。

DATA

| タンパク質 | 脂質 | リン | 食塩相当量 |
|---|---|---|---|
| 12.7ｇ | 7.7ｇ | 169 mg | 0.6ｇ |
| 炭水化物 | カリウム | 食物繊維 | エネルギー |
| 6.4ｇ | 336 mg | 0.7ｇ | 147 kcal |

※栄養計算は1人分

シイタケと大葉が香る

# 豚肉のはさみ揚げ

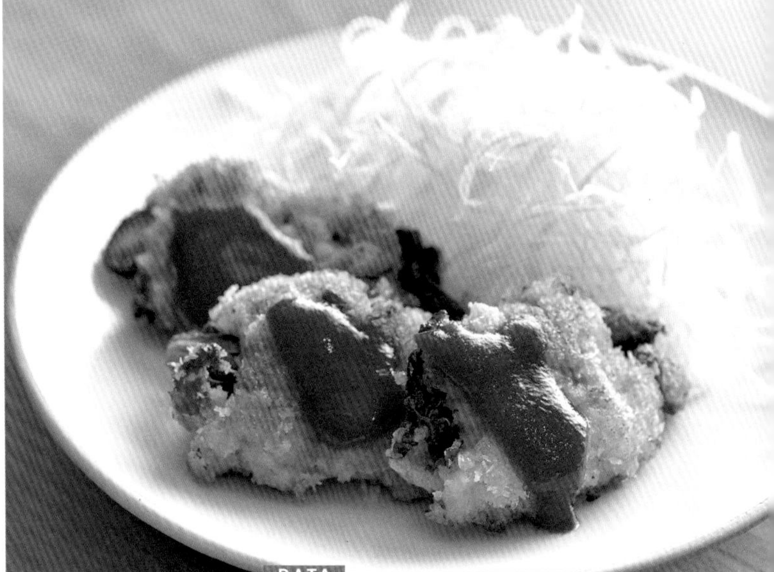

材料（1人分）

豚もも薄切り肉…70ｇ

大葉…5ｇ

シイタケ…10ｇ

こしょう…少々

小麦粉…大さじ½

卵…10ｇ

パン粉…大さじ2

サラダ油…適量

Ⓐ トマトケチャップ…大さじ½
中濃ソース…小さじ1

**●つけ合わせ**

キャベツ（せん切り）…30ｇ

作り方

1 豚肉を横に広げてこしょうをふる。

2 大葉とシイタケは肉の大きさと枚数に合わせて切り、**1**の左半分にのせる。

3 右半分の肉を折り合わせ、小麦粉、溶き卵、パン粉の順にまぶす。

4 フライパンにサラダ油（深さ1㎝）を入れ、中火で揚げ焼きにする。

5 混ぜ合わせたⒶをかけ、つけ合わせのキャベツを添える。

DATA

| タンパク質 | 脂質 | リン | 食塩相当量 |
|---|---|---|---|
| 14.6ｇ | 23.5ｇ | 190 mg | 0.7ｇ |
| 炭水化物 | カリウム | 食物繊維 | エネルギー |
| 14.8ｇ | 426 mg | 1.9ｇ | 334kcal |

卵の衣でボリュームアップ

# 豚肉のピカタ

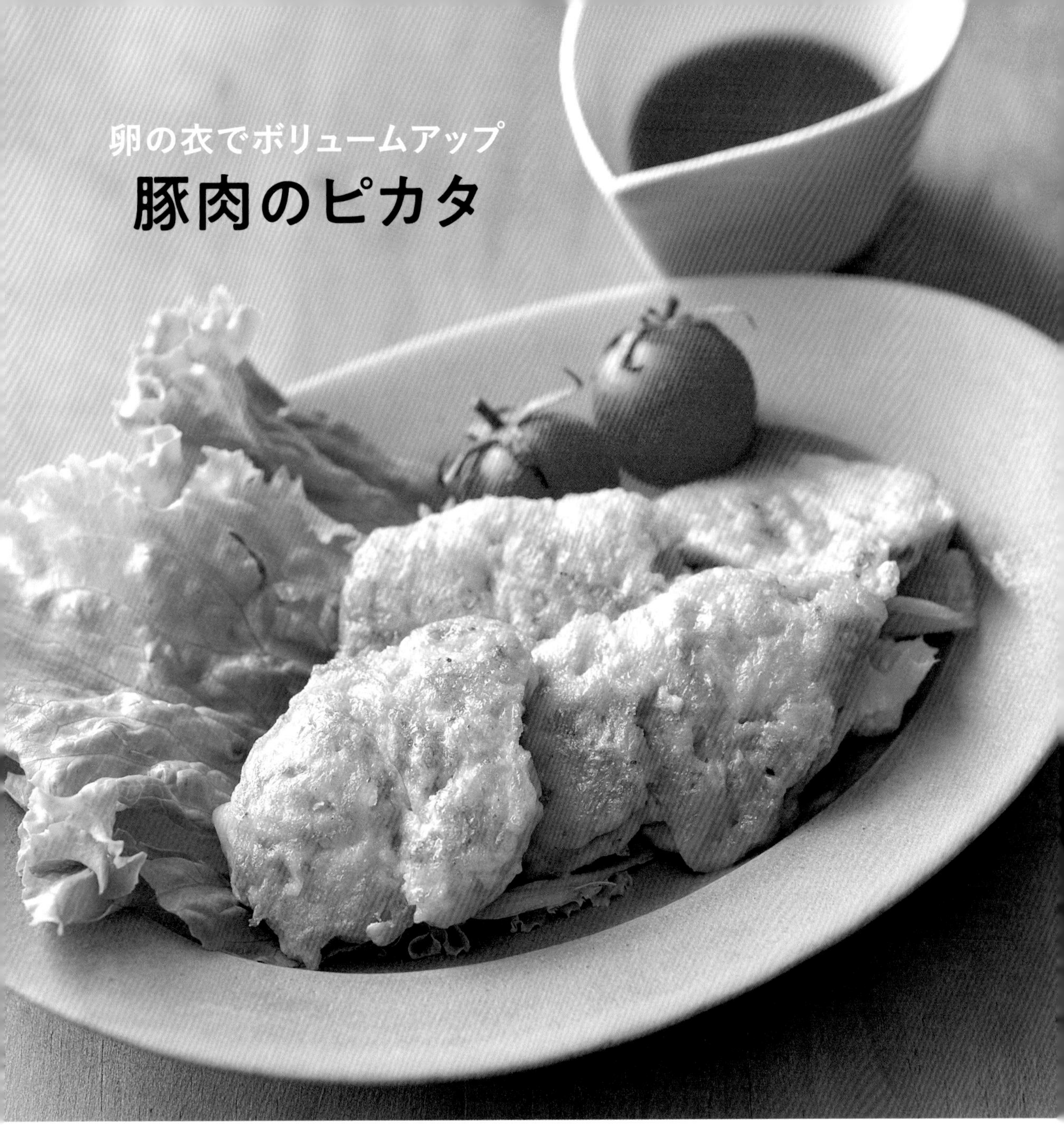

材料（1人分）

豚もも薄切り肉…60g
酒…大さじ½
こしょう…少々
小麦粉…大さじ1
卵…½個
サラダ油…小さじ2
Ⓐ［トマトケチャップ…大さじ1
　こしょう…少々
　水…大さじ1

**●つけ合わせ**

［サニーレタス…10g
　ミニトマト…20g

作り方

1 豚肉に酒とこしょうをふって、5〜6分おく。
2 1の水気を拭いて小麦粉をまぶし、余分な粉ははたいて落とす。
3 フライパンにサラダ油を熱し、2を溶き卵にくぐらせたら、焦げないように中火で両面を焼く。
4 3を器に盛り、混ぜ合わせたⒶ、つけ合わせの野菜を添える。

DATA

| | |
|---|---|
| タンパク質 14.1g | 炭水化物 15.8g |
| 脂質 16.0g | カリウム 411mg |
| リン 183mg | 食物繊維 1.0g |
| 食塩相当量 0.6g | エネルギー 272kcal |

レンジで簡単調理！

## ハクサイとひき肉のレンジ蒸し

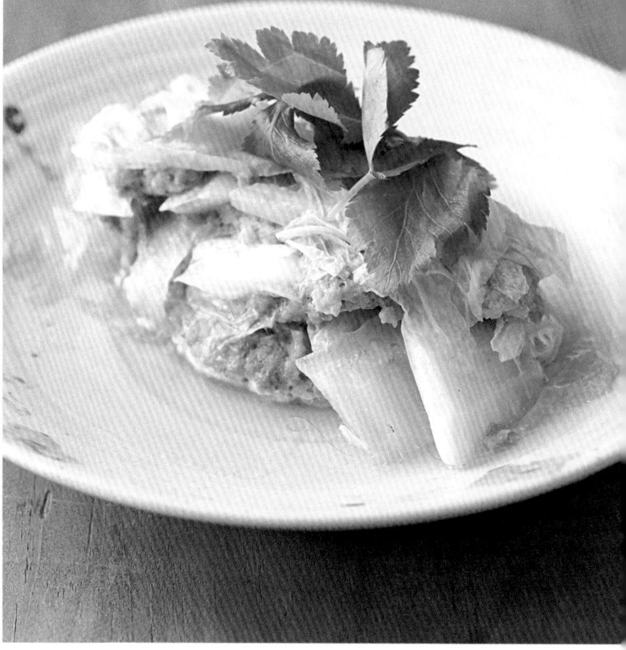

材料（1人分）

Ⓐ
- 豚ひき肉…70ｇ
- ショウガ（しぼり汁）…小さじ⅓
- 片栗粉…小さじ1
- 鶏ガラだしの素…0.5ｇ
- 水…大さじ3

ハクサイ…100ｇ

ミツバ…3ｇ

Ⓑ
- 塩…0.3ｇ
- 鶏ガラだしの素…1ｇ
- 水…大さじ2

作り方

1 ポリ袋にⒶを入れよく混ぜる。

2 ハクサイは縦半分に切り、3㎝長さのそぎ切りにする。ミツバはざく切りにする。

3 耐熱容器にハクサイ、Ⓐ、ハクサイ、Ⓐ、ハクサイの順に重ねてぎゅっと詰める。

4 **3**にラップをかけ、電子レンジ（600W）で1分半加熱する。Ⓑを混ぜ合わせて加え、さらに2分加熱する。

5 **4**を器に盛りミツバを散らす。

DATA

| タンパク質 | 脂質 | リン | 食塩相当量 |
|---|---|---|---|
| 11.8ｇ | 11.3ｇ | 120㎎ | 1.1ｇ |
| **炭水化物** | **カリウム** | **食物繊維** | **エネルギー** |
| 4.7ｇ | 451㎎ | 1.5ｇ | 171 kcal |

ひじきの歯ごたえがアクセント

## ひじき入り煮込みハンバーグ

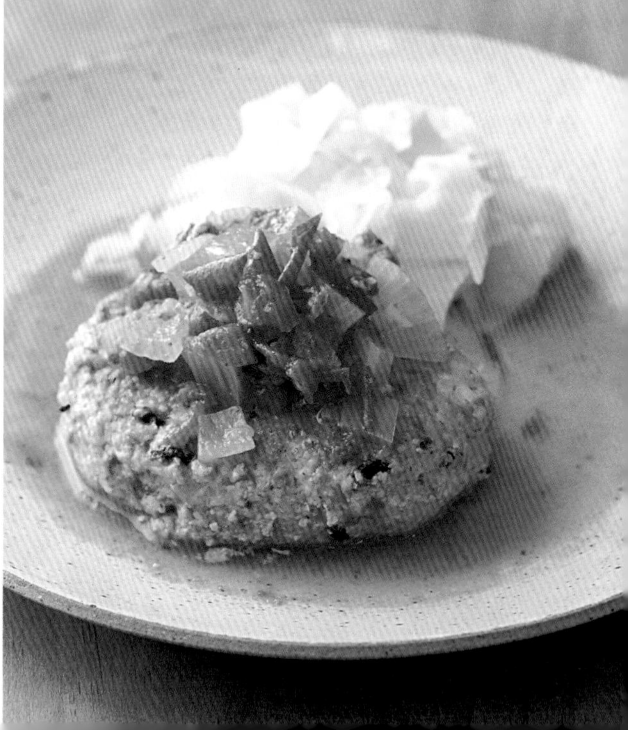

材料（1人分）

Ⓐ
- 豚ひき肉…40ｇ
- 木綿豆腐…50ｇ
- ひじき（乾）…1ｇ
- タマネギ…20ｇ
- 卵…10ｇ
- パン粉…大さじ1
- 塩…0.3ｇ

サラダ油…小さじ1

Ⓑ
- タマネギ…30ｇ
- トマト…80ｇ

Ⓒ
- 水…½カップ
- コンソメの素…1ｇ
- 塩…0.3ｇ
- こしょう…少々

●**つけ合わせ**

キャベツ（ゆでる）…30ｇ

作り方

1 Ⓐの豆腐はペーパータオルで包み水気をしぼる。ひじきは水でもどし、タマネギはみじん切りにする。Ⓑは、それぞれ1㎝角に切る。

2 ポリ袋にⒶの材料を全部入れてこね、円形にまとめたら軽く手でたたいて空気を抜く。

3 フライパンにサラダ油を熱し、**2**の両面を中火で焼いて器に取る。

4 フライパンにⒷのタマネギとⒸを加える。

5 ひと煮立ちしたら取り出した**3**を戻し、トマトを加えて全体がとろりとするまで煮る。

6 **5**を器に盛り、ゆでたキャベツを添える。

DATA

| タンパク質 | 脂質 | リン | 食塩相当量 |
|---|---|---|---|
| 12.3ｇ | 13.8ｇ | 158㎎ | 1.2ｇ |
| **炭水化物** | **カリウム** | **食物繊維** | **エネルギー** |
| 10.1ｇ | 558㎎ | 3.3ｇ | 221 kcal |

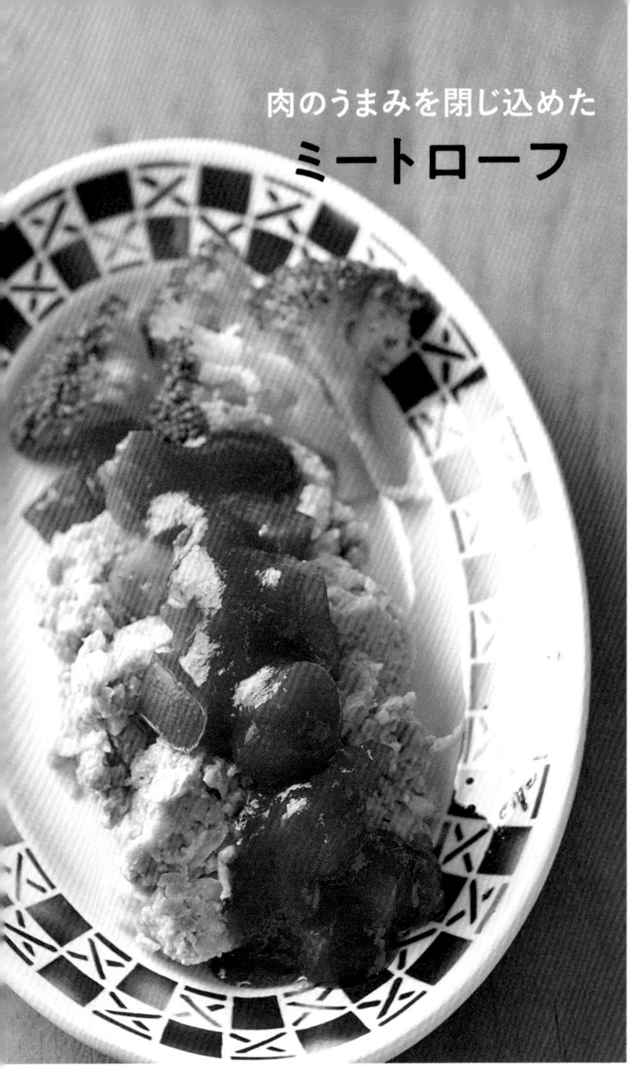

肉のうまみを閉じ込めた

# ミートローフ

材料（1人分）

Ⓐ［豚ひき肉…70ｇ
タマネギ…30ｇ
パン粉…大さじ½
牛乳…大さじ½
塩…0.3ｇ
こしょう…少々
サラダ油…小さじ1
Ⓑ［トマトケチャップ
…大さじ1
ウスターソース
…大さじ½

**●つけ合わせ**

［ブロッコリー（ゆでる）
…20ｇ
トマト（1㎝角に切る）
…50ｇ

作り方

1 タマネギはみじん切りにし、残りのⒶの材料とともにポリ袋に入れてよく混ぜる。
2 アルミホイルにサラダ油をぬり、**1**を四角い形に置いて包む。
3 **2**をオーブントースターに入れて15分加熱したら10分おき、余熱で火を通す。
4 **3**で出た肉汁大さじ**2**にⒷを混ぜる。
5 食べやすい大きさに切って器に盛って**4**をかけ、つけ合わせの野菜を添える。

**DATA**

| タンパク質 | 脂質 | リン | 食塩相当量 |
|---|---|---|---|
| 13.0g | 15.6g | 144㎎ | 1.6g |
| **炭水化物** | **カリウム** | **食物繊維** | **エネルギー** |
| 11.8g | 534㎎ | 2.3g | 246kcal |

## 豚肉の部位と重量による栄養素の変化

必要なタンパク質量に合わせて、部位や量を選びましょう！

| | | 50ｇ | 60ｇ | 70ｇ | 80ｇ |
|---|---|---|---|---|---|
| ロース | タンパク質 | 8.6g | 10.3g | 12.0g | 13.8g |
| | エネルギー | 124 kcal | 149 kcal | 174 kcal | 198 kcal |
| 肩ロース | タンパク質 | 7.4g | 8.8g | 10.3g | 11.8g |
| | エネルギー | 119 kcal | 142 kcal | 166 kcal | 190 kcal |
| もも肉 | タンパク質 | 8.5g | 10.1g | 11.8g | 13.5g |
| | エネルギー | 86 kcal | 103 kcal | 120 kcal | 137 kcal |
| ひき肉 | タンパク質 | 8.0g | 9.5g | 11.1g | 12.7g |
| | エネルギー | 105 kcal | 125 kcal | 146 kcal | 167 kcal |

おかかの香りが鶏肉にぴったり

## 和風からあげおかか風味

材料（1人分）

鶏もも肉（皮つき）…70ｇ

Ⓐ［しょうゆ…小さじ1
　 酒…小さじ1

片栗粉…大さじ½

削り節…2ｇ

サラダ油…適量

**●つけ合わせ**

［サニーレタス…10ｇ
　ミニトマト…20ｇ

作り方

1 鶏肉は、一口大のそぎ切りにする。

2 ポリ袋に**1**とⒶを入れ、もみ込んで5分おく。

3 肉を取り出して片栗粉をまぶし、その上から削り節を握るようにつける。

4 フライパンにサラダ油（深さ2㎝）を入れ**3**を中火で揚げる。器に盛り、つけ合わせの野菜を添える。

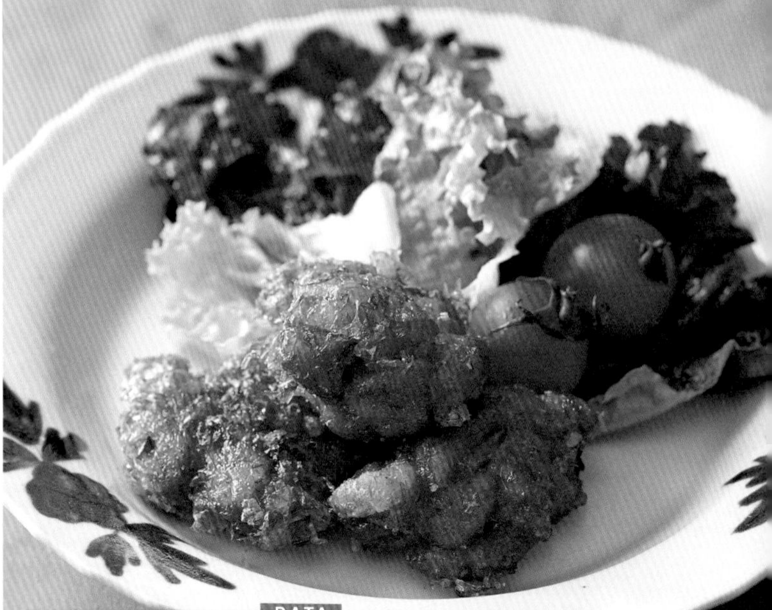

DATA

| タンパク質 | 脂質 | リン | 食塩相当量 |
|---|---|---|---|
| 13.8g | 15.4g | 154mg | 1.0g |
| **炭水化物** | **カリウム** | **食物繊維** | **エネルギー** |
| 6.1g | 351mg | 0.5g | 225kcal |

セロリの風味が辛みに合う

## 鶏肉とセロリのチリソース煮

材料（1人分）

鶏もも肉（皮つき）…70ｇ

酒…小さじ1

片栗粉…大さじ½

セロリ…30ｇ

セロリの葉…少々

Ⓐ［トマトケチャップ…大さじ1
　 酢…大さじ1
　 鶏ガラだしの素…0.5ｇ
　 ニンニク（すりおろす）…小さじ⅕
　 水…大さじ4
　 赤唐辛子（種は除く）…½本

作り方

1 鶏肉を食べやすい大きさにそぎ切りにし、酒をふって5分おいた後、水気を拭き片栗粉をまぶす。

2 セロリは斜め薄切りに、セロリの葉はざく切りにする。

3 鍋に**2**のセロリと、混ぜ合わせたⒶを入れて火をつける。煮立ったら中火にして**1**を入れる。

4 肉に火が通ったら器に盛り、**2**のセロリの葉を散らす。

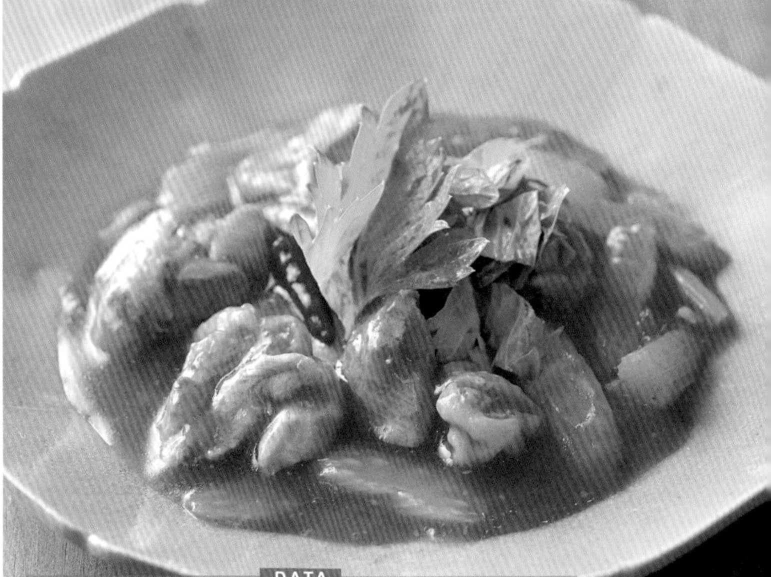

DATA

| タンパク質 | 脂質 | リン | 食塩相当量 |
|---|---|---|---|
| 12.3g | 9.5g | 143mg | 0.9g |
| **炭水化物** | **カリウム** | **食物繊維** | **エネルギー** |
| 9.3g | 398mg | 0.9g | 182kcal |

しょうゆの香りがおいしい

# 鶏肉の照り焼き

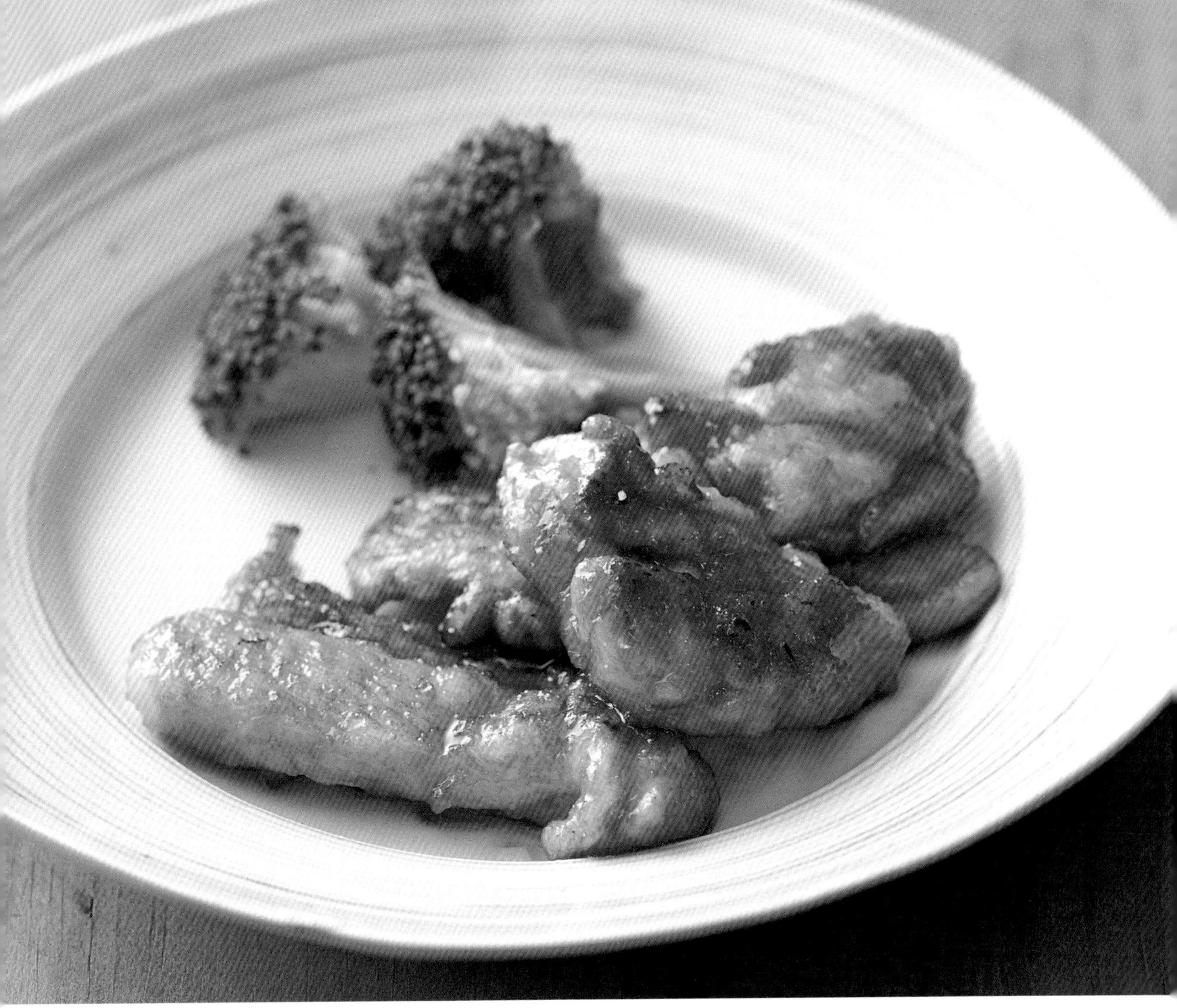

材料（1人分）

鶏もも肉（皮つき）…70ｇ

片栗粉…大さじ½

酒…大さじ½

サラダ油…小さじ1

Ⓐ しょうゆ…小さじ1
　みりん…小さじ½
　酢…小さじ⅓

**●つけ合わせ**

ブロッコリー（ゆでる）…20ｇ

作り方

1 鶏肉は食べやすい大きさにそぎ切りにして片栗粉をまぶす。

2 フライパンにサラダ油を入れ、**1**の皮を下にして並べ火をつける。

3 フライパンが温まったら中火にして酒を加え、ふたをして3分蒸し焼きにする。ふたを取って肉を返し、火が通るまでさらに2分ほど焼く。

4 Ⓐを混ぜ合わせて**3**に回しかけ、強火にして全体にからませたら火を止める。器に盛り、つけ合わせの野菜を添える。

DATA

| | |
|---|---|
| タンパク質 13.1ｇ | 炭水化物 6.6ｇ |
| 脂質 13.4ｇ | カリウム 321 mg |
| リン 153 mg | 食物繊維 1.0ｇ |
| 食塩相当量 1.0ｇ | エネルギー 212 kcal |

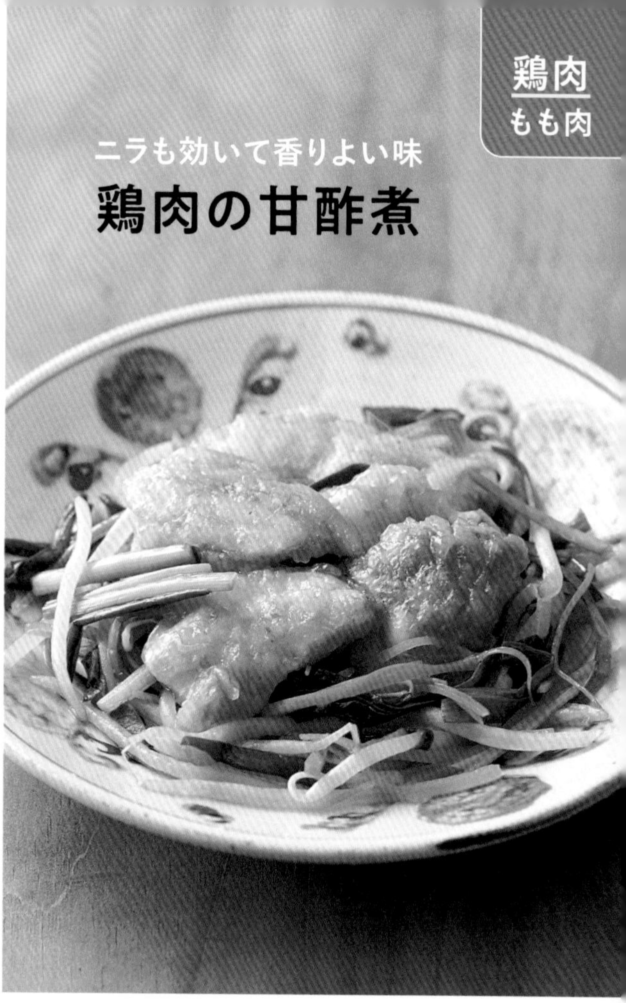

ニラも効いて香りよい味

# 鶏肉の甘酢煮

材料（1人分）

鶏もも肉（皮つき）
…70ｇ
酒…小さじ1
片栗粉…大さじ1
サラダ油…小さじ1
ニンジン…20ｇ
モヤシ…30ｇ
ニラ…10ｇ
Ⓐ しょうゆ…小さじ1
砂糖…小さじ½
酢…小さじ1
水…¼カップ

作り方

1 鶏肉を食べやすい大きさにそぎ切りにし、酒をふって5分おいた後、水気を拭いて片栗粉をまぶす。
2 フライパンにサラダ油を入れ、**1**の皮を下にして並べ火をつける。
3 フライパンが温まったら中火にし、ふたをして3分焼いたら、返して2分、肉に火が通るまで焼いて器に取る。
4 ニンジンはせん切り、ニラは3㎝長さに切る。
5 フライパンの油を拭いて混ぜ合わせたⒶを入れ、煮立ったらモヤシと**3**と**4**を加えて加熱する。

DATA

| | | | |
|---|---|---|---|
| タンパク質 13.0g | 脂質 13.4g | リン 151㎎ | 食塩相当量 1.0g |
| 炭水化物 12.0g | カリウム 355㎎ | 食物繊維 1.2g | エネルギー 230kcal |

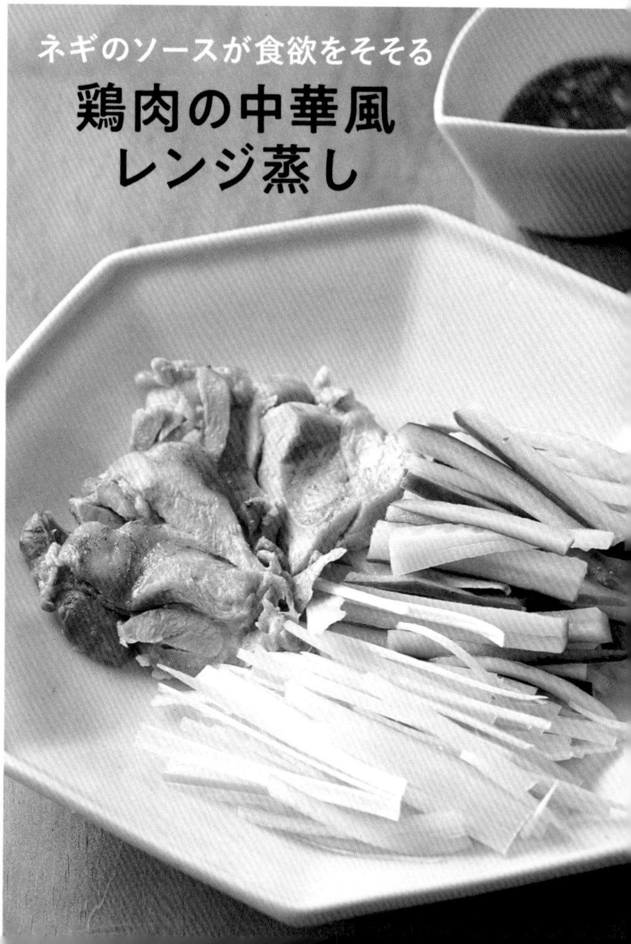

ネギのソースが食欲をそそる

# 鶏肉の中華風レンジ蒸し

材料（4人分）

鶏もも肉（皮つき）
…280ｇ
塩…1ｇ
こしょう…少々
酒…大さじ4
Ⓐ しょうゆ…大さじ1
砂糖…大さじ1
酢…大さじ1
白すりごま…大さじ½
白練りごま…小さじ1
長ネギ（みじん切り）
…10ｇ
長ネギ…50ｇ
キュウリ…200ｇ

作り方

1 鶏肉に塩とこしょうをもみ込んで5分おき、水気を拭く。
2 耐熱容器に**1**を入れて酒をふり、ふんわりとラップをかけ電子レンジ(600W)で7～8分加熱する。
3 ラップをかけたままおいておき、冷めたら肉を取り出し薄いそぎ切りにする。
4 キュウリは太めのせん切り、長ネギは縦にせん切りにして器に盛る。その上に**3**をのせ、Ⓐをよく混ぜてかける。

DATA

| | | | |
|---|---|---|---|
| タンパク質 13.0g | 脂質 10.9g | リン 159㎎ | 食塩相当量 0.4g |
| 炭水化物 3.2g | カリウム 348㎎ | 食物繊維 1.2g | エネルギー 179kcal |

※栄養計算は1人分

鶏肉
手羽元

野菜のやさしい味が楽しめる

# 手羽元のポトフ

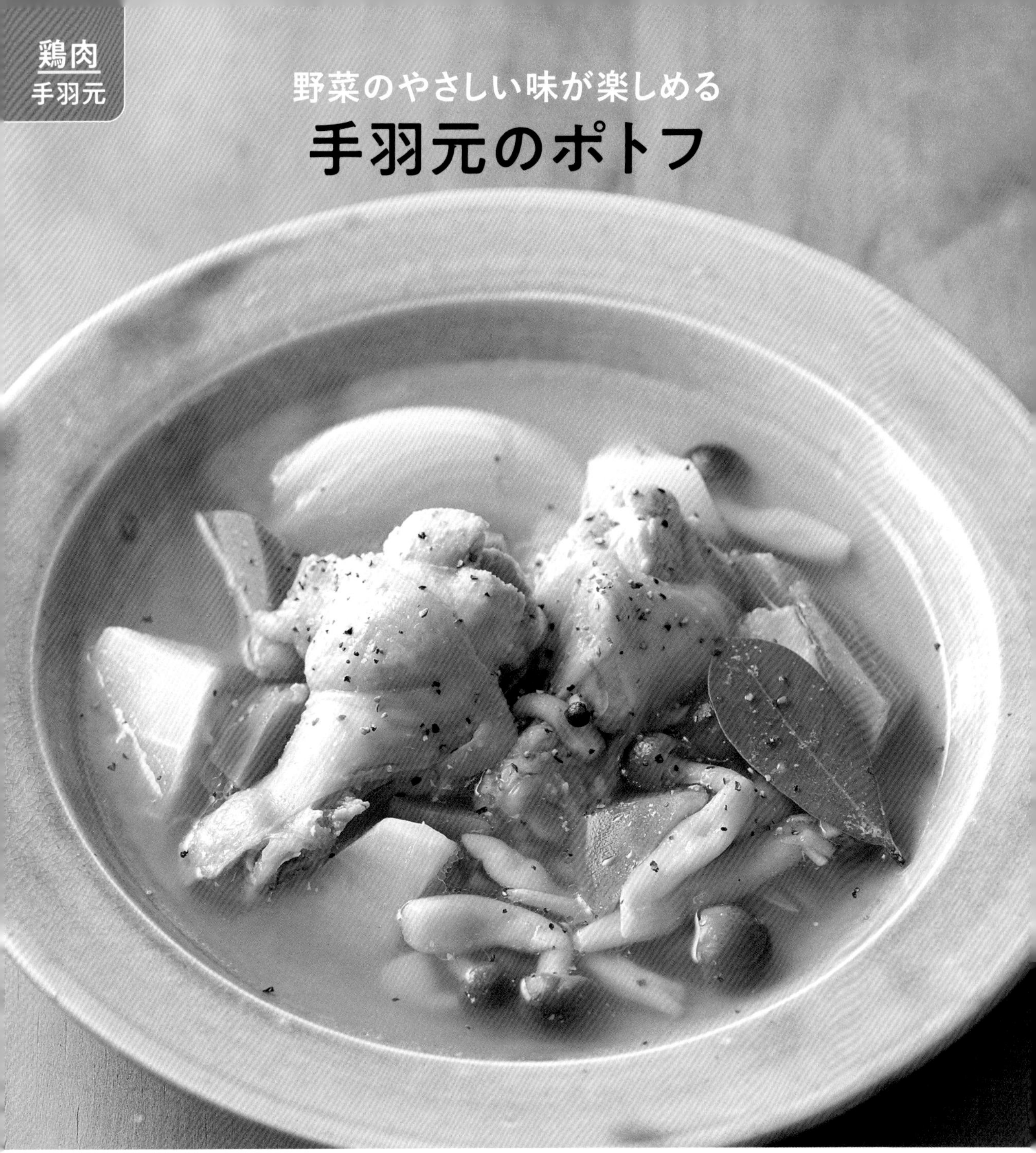

材料（1人分）
鶏手羽元…130ｇ
ダイコン…30ｇ
ニンジン…50ｇ
タマネギ…50ｇ
シメジ…20ｇ
ローリエ…1枚
水…1カップ
塩…0.3ｇ
黒こしょう（粗びき）…少々

作り方
1 ダイコンとニンジンは大きめの乱切り、タマネギは芯を取らずにくし形に切る。シメジは石づきを取って小房に分ける。
2 鍋に**1**、鶏肉、水、ローリエを入れて煮立たせる。アクが出たらすくいながら中火で15～20分煮る。
3 鶏肉に火が通ったら塩で味をととのえ、器に盛って黒こしょうをふる。
＊ローリエを昆布に替えると和風ポトフに！

DATA

| | |
|---|---|
| タンパク質 12.8ｇ | 炭水化物 7.7ｇ |
| 脂質 8.6ｇ | カリウム 516㎎ |
| リン 157㎎ | 食物繊維 2.9ｇ |
| 食塩相当量 0.5ｇ | エネルギー 164kcal |

チーズの塩味が鶏肉とマッチ

# 鶏肉のホイル蒸し

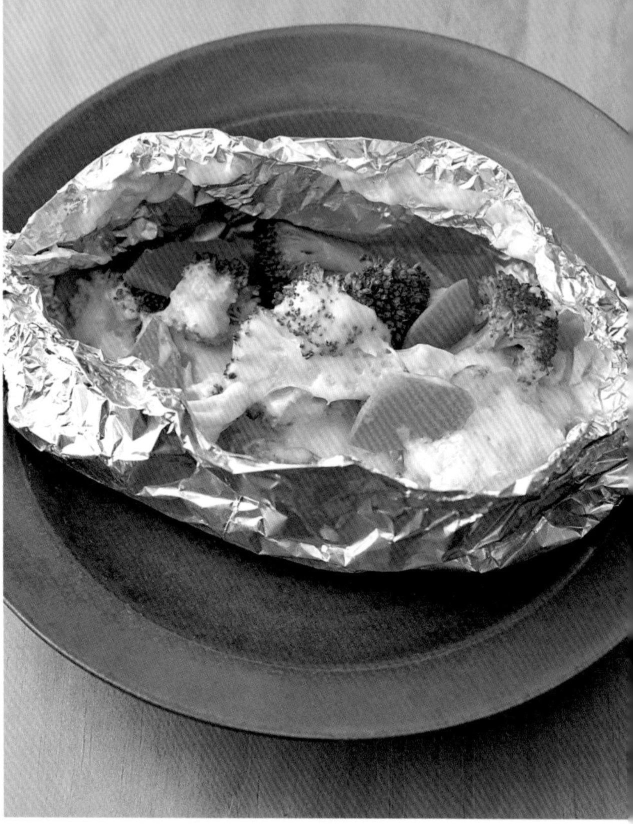

材料（1人分）

鶏むね肉（皮つき）
…60ｇ
塩…0.3ｇ
こしょう…少々
スライスチーズ…20ｇ
キャベツ…20ｇ
ブロッコリー30ｇ
ニンジン…10ｇ

作り方

1 一口大に切った鶏肉に塩、こしょうをふり、5分おいて水気を拭き取る。
2 キャベツは3㎝幅のざく切り、ニンジンは薄い輪切りにし、ブロッコリーは小房に分ける。
3 アルミホイルにキャベツを置き、その上に**1**、ニンジン、ブロッコリー、チーズの順に重ねてホイルで包み、口をしっかり閉じる。
4 フライパンに水（3～4㎝深さ）を入れ、**3**をおいてふたをし、中火で約10分、肉に火が通るまで蒸し焼きにする。

DATA

| | | | |
|---|---|---|---|
| タンパク質 16.1g | 脂質 8.4g | リン 307㎎ | 食塩相当量 0.9g |
| 炭水化物 4.2g | カリウム 423㎎ | 食物繊維 2.1g | エネルギー 161kcal |

衣から出る脂がジューシー

# 鶏肉の竜田揚げ

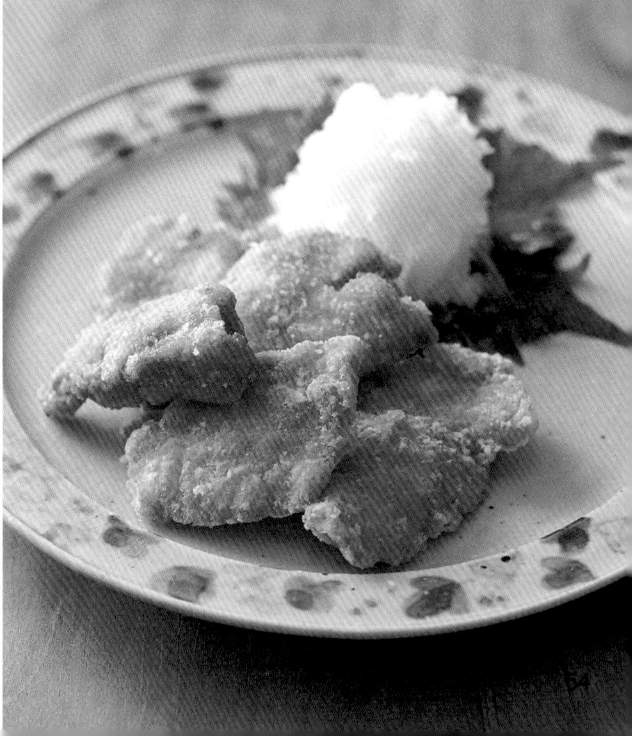

材料（1人分）

鶏むね肉（皮つき）
…70ｇ
Ⓐ しょうゆ…小さじ1
ショウガ（しぼり汁）
…小さじ⅕
酒…小さじ1
片栗粉…大さじ½
サラダ油…適量
ダイコン…30ｇ
大葉…2枚

作り方

1 混ぜ合わせたⒶを鶏肉にかけて5分おき、水気を拭いて片栗粉をまぶす。
2 フライパンにサラダ油（深さ1㎝）を熱し、中火で**1**を揚げ焼きにする。
3 ダイコンをすりおろし、大葉と添える。

DATA

| | | | |
|---|---|---|---|
| タンパク質 12.6g | 脂質 9.7g | リン 158㎎ | 食塩相当量 1.1g |
| 炭水化物 7.9g | カリウム 345㎎ | 食物繊維 0.5g | エネルギー 176kcal |

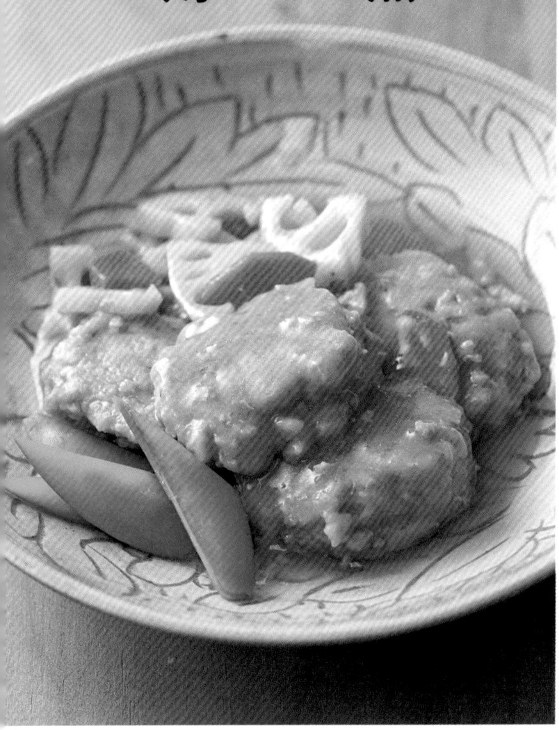

レンコンの歯ごたえが決め手

# 鶏つくね煮

材料（1人分）

Ⓐ
- 鶏ひき肉…60g
- 卵…10g
- レンコン（みじん切り）…30g
- 片栗粉…小さじ2
- 水…小さじ2
- 鶏ガラだしの素…0.5g

ごま油…小さじ1
ニンジン…10g
レンコン…20g
スナップエンドウ…10g

Ⓑ
- しょうゆ…小さじ½
- 鶏ガラだしの素…1.0g
- みりん…小さじ1
- 酒…小さじ2
- 水…150mL

片栗粉…小さじ½
水…小さじ½

作り方

**1** ポリ袋にⒶを入れてよく混ぜる。
**2** フライパンにごま油を熱し、**1**を4等分にする。それぞれ小判形になるようにへらで軽く押し、両面を中火で焼いて器に取る。
**3** レンコンは1cm厚さ、ニンジンは5mm厚さで、それぞれいちょう切りにする。スナップエンドウはさっとゆで、斜め半分に切る。
**4** フライパンにⒷとレンコン、ニンジンを加え、ひと煮立ちしたら、**2**を戻してふたをし、野菜がやわらかくなるまで弱火で8分ほど煮る。
**5** **4**にスナップエンドウを加え、汁気が半分くらいになったら、水で溶いた片栗粉を入れてとろみをつける。

DATA

| | | | |
|---|---|---|---|
| タンパク質 11.0g | 脂質 11.5g | リン 138mg | 食塩相当量 1.3g |
| 炭水化物 20.4g | カリウム 455mg | 食物繊維 1.5g | エネルギー 246kcal |

## 鶏肉の部位と重量による栄養素の変化

必要なタンパク質量に合わせて、部位や量を選びましょう！

| | | 50g | 60g | 70g | 80g |
|---|---|---|---|---|---|
| もも肉皮つき | タンパク質 | 8.5g | 10.2g | 11.9g | 13.6g |
| | エネルギー | 95kcal | 114kcal | 133kcal | 152kcal |
| もも肉皮なし | タンパク質 | 8.2g | 9.8g | 11.4g | 13.0g |
| | エネルギー | 57kcal | 68kcal | 79kcal | 90kcal |
| むね肉皮つき | タンパク質 | 8.7g | 10.4g | 12.1g | 13.8g |
| | エネルギー | 67kcal | 80kcal | 93kcal | 106kcal |
| むね肉皮なし | タンパク質 | 9.6g | 11.5g | 13.4g | 15.4g |
| | エネルギー | 53kcal | 63kcal | 74kcal | 84kcal |
| ひき肉 | タンパク質 | 7.3g | 8.8g | 10.2g | 11.7g |
| | エネルギー | 86kcal | 103kcal | 120kcal | 137kcal |

ピーマンの苦みが牛肉に合う

# 牛肉とピーマンの炒め物

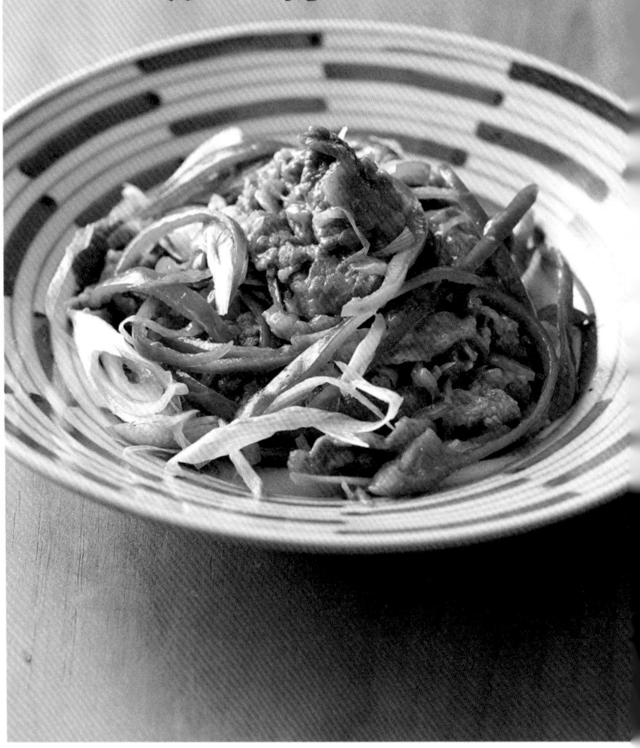

材料（1人分）

牛肩ロース薄切り肉
…70ｇ
ピーマン…40ｇ
長ネギ…20ｇ
Ⓐ［酒…小さじ1
　しょうゆ…小さじ¼
　片栗粉…小さじ1
サラダ油…小さじ½
Ⓑ［しょうゆ…小さじ½
　鶏ガラだしの素
　…1ｇ
　みりん…小さじ½
　こしょう…少々
　ニンニク(みじん切り)
　…小さじ⅕
ごま油…小さじ½
酢…小さじ⅓

作り方

1 牛肉は一口大に切る。長ネギは斜め薄切り、ピーマンは縦に細切りにする。
2 ポリ袋に牛肉とⒶを入れ、もみ込む。
3 フライパンにサラダ油を熱し、長ネギを軽く炒めたら**2**を入れ、肉の色が変わるまで炒めて取り出す。
4 フライパンにピーマンを入れて中火で1～2分炒めたら**3**を戻す。混ぜ合わせたⒷを加えて強火で炒め、味をからめる。
5 火を止めて、ごま油と酢を回しかける。

DATA

| タンパク質 | 脂質 | リン | 食塩相当量 |
|---|---|---|---|
| 9.1ｇ | 28.5ｇ | 109 mg | 1.2ｇ |
| 炭水化物 | カリウム | 食物繊維 | エネルギー |
| 10.6ｇ | 289 mg | 1.5ｇ | 345 kcal |

野菜の食感を牛肉が包み込む

# 牛肉の野菜巻き わさびソース

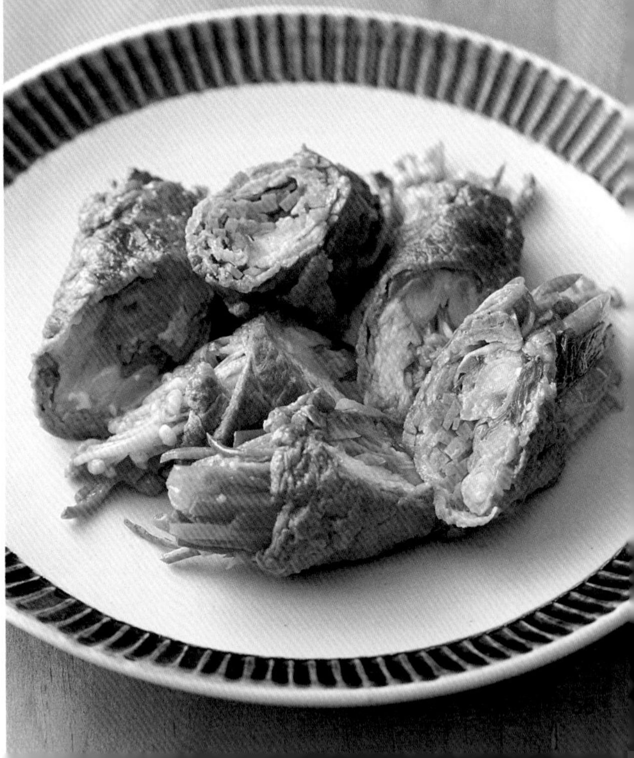

材料（1人分）

牛肩ロース薄切り肉
…70ｇ
エノキダケ…30ｇ
青ネギ…30ｇ
ニンジン…30ｇ
サラダ油…小さじ1
Ⓐ［練りわさび…0.5ｇ
　しょうゆ…小さじ1
　みりん…小さじ1

作り方

1 エノキダケは根元を切り落とし半分の長さに切り、ほぐす。青ネギは4cm長さに切り、ニンジンはせん切りにしてさっとゆでる。
2 **1**を広げた牛肉の端に置き、肉でくるくると巻いていく。
3 フライパンにサラダ油を熱し、**2**の巻き終わりを下にして並べる。
4 ときどき、表と裏を返しながら、中火で焼き色がつくまで焼く。
5 混ぜ合わせたⒶをフライパンに入れて火を強め、肉にからめる。

DATA

| タンパク質 | 脂質 | リン | 食塩相当量 |
|---|---|---|---|
| 9.7ｇ | 28.5ｇ | 147 mg | 1.0ｇ |
| 炭水化物 | カリウム | 食物繊維 | エネルギー |
| 11.0ｇ | 433 mg | 2.9ｇ | 350 kcal |

オイスターソースのうまみがたっぷり

# 牛肉とブロッコリーの オイスターソース炒め

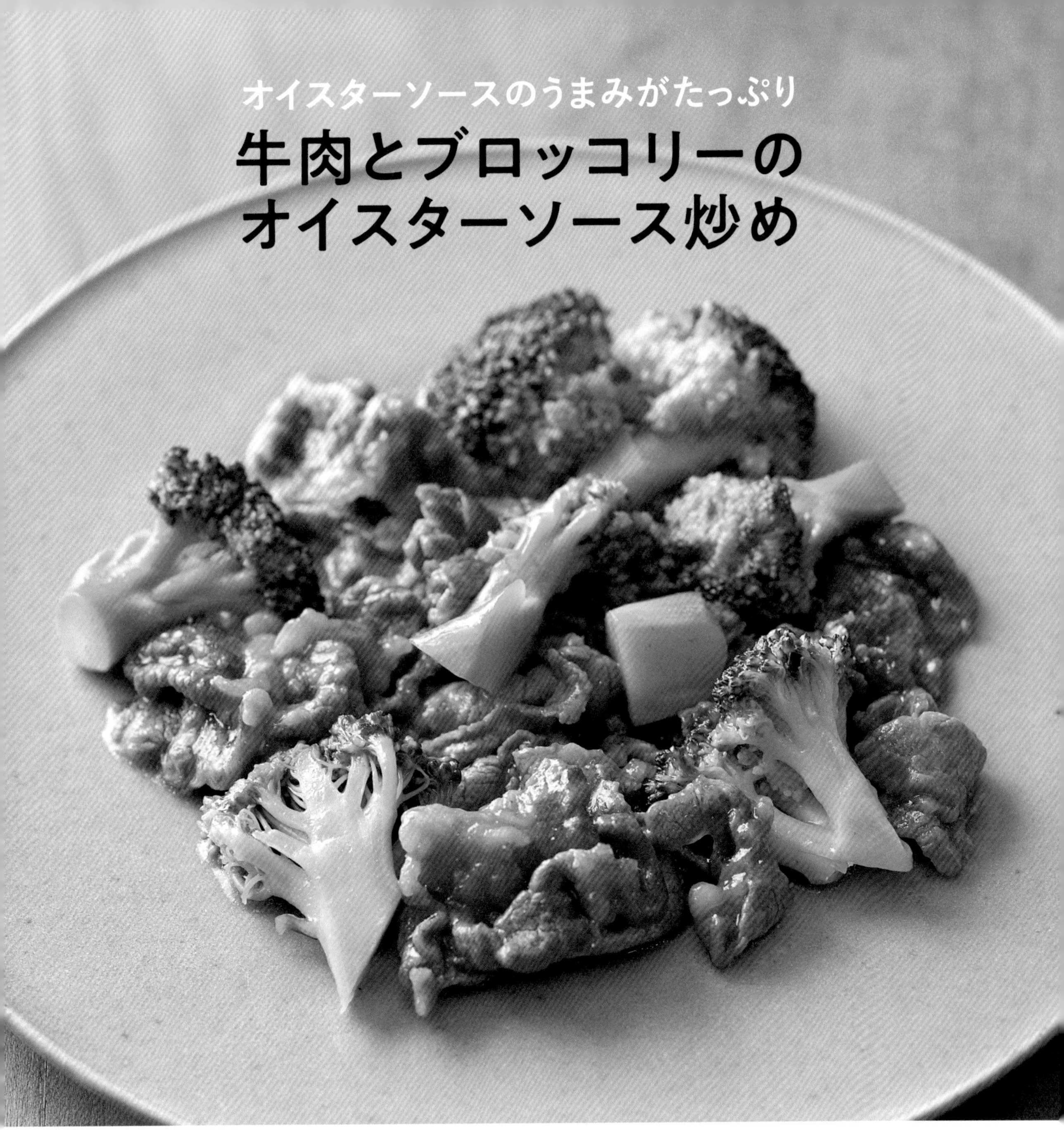

材料（1人分）

牛肩ロース薄切り肉…70ｇ

Ⓐ［ 酒…小さじ1
　しょうゆ…小さじ¼
　片栗粉…小さじ1

サラダ油…小さじ½

ブロッコリー…50ｇ

Ⓑ［ オイスターソース…小さじ1
　しょうゆ…小さじ½
　砂糖…小さじ½
　こしょう…少々
　水…大さじ2

ごま油…小さじ½

作り方

1 牛肉は一口大に切ってポリ袋に入れ、Ⓐを加えてもみ込む。

2 フライパンにサラダ油を熱し、**1**を入れて中火で炒める。

3 肉の色が変わったら小房に分けたブロッコリーを入れ、ひと混ぜする。さらに混ぜ合わせたⒷを加え、強火で炒めて味をからめる。

4 火を止めて、ごま油を回しかける。

DATA

| | |
|---|---|
| タンパク質 10.8g | 炭水化物 10.3g |
| 脂質 28.6g | カリウム 413mg |
| リン 155mg | 食物繊維 2.6g |
| 食塩相当量 1.4g | エネルギー 351kcal |

甘じょっぱいタレが食欲をそそる

# 牛肉と豆腐のすき焼き風

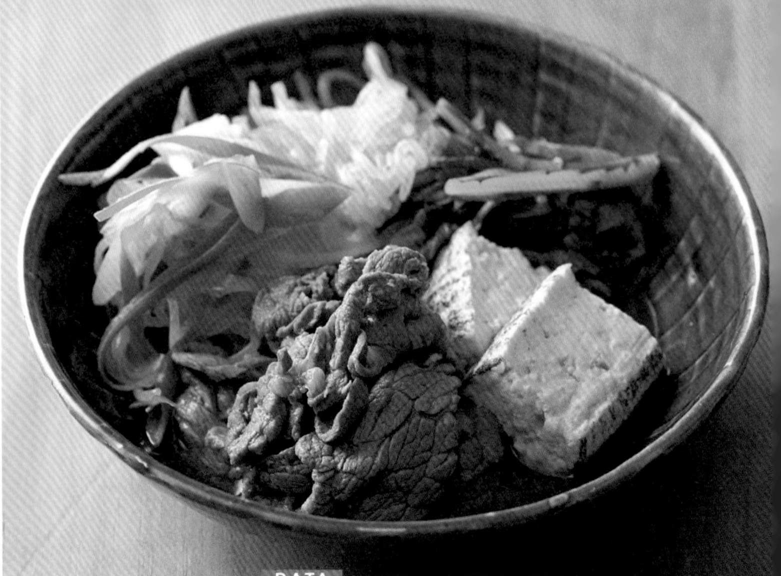

材料（1人分）
牛肩ロース薄切り肉…50ｇ
焼き豆腐…40ｇ
長ネギ…50ｇ
しらたき…40ｇ
シュンギク…20ｇ
サラダ油…小さじ⅓
Ⓐ［酒…小さじ2
しょうゆ…小さじ1
砂糖…小さじ1
みりん…小さじ½
水…大さじ4

作り方

1 牛肉は一口大に切る。焼き豆腐は1cm厚さの角切り、長ネギは1cm幅の斜め切り、シュンギクは4～5cm長さ、しらたきは食べやすい長さに切る。
2 鍋にサラダ油を熱し、牛肉を入れて色が変わるまで炒める。
3 Ⓐを混ぜ合わせて2に入れて炒め、味がからんだら肉を取り出す。
4 鍋に水を入れ、焼き豆腐、長ネギ、しらたきを中火で煮る。
5 シュンギクと3を鍋に入れ、温まったら火を止める。

DATA

| タンパク質 | 脂質 | リン | 食塩相当量 |
|---|---|---|---|
| 10.4g | 20.9g | 141 mg | 1.0g |
| 炭水化物 | カリウム | 食物繊維 | エネルギー |
| 11.4g | 362 mg | 3.3g | 293 kcal |

コクのあるごまみそダレがおいしい

# 牛肉の焼きしゃぶごまみそダレ

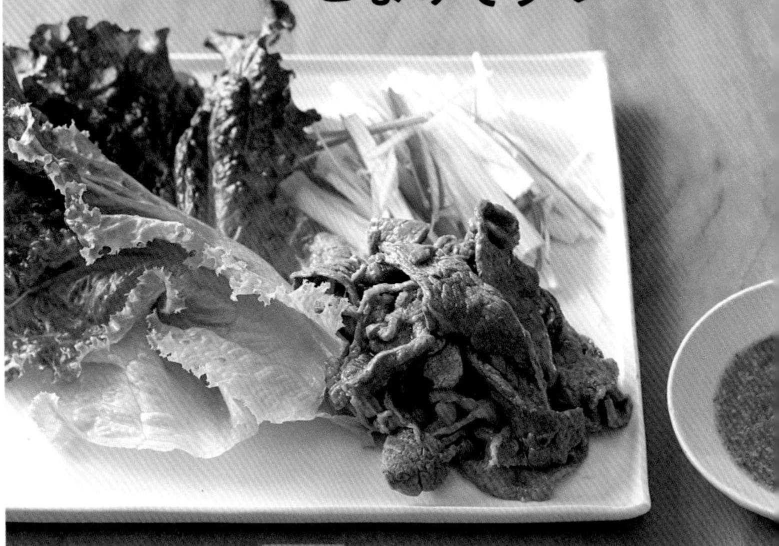

材料（1人分）
牛肩ロース薄切り肉…70ｇ
サラダ油…小さじ1
長ネギ…30ｇ
サニーレタス…30ｇ
Ⓐ［みそ…小さじ½
しょうゆ…小さじ½
酢…大さじ½
砂糖…大さじ½
豆板醤…小さじ¼
白すりごま…大さじ½
水…大さじ½

作り方

1 フライパンにサラダ油を熱し、牛肉を広げて中火で両面をこんがりと焼き、取り出す。
2 長ネギは縦に細いせん切り（白髪ネギ）にする。
3 Ⓐをよく混ぜ合わせる。
4 サニーレタスに1と2をのせて巻き、3をつけながらいただく。

DATA

| タンパク質 | 脂質 | リン | 食塩相当量 |
|---|---|---|---|
| 10.3g | 31.2g | 141 mg | 1.1g |
| 炭水化物 | カリウム | 食物繊維 | エネルギー |
| 12.1g | 377 mg | 2.2g | 376 kcal |

牛肉
缶詰

缶詰の塩気だけで満足感

# コンビーフとジャガイモの重ね焼き

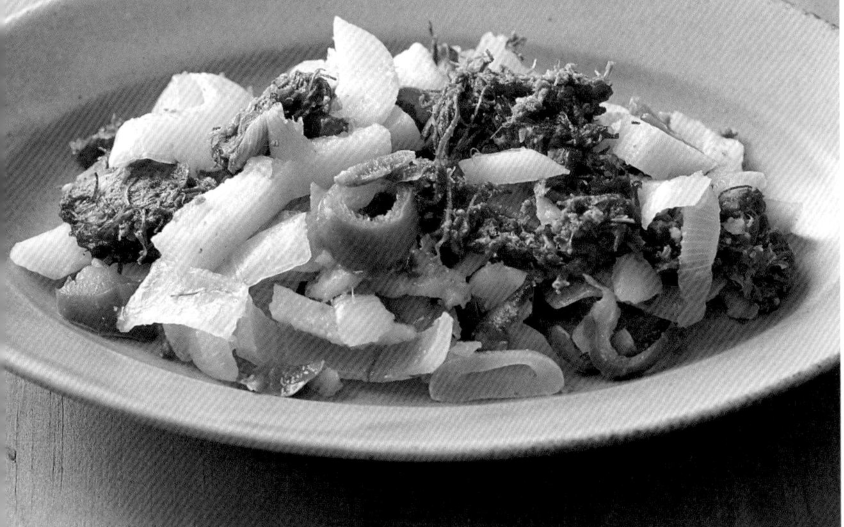

DATA

| タンパク質 | 脂質 | リン | 食塩相当量 |
|---|---|---|---|
| 12.3g | 7.6g | 124mg | 1.5g |
| **炭水化物** | **カリウム** | **食物繊維** | **エネルギー** |
| 9.8g | 426mg | 6.4g | 172kcal |

材料（1人分）
コンビーフ缶…60ｇ
ジャガイモ…60ｇ
タマネギ…45ｇ
ピーマン…15ｇ
ニンニク（すりおろす）…小さじ¼
水…大さじ2
しょうゆ…小さじ½

作り方
1 ジャガイモは5㎜幅の拍子木切りにする。耐熱皿に少し間をあけて並べ、電子レンジ（600W）で1分加熱する。
2 タマネギは輪切りにして半分に切り、ピーマンは縦半分に切って太めの細切りにする。
3 フライパンに1を入れて中火にかけ、表面に焼き色をつける。タマネギを加えて混ぜ、上にほぐしたコンビーフとニンニクをのせる。
4 水を加え、ふたをして2～3分蒸し焼きにする。
5 ピーマンを加え、火が通ったらしょうゆを回し入れて火を止める。

## 牛肉の部位と重量による栄養素の変化

必要なタンパク質量に合わせて、部位や量を選びましょう！

| | | 50ｇ | 60ｇ | 70ｇ | 80ｇ |
|---|---|---|---|---|---|
| 肩ロース | タンパク質 | 5.9ｇ | 7.1ｇ | 8.3ｇ | 9.4ｇ |
| | エネルギー | 190 kcal | 228 kcal | 266 kcal | 304 kcal |
| 肩肉 | タンパク質 | 8.9ｇ | 10.6ｇ | 12.4ｇ | 14.2ｇ |
| | エネルギー | 129 kcal | 155 kcal | 181 kcal | 206 kcal |
| もも赤身肉 | タンパク質 | 9.0ｇ | 10.7ｇ | 12.5ｇ | 14.3ｇ |
| | エネルギー | 88 kcal | 106 kcal | 123 kcal | 141 kcal |

カレー味がスパイシー

## ブリのカレーソテー

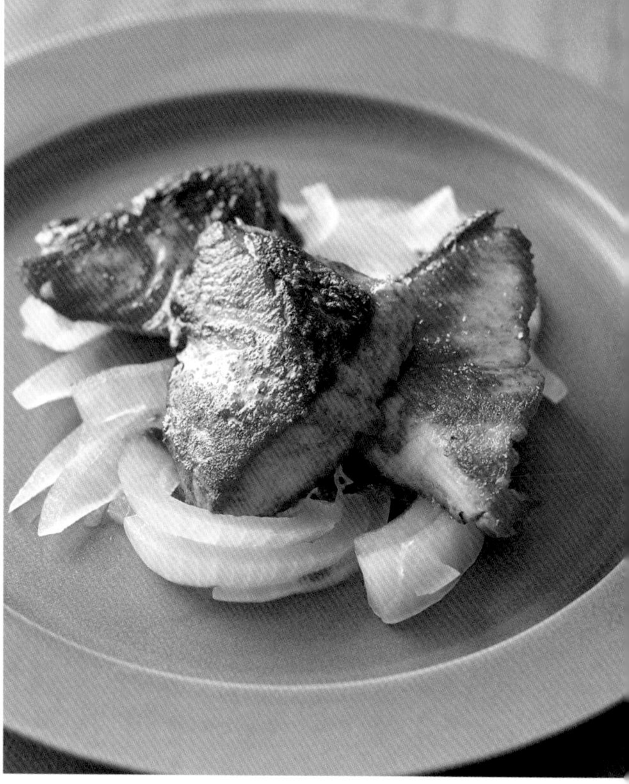

材料（1人分）

ブリ切り身…70g
サラダ油…小さじ1
Ⓐ
- 中濃ソース…小さじ2
- カレー粉…小さじ½
- 酢…小さじ1

**つけ合わせ**

タマネギ
（輪切りをゆでる）…30g

作り方

1. ブリは3等分のそぎ切りにする。
2. フライパンにサラダ油を熱し、盛りつけたときに表になるほうから**1**を中火で2分焼き、返して約2分、火が通るまで焼く。
3. 混ぜ合わせたⒶを加え、**2**にからめながらとろりとするまで煮詰める。
4. 器につけ合わせのタマネギを置き、その上に魚をのせてフライパンのソースをかける。

DATA

| タンパク質 | 脂質 | リン | 食塩相当量 |
|---|---|---|---|
| 13.4g | 13.2g | 107mg | 0.8g |
| 炭水化物 | カリウム | 食物繊維 | エネルギー |
| 11.9g | 354mg | 0.9g | 222kcal |

片栗粉でふんわり

## ブリの照り焼き

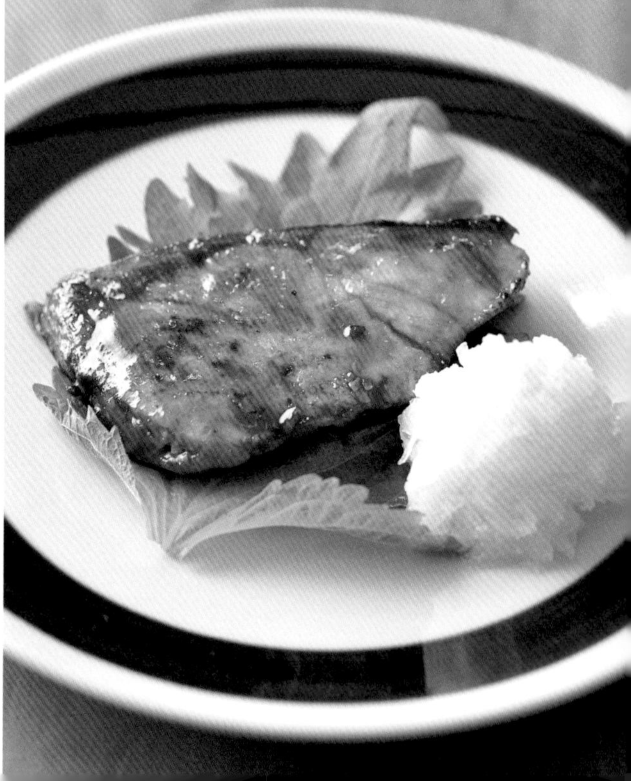

材料（1人分）

ブリ切り身…70g
片栗粉…大さじ½
サラダ油…小さじ1
Ⓐ
- しょうゆ…小さじ1
- みりん…小さじ1
- 酒…小さじ1
- 酢…小さじ½

**つけ合わせ**

- 大葉…1枚
- ダイコン…30g

作り方

1. ブリに片栗粉をまぶし、余分な粉ははたいて落とす。
2. フライパンにサラダ油を熱し、盛りつけたときに表になるほうから**1**を中火で2分焼き、返して約2分、火が通るまで焼く。
3. 魚を端に寄せ、混ぜ合わせたⒶを入れてとろりとしたら魚にからめる。
4. ダイコンをすりおろし、大葉と添える。

DATA

| タンパク質 | 脂質 | リン | 食塩相当量 |
|---|---|---|---|
| 13.5g | 13.1g | 109mg | 0.9g |
| 炭水化物 | カリウム | 食物繊維 | エネルギー |
| 13.6g | 366mg | 0.5g | 236kcal |

魚
タラ

アルミホイルを開くとゆずが香る

# 生ダラのホイル焼き ゆずみそ風味

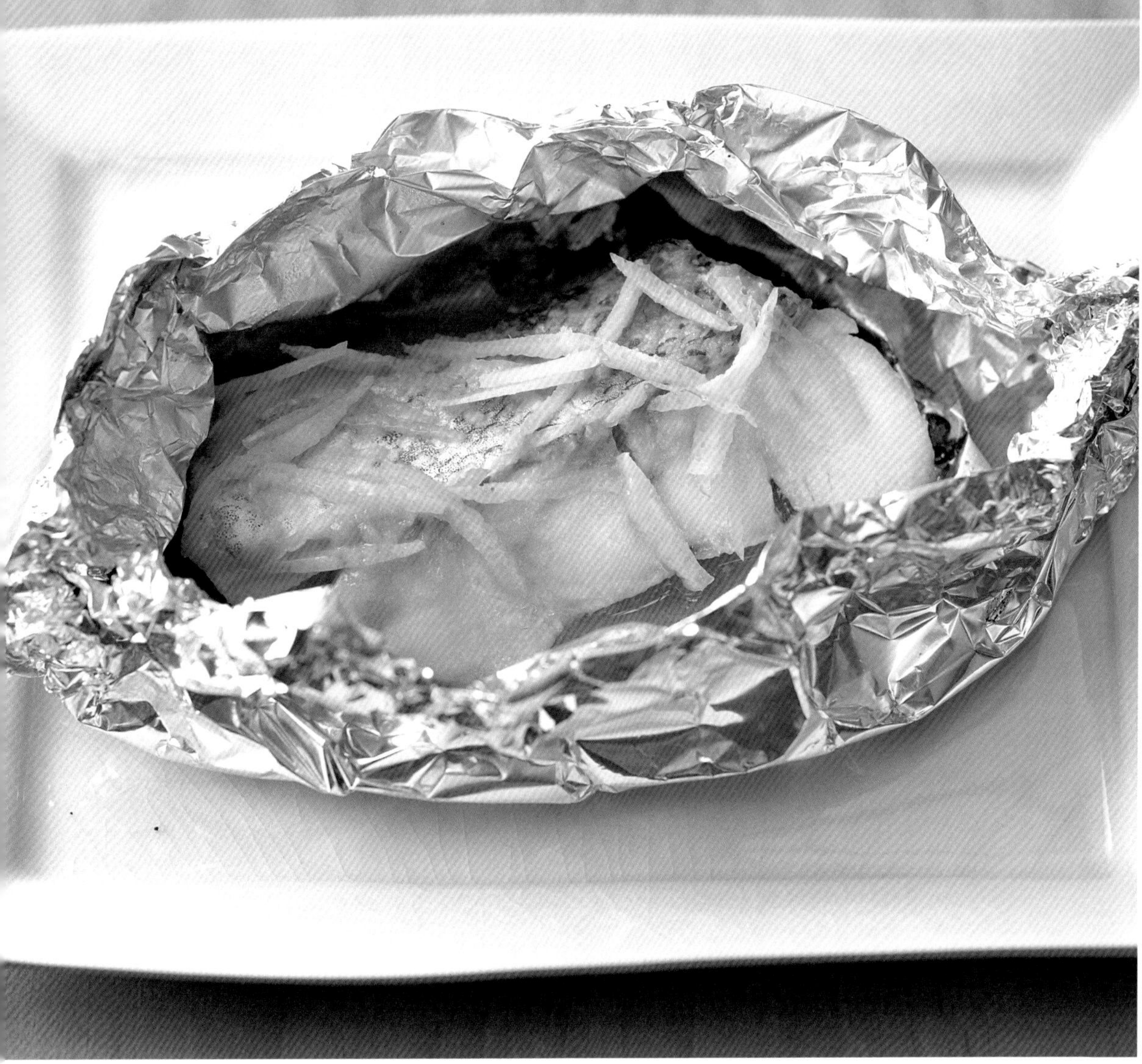

材料（1人分）
生ダラ…70ｇ
Ⓐ［みそ…小さじ1
　 みりん…小さじ1
ゆずの皮…少々

作り方
1 Ⓐをよく混ぜ、生ダラの両面にぬって5分おき、汁気を拭く。
2 ゆずの皮はせん切りにする。
3 皮が上になるように**1**をアルミホイルにのせ、アルミホイルを閉じずにオーブントースターで焦げめがつくまで焼く。
4 **3**に**2**を散らし、アルミホイルを閉じて約3分、魚に火が通るまで焼く。

＊柑橘の皮を加えてからアルミホイルを閉じると、開けたときに香りが立つ。

DATA

| | |
|---|---|
| タンパク質 10.6ｇ | 炭水化物 6.2ｇ |
| 脂質 0.4ｇ | カリウム 270㎎ |
| リン 172㎎ | 食物繊維 0.4ｇ |
| 食塩相当量 1.0ｇ | エネルギー 76 kcal |

揚げても酸味でさっぱり風味

# サバの南蛮漬け

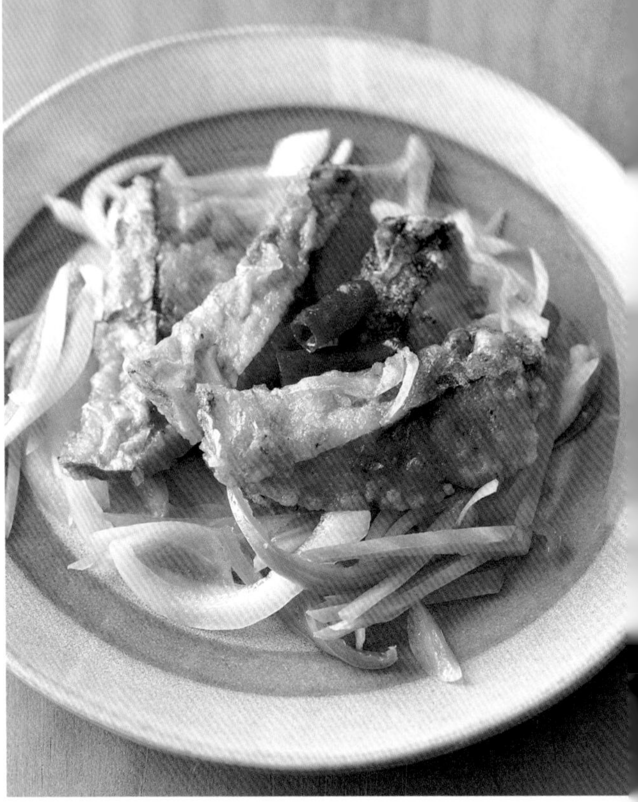

材料（1人分）

生サバ切り身…70ｇ
酒…小さじ1
片栗粉…大さじ1
タマネギ…30ｇ
ニンジン…10ｇ
ピーマン…10ｇ
水…大さじ1
Ⓐ しょうゆ…小さじ1
　砂糖…小さじ½
　酢…小さじ1
　赤トウガラシ（種は除く）…½本
サラダ油…適量

作り方

1 生サバは4等分にそぎ切りにして酒をふり、5分ほどおいたら水気を拭いて片栗粉をまぶす。
2 タマネギは薄切り、ニンジンとピーマンはせん切りにして鍋に入れ、水を加えたらふたをして蒸し煮にする。野菜に火が通ったらⒶをよく混ぜて加え、沸騰したら火を止める。
3 フライパンにサラダ油（深さ1㎝）を入れ、**1**を揚げ焼きにして、熱いうちに**2**に漬ける。
4 5分ほど漬けたら器に盛る。

＊揚げたての熱い魚を入れると味がよくしみ込む。

DATA

| タンパク質 | 脂質 | リン | 食塩相当量 |
|---|---|---|---|
| 13.3ｇ | 14.8ｇ | 184㎎ | 1.1ｇ |
| 炭水化物 | カリウム | 食物繊維 | エネルギー |
| 17.5ｇ | 364㎎ | 1.2ｇ | 266 kcal |

定番ならではの安心感

# サバとゴボウのみそ煮

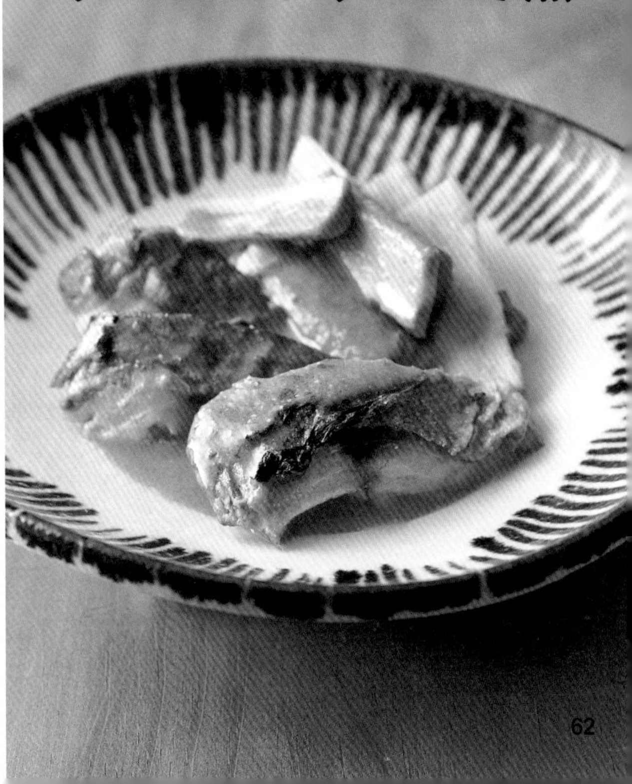

材料（1人分）

生サバ切り身…70ｇ
ゴボウ…40ｇ
サラダ油…小さじ1
Ⓐ みそ…大さじ½
　砂糖…小さじ1
　酒…大さじ1
　酢…小さじ1
　水…80mL
　豆板醤…小さじ⅕

作り方

1 生サバは3等分のそぎ切りにし、フライパンにサラダ油を熱し、魚の皮を下にして入れ、返して両面に焼き色をつけ取り出す。
2 フライパンの油を拭き、Ⓐを入れ中火にかけ、3㎝の長さの拍子木切りにしたゴボウを入れ、やわらかくなったら**1**を入れる。
3 中火で5分ほど煮て、汁がとろりとしたら火を止める。

＊サバに焼き目をつけるのが薄味でおいしく食べるコツ！

DATA

| タンパク質 | 脂質 | リン | 食塩相当量 |
|---|---|---|---|
| 14.0ｇ | 13.4ｇ | 196㎎ | 1.5ｇ |
| 炭水化物 | カリウム | 食物繊維 | エネルギー |
| 14.4ｇ | 397㎎ | 2.8ｇ | 253 kcal |

魚をくずしてソースにつけるとおいしい

# サバ缶のトマト煮

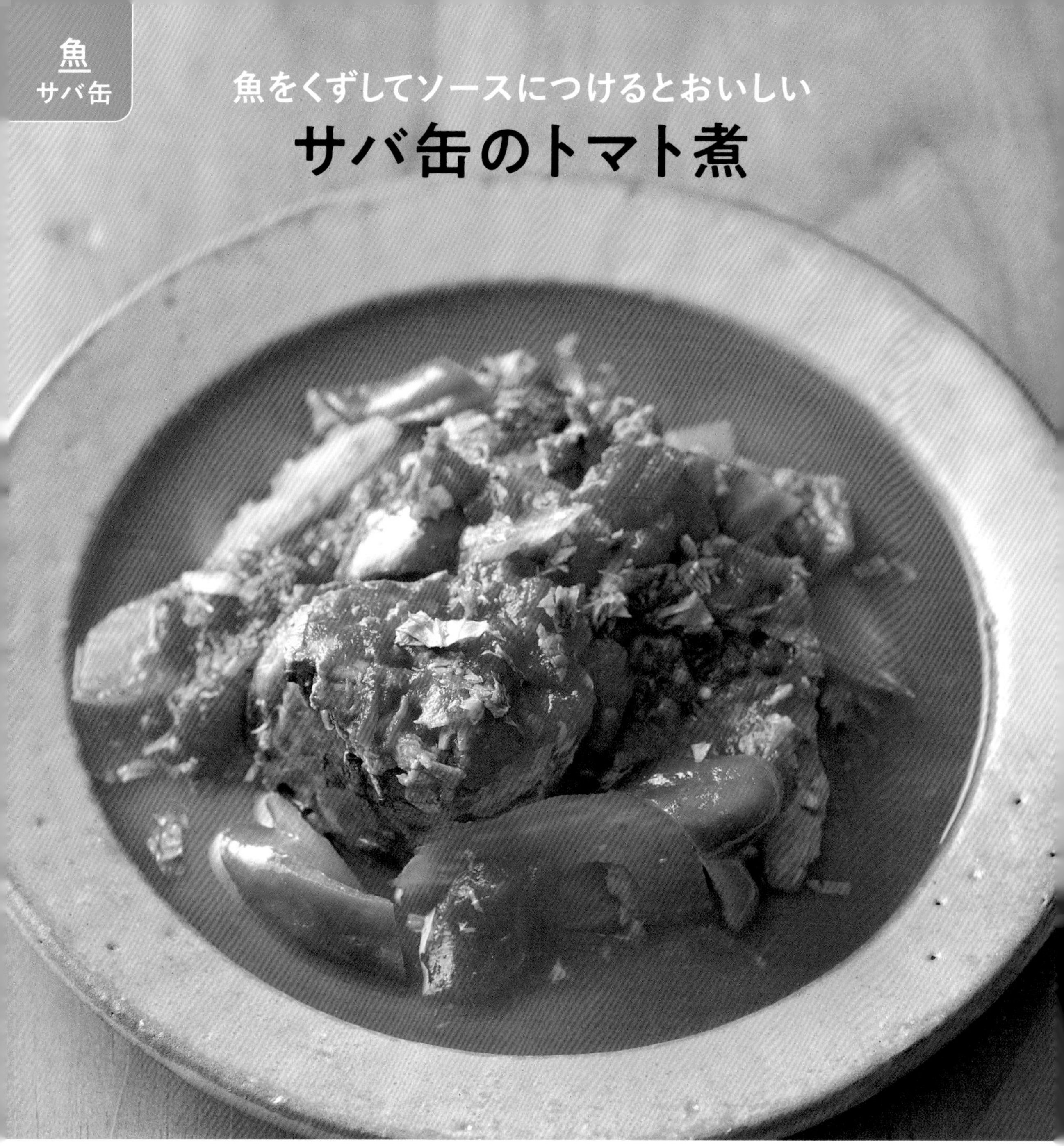

材料（1人分）

サバ水煮缶…90ｇ
トマト水煮缶（無塩）…100ｇ
セロリの茎…30ｇ
セロリの葉…1枚
ピーマン…10ｇ
水…大さじ2
Ⓐ［中濃ソース…小さじ½
　トマトケチャップ…小さじ1
　ニンニク（すりおろす）
　　…小さじ⅕
黒こしょう…少々

作り方

1 セロリの茎は斜め薄切り、セロリの葉は粗みじん切り、ピーマンは2㎝角に切る。
2 鍋に1（セロリの葉以外）、サバ缶の汁、水を入れ、ふたをして中火で5分ほど煮る。
3 2にトマト缶を汁ごと加え、トマトをへらでくずしたら、Ⓐとサバ缶の中身をくずさずに入れる。
4 ふたをして8分煮たら、魚を器に盛る。
5 煮汁を煮詰め、とろりとしたら4にかけ、黒こしょうとセロリの葉を散らす。

DATA

| | |
|---|---|
| タンパク質 16.8ｇ | 炭水化物 10.8ｇ |
| 脂質 8.5ｇ | カリウム 638㎎ |
| リン 213㎎ | 食物繊維 2.1ｇ |
| 食塩相当量 1.1ｇ | エネルギー 192kcal |

豆板醤がピリリとおいしい

# メカジキのピリ辛煮

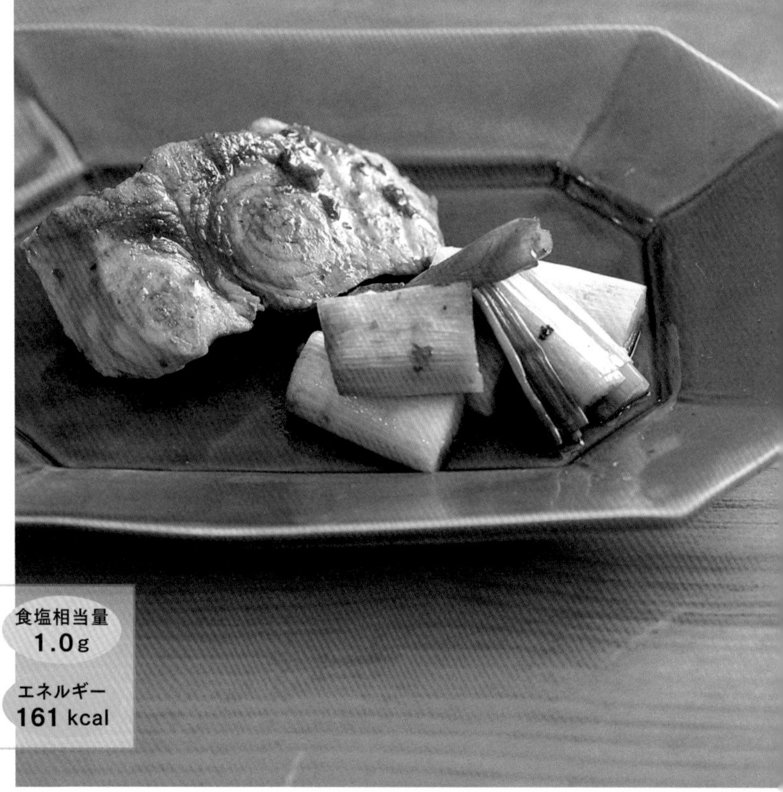

材料（1人分）
メカジキ切り身…70ｇ
酒…小さじ1
長ネギ…40ｇ
サラダ油…小さじ1
Ⓐ しょうゆ…小さじ⅔
　豆板醤…小さじ⅓
　酒…小さじ1

作り方
1 長ネギは3㎝長さに切る。
2 フライパンにサラダ油を熱し、盛りつけたときに表になるほうから魚を中火で2分焼き、返して約2分、火が通るまで焼く。
3 2に長ネギを加え、焼き色がついたら、よく混ぜたⒶを入れる。
4 とろみがついたら、火を止める。

DATA

| タンパク質 | 脂質 | リン | 食塩相当量 |
|---|---|---|---|
| 11.3ｇ | 8.5ｇ | 201 mg | 1.0ｇ |
| 炭水化物 | カリウム | 食物繊維 | エネルギー |
| 6.9ｇ | 408 mg | 1.1ｇ | 161 kcal |

ダイコンおろしでさっぱり味に

# メカジキのおろし煮

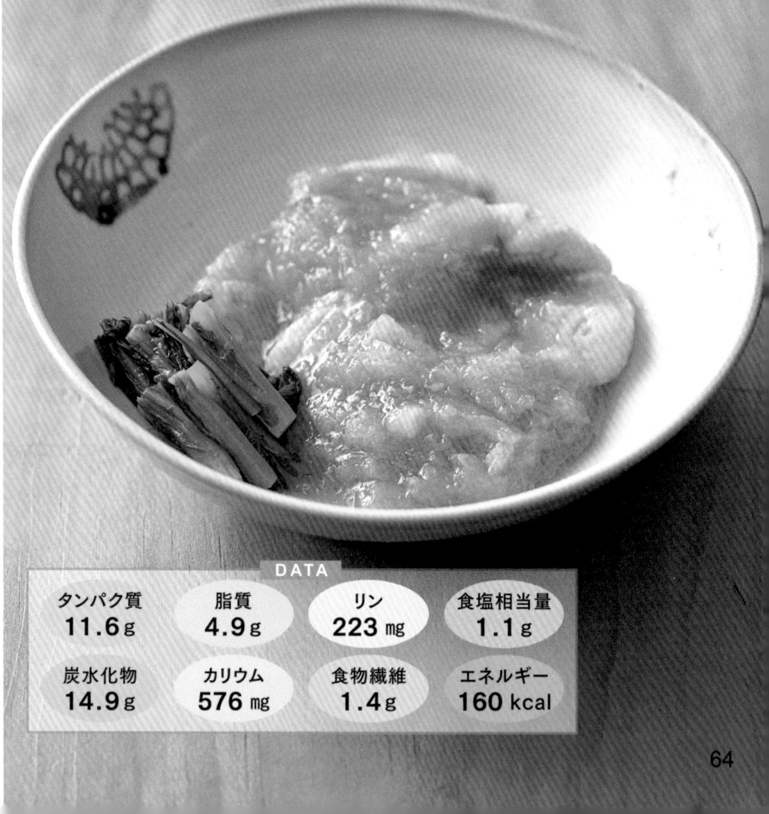

材料（1人分）
メカジキ切り身…70ｇ
酒…小さじ1
片栗粉…大さじ1
Ⓐ しょうゆ…小さじ1
　酒…小さじ1
　みりん…小さじ½
　鰹だしの素（食塩不使用）…1ｇ
　水…100mL
ダイコン…60ｇ
シュンギク…20ｇ

作り方
1 メカジキは酒をふり、5分おいて水気を拭き、片栗粉をまぶす。
2 ダイコンはすりおろし、シュンギクは3㎝の長さに切り、さっとゆでる。
3 鍋にⒶを入れて煮立てて1を入れる。中火にしてふたをしたら約5分、魚に火が通るまで蒸し煮にする。
4 3の鍋にダイコンおろしを加える。温まったらシュンギクを加え、再び温まったら火を止める。

DATA

| タンパク質 | 脂質 | リン | 食塩相当量 |
|---|---|---|---|
| 11.6ｇ | 4.9ｇ | 223 mg | 1.1ｇ |
| 炭水化物 | カリウム | 食物繊維 | エネルギー |
| 14.9ｇ | 576 mg | 1.4ｇ | 160 kcal |

ツナの塩分で味つけなしでおいしい

# ツナの春巻き

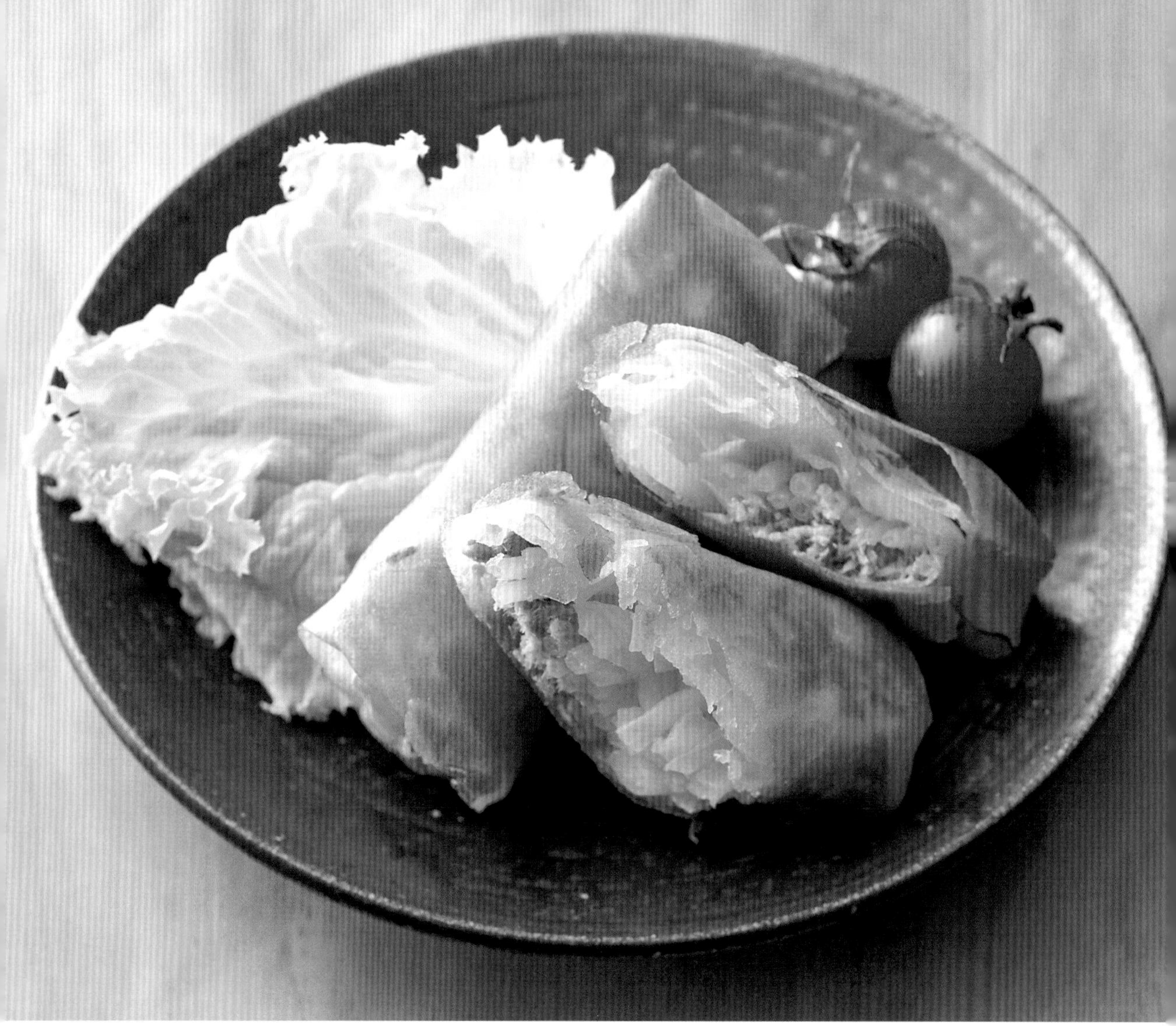

材料（1人分）

ツナ水煮缶…40ｇ
モヤシ…30ｇ
キャベツ…30ｇ
春巻きの皮…2枚
片栗粉…小さじ½
水…小さじ½
サラダ油…適量

**つけ合わせ**

サニーレタス…2枚
ミニトマト…20ｇ

作り方

1 キャベツは太めのせん切りにして、モヤシとともにさっとゆでて水気を切る。
2 春巻きの皮1枚に、汁を切ったツナ缶と**1**、それぞれ半量をのせて巻く。巻き終えたら、水で溶いた片栗粉をつけて閉じる。もう1枚も同じように作る。
3 フライパンにサラダ油（深さ1㎝）を入れて**2**を揚げ焼きにして器に盛り、つけ合わせの野菜を添える。

＊包む野菜はストック野菜（78ページ）を使用してもよい。

DATA

| | |
|---|---|
| タンパク質 6.3ｇ | 炭水化物 22.7ｇ |
| 脂質 12.0ｇ | カリウム 332㎎ |
| リン 99㎎ | 食物繊維 1.8ｇ |
| 食塩相当量 0.5ｇ | エネルギー 227 kcal |

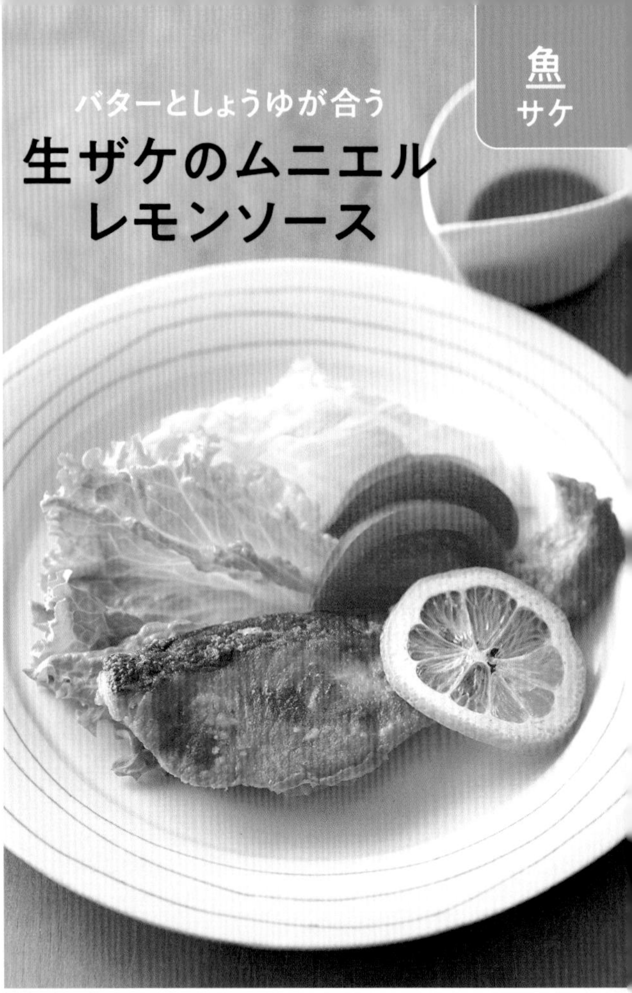

バターとしょうゆが合う

## 生ザケのムニエル レモンソース

材料（1人分）

生ザケ切り身…70ｇ
塩…0.3ｇ
こしょう…少々
小麦粉…大さじ1
サラダ油…小さじ1
レモン（輪切り1枚）
…10ｇ
Ⓐ［無塩バター…4ｇ
しょうゆ…小さじ½
レモン汁…大さじ1

**●つけ合わせ**

［サニーレタス…10ｇ
トマト（くし形切り）
…20ｇ

作り方

1 生ザケに塩とこしょうをふり、10分ほどおいたら水気を拭き小麦粉をまぶす。
2 フライパンにサラダ油を熱し、盛りつけたときに表になるほうから**1**を中火で3分焼き、返して約3分、火が通るまで焼く。
3 **2**を器に盛り、フライパンをさっと拭く。
4 フライパンにⒶを入れ温め**3**のサケにかけ、つけ合わせの野菜とレモンを添える。

DATA

| | | | |
|---|---|---|---|
| タンパク質 14.5ｇ | 脂質 9.7ｇ | リン 191 mg | 食塩相当量 0.9ｇ |
| 炭水化物 11.6ｇ | カリウム 388 mg | 食物繊維 1.1ｇ | エネルギー 199 kcal |

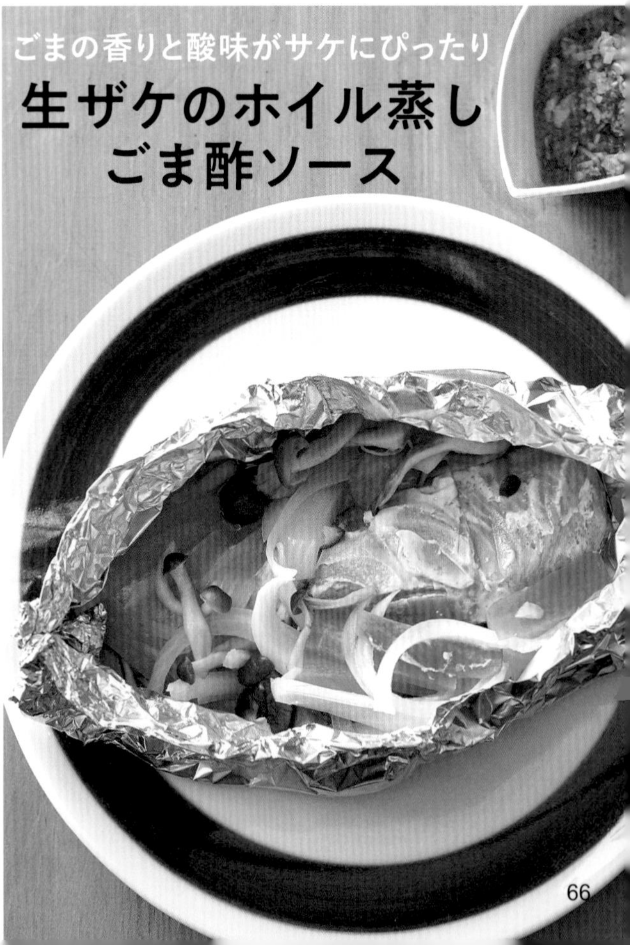

ごまの香りと酸味がサケにぴったり

## 生ザケのホイル蒸し ごま酢ソース

材料（1人分）

生ザケ切り身…70ｇ
タマネギ…20ｇ
ニンジン…10ｇ
シメジ…20ｇ
Ⓐ［しょうゆ…小さじ1
酢…小さじ2
砂糖…小さじ½
白すりごま…小さじ1
長ネギ（みじん切り）
…5ｇ
ショウガ（みじん切り）
…5ｇ

作り方

1 タマネギは薄切り、ニンジンは3㎝長さの薄切り、シメジは小房に分ける。
2 アルミホイルに生ザケ、タマネギ、ニンジン、シメジの順にのせ、ホイルで包み口をしっかり閉じる。
3 フライパンに水（深さ3～4㎝）を入れ、**2**を置いたらふたをして中火で4分加熱する。さらに弱火にして7～8分蒸し焼きにする。
4 Ⓐをよく混ぜて添え、つけながらいただく。

DATA

| | | | |
|---|---|---|---|
| タンパク質 14.8ｇ | 脂質 4.2ｇ | リン 226 mg | 食塩相当量 1.0ｇ |
| 炭水化物 9.0ｇ | カリウム 442 mg | 食物繊維 2.0ｇ | エネルギー 139 kcal |

サケの油が白ワインに合う

# アクアパッツァ

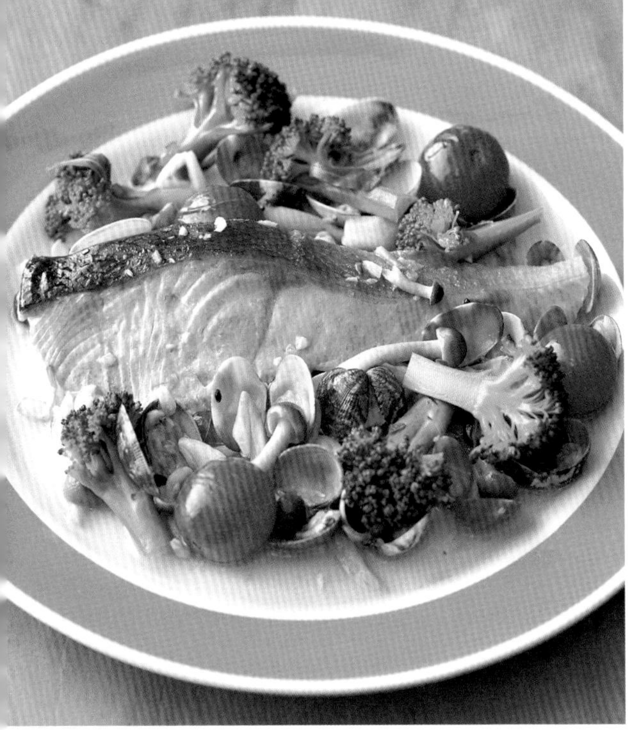

材料（1人分）

生ザケ切り身…60ｇ
オリーブオイル
…小さじ1
アサリ(殻つき)
…25ｇ(10個)
シメジ…30ｇ
ブロッコリー…40ｇ
ミニトマト…30ｇ
ニンニク…1片
白ワイン…大さじ1
水…大さじ2

作り方

1 生ザケは水気をよく拭く。シメジとブロッコリーは小房に分け、ニンニクはみじん切りにする。
2 フライパンにオリーブオイルとニンニクを入れ、弱火で香りが立つまで炒める。
3 生ザケを焼き、焼き目がついたら返して、シメジ、ブロッコリー、ミニトマト、アサリを入れ、白ワインと水を加える。
4 火加減は中火、沸騰しそうになったら弱火にし、そのままふたをして5分蒸す。

DATA

| タンパク質 | 脂質 | リン | 食塩相当量 |
|---|---|---|---|
| 14.9g | 6.4g | 257mg | 0.7g |
| **炭水化物** | **カリウム** | **食物繊維** | **エネルギー** |
| 7.8g | 662mg | 3.7g | 166kcal |

## 魚の種類と重量による栄養素の変化

必要なタンパク質量に合わせて、種類や量を選びましょう！

| | | 60ｇ | 70ｇ | 80ｇ |
|---|---|---|---|---|
| ブリ | タンパク質 | 11.2ｇ | 13.0ｇ | 14.9ｇ |
| | エネルギー | 133 kcal | 155 kcal | 178 kcal |
| 生ダラ | タンパク質 | 8.5ｇ | 9.9ｇ | 11.4ｇ |
| | エネルギー | 43 kcal | 50 kcal | 58 kcal |
| メカジキ | タンパク質 | 9.1ｇ | 10.6ｇ | 12.2ｇ |
| | エネルギー | 83 kcal | 97 kcal | 111 kcal |
| 生サバ | タンパク質 | 10.7ｇ | 12.5ｇ | 14.2ｇ |
| | エネルギー | 127 kcal | 148 kcal | 169 kcal |
| 生ザケ | タンパク質 | 11.3ｇ | 13.2ｇ | 15.1ｇ |
| | エネルギー | 74 kcal | 87 kcal | 99 kcal |

みじん切りにした香味野菜が香る

## 麻婆豆腐

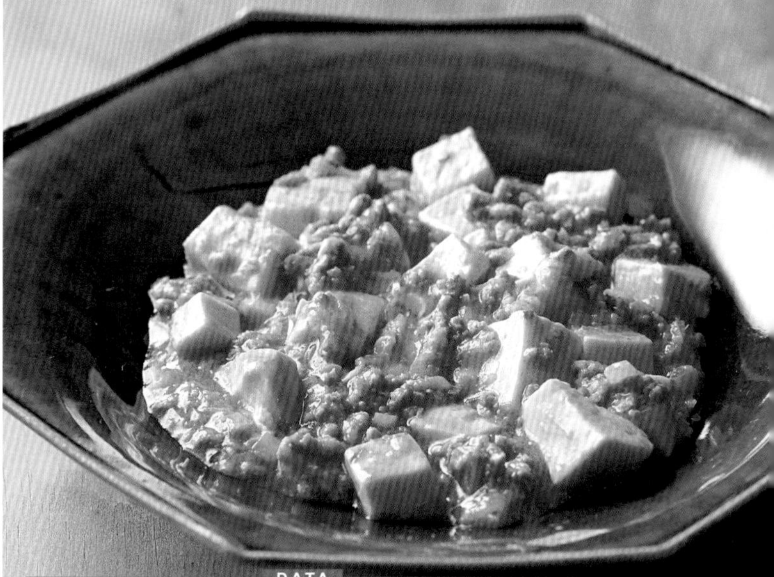

DATA

| タンパク質 | 脂質 | リン | 食塩相当量 |
|---|---|---|---|
| 10.7g | 12.5g | 123mg | 0.8g |
| **炭水化物** | **カリウム** | **食物繊維** | **エネルギー** |
| 4.5g | 247mg | 1.6g | 177kcal |

材料（1人分）
木綿豆腐…80g
豚ひき肉…30g
長ネギ…10g
ショウガ…5g
ニンニク…5g
サラダ油…小さじ1
Ⓐ［みそ小さじ⅓
　豆板醤…小さじ⅓
　鶏ガラだしの素…0.5g
　水…75mL
片栗粉…小さじ½
水…小さじ1

作り方

1 豆腐はペーパータオルに包んで水気を切り、1.5㎝角に切る。
2 長ネギ、ショウガ、ニンニクはみじん切りにする。
3 フライパンにサラダ油を熱して**2**を中火で炒め、香りが立ったらひき肉を入れて炒める。
4 ひき肉の色が変わったらⒶと**1**を加えて2〜3分煮る。
5 アクが出たらすくい、水で溶いた片栗粉を加えてとろみをつける。

キノコと野菜のうまみがしっかり

## 炒り豆腐

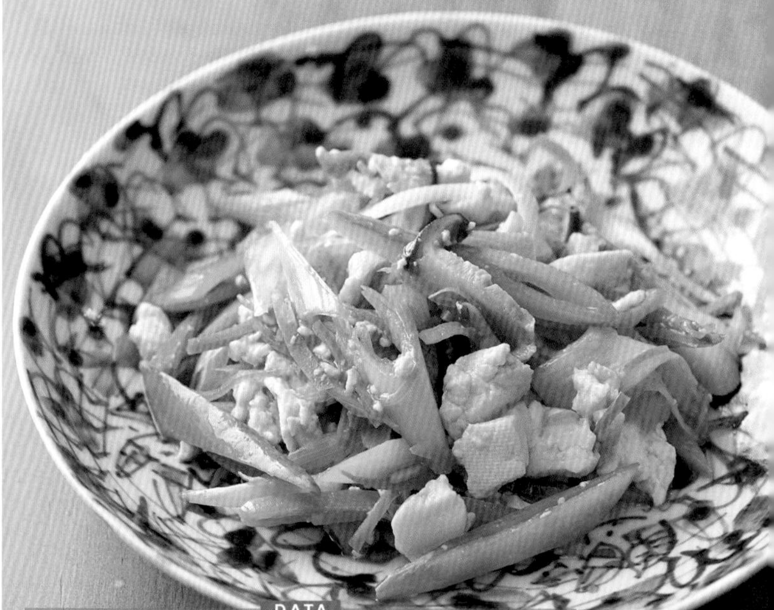

DATA

| タンパク質 | 脂質 | リン | 食塩相当量 |
|---|---|---|---|
| 7.4g | 8.4g | 112mg | 0.8g |
| **炭水化物** | **カリウム** | **食物繊維** | **エネルギー** |
| 8.4g | 257mg | 2.6g | 145kcal |

材料（1人分）
木綿豆腐…100g
長ネギ…20g
ニンジン…20g
サヤインゲン…10g
シイタケ…5g
サラダ油…小さじ1
Ⓐ［しょうゆ…小さじ½
　砂糖…大さじ½
塩…0.3g

作り方

1 豆腐は手でくずし、ペーパータオルで包んで水気を取る。
2 長ネギとサヤインゲンは斜め薄切り、ニンジンとシイタケはせん切りにする。
3 フライパンにサラダ油を熱し、塩を加え、**2**を炒める。
4 **3**に**1**を入れてくずしながら炒め、混ぜ合わせたⒶを加えて味をふくませる。

ダイコンおろしがやさしい味

# 揚げ出し豆腐

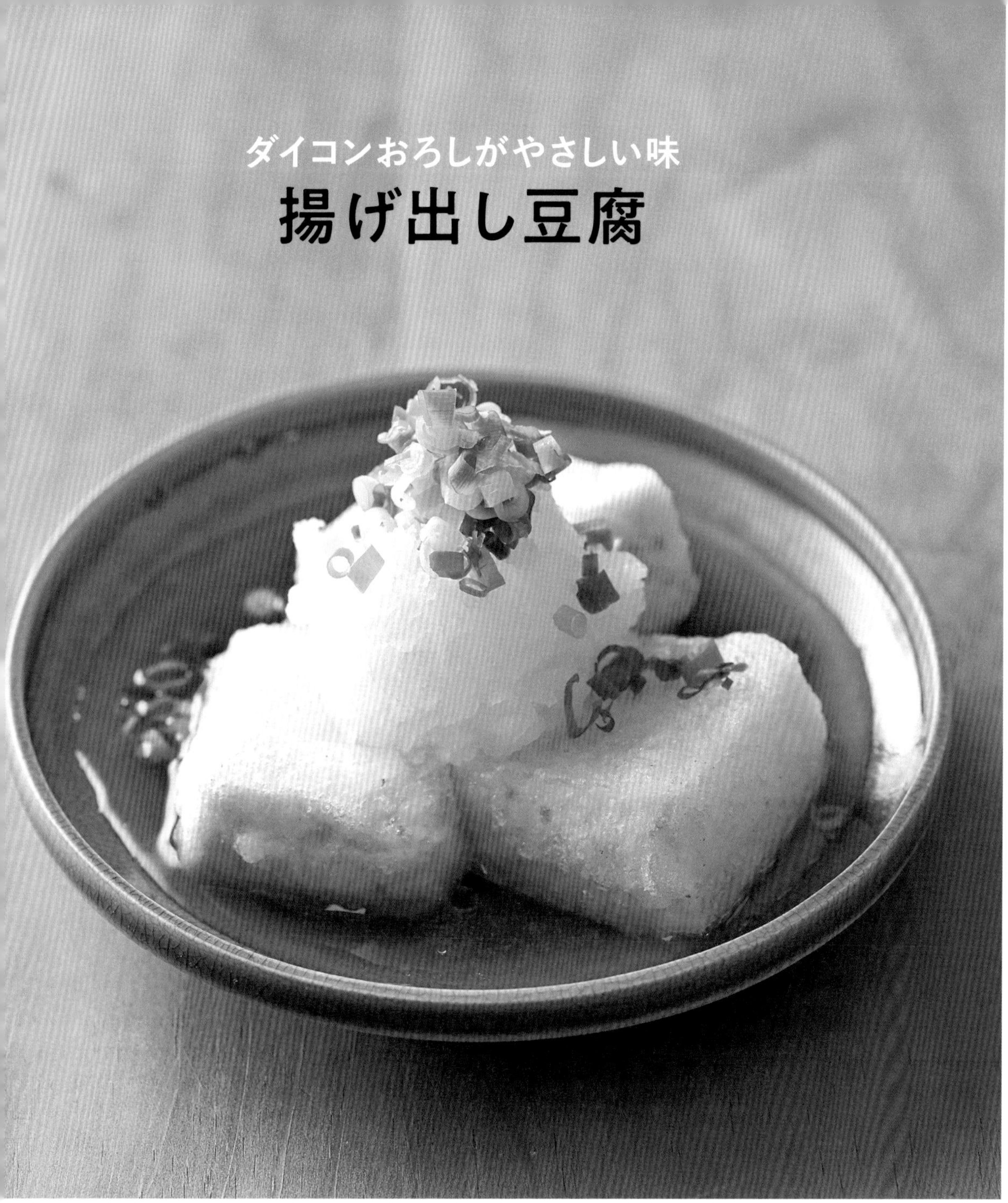

材料（1人分）

木綿豆腐…100ｇ

片栗粉…大さじ2

ダイコン…50ｇ

青ネギ…10ｇ

サラダ油…適量

Ⓐ 鰹だしの素（食塩不使用）…1ｇ
　しょうゆ…小さじ1
　みりん…小さじ1
　水…50mL

作り方

1 青ネギは小口切りにする。豆腐は4等分に切り、ペーパータオルで包んで水気を切る。

2 **1**の豆腐に片栗粉をまぶす。

3 フライパンにサラダ油（深さ2㎝）を入れて**2**を揚げたら、油を切って器に盛る。

4 鍋にⒶを入れて火にかけて、ダイコンをすりおろす。煮立ったら火を止め、ダイコンおろしとともに**3**に回しかけ、青ネギを散らす。

DATA

| | |
|---|---|
| タンパク質 7.4g | 炭水化物 20.5g |
| 脂質 12.3g | カリウム 281mg |
| リン 118mg | 食物繊維 2.1g |
| 食塩相当量 1.1g | エネルギー 238kcal |

ショウガで体も温まる

# 豆腐とハクサイの中華風うま煮

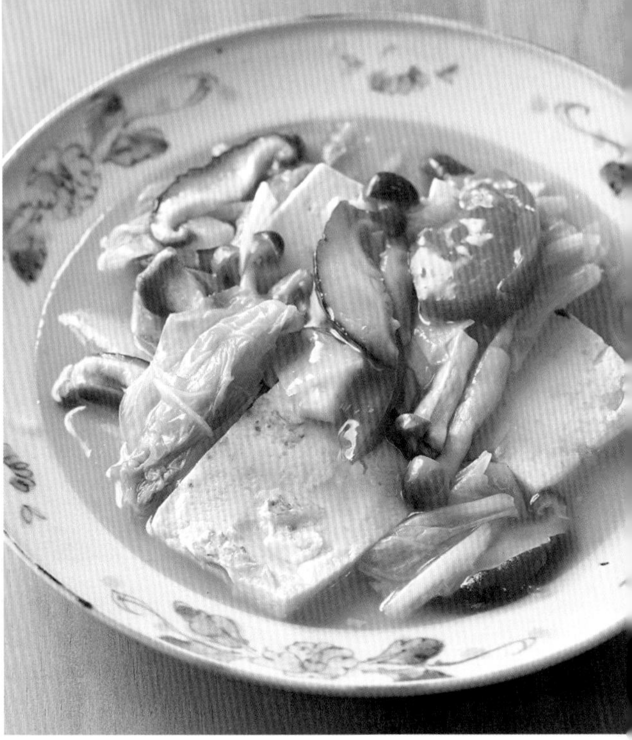

材料（1人分）
木綿豆腐…80g
ハクサイ…30g
シメジ…20g
シイタケ…20g
長ネギ…10g
ショウガ…10g
トマト…30g
ごま油…小さじ1
Ⓐ 塩…0.5g
　鶏ガラだしの素…1g
　しょうゆ…小さじ⅕
　水…½カップ
片栗粉…小さじ½
水…小さじ1

作り方
1 豆腐は1cm厚さ、ハクサイは3cm長さのそぎ切り、長ネギとショウガはみじん切り、トマトはくし切りにする。シメジは子房に分け、シイタケはせん切りにする。
2 鍋にごま油を熱し、豆腐に焼き色をつけたら器に取る。
3 鍋の油を拭き**2**とハクサイ、長ネギ、ショウガ、シメジ、シイタケ、Ⓐを入れて中火で6〜7分煮る。さらにトマトを加え、3分ほど煮る。
4 煮汁が半分くらいになったら、水で溶いた片栗粉を入れてとろみをつける。

DATA

| タンパク質 | 脂質 | リン | 食塩相当量 |
|---|---|---|---|
| 6.6g | 7.7g | 134mg | 1.1g |
| 炭水化物 | カリウム | 食物繊維 | エネルギー |
| 5.8g | 418mg | 3.2g | 127kcal |

和風の味つけがチーズと合う

# 豆腐のグラタン

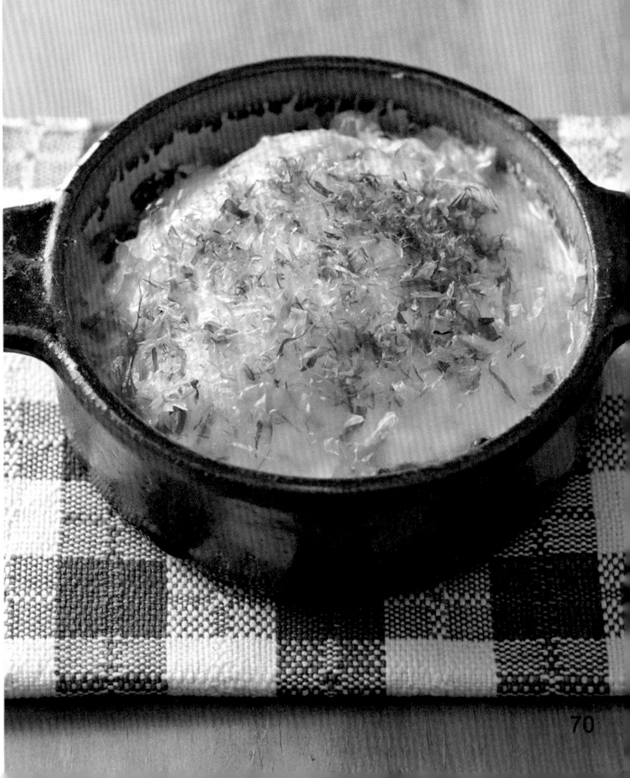

材料（1人分）
絹ごし豆腐…150g
ホウレンソウ…60g
マイタケ…20g
ベーコン…10g
Ⓐ マヨネーズ…大さじ1
　ニンニク（すりおろす）…小さじ⅕
　コンソメの素（果粒）…0.5g
溶けるチーズ（スライス）…30g
削り節…1g

作り方
1 豆腐はペーパータオルに包み、電子レンジ（600W）で1分加熱して水気を取る。
2 ホウレンソウはゆでて3cm長さに切り、ベーコンは1cm幅に切る。マイタケは小房に分ける。
3 ポリ袋に**1**とⒶを入れ、豆腐がなめらかになるまで混ぜる。
4 耐熱容器にホウレンソウ、ベーコン、マイタケを入れ、電子レンジ（600W）で1分半加熱する。
5 **4**に**3**の半分を加えてかるく混ぜ、その上に残り半分を平らに広げ、チーズと削り節をのせてオーブントースターで10分焼く。

DATA

| タンパク質 | 脂質 | リン | 食塩相当量 |
|---|---|---|---|
| 17.8g | 25.0g | 400mg | 1.5g |
| 炭水化物 | カリウム | 食物繊維 | エネルギー |
| 2.8g | 741mg | 3.8g | 319kcal |

戻さずに煮るので手軽

# 高野豆腐の煮物

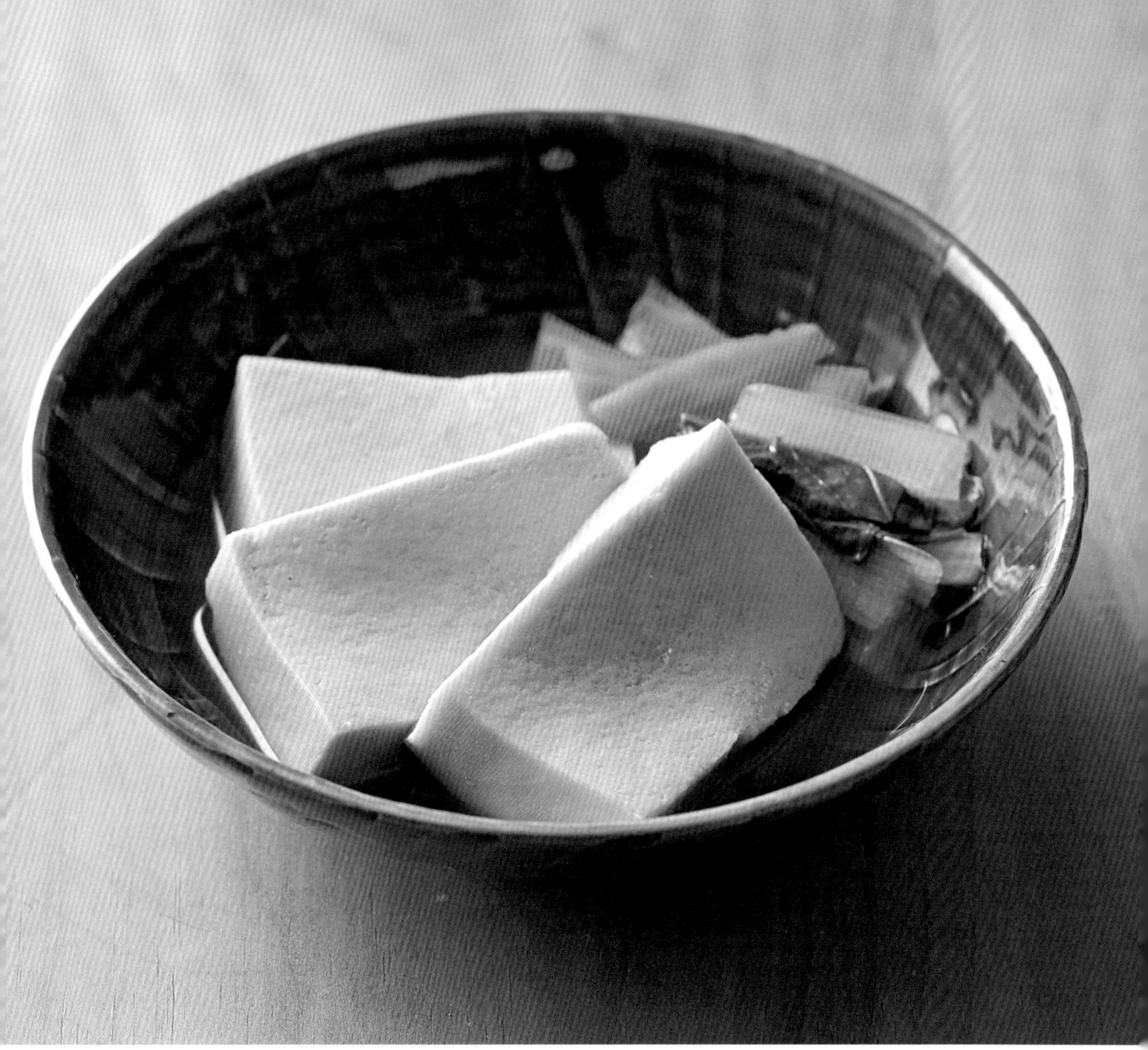

**材料（1人分）**

高野豆腐（1枚7.5g）…3枚
ニンジン…15ｇ
コマツナ…20ｇ
Ⓐ ┌ 鰹だしの素（食塩不使用）…2ｇ
│ しょうゆ…小さじ⅔
│ 砂糖…小さじ1
│ みりん…小さじ½
└ 水…300mL

**作り方**

1. ニンジンは3㎝長さの短冊切り、コマツナはさっとゆでて、3㎝長さに切る。
2. 鍋にⒶを入れて火にかけ、ひと煮立ちさせる。
3. 高野豆腐は水で戻さず、そのまま2に入れ弱火で15分ほど煮る。
4. 3に1も加えて温め、器に盛る。

**DATA**

| | |
|---|---|
| タンパク質 11.8ｇ | 炭水化物 5.7ｇ |
| 脂質 7.3ｇ | カリウム 185㎎ |
| リン 219㎎ | 食物繊維 1.3ｇ |
| 食塩相当量 0.9ｇ | エネルギー 148kcal |

トウガラシの辛みがしっかり

## 厚揚げの辛み炒め

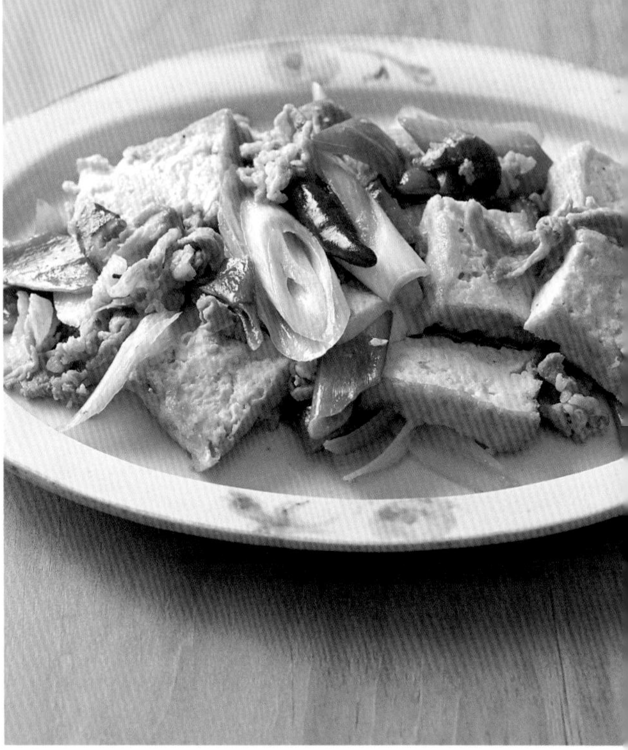

材料（1人分）

厚揚げ（¼枚）…80 g
豚肩ロース薄切り肉
…30 g
シイタケ…20 g
長ネギ…40 g
ピーマン…20 g
サラダ油…小さじ1
赤トウガラシ
（種は除く）…1本
Ⓐ しょうゆ…小さじ1
砂糖…小さじ½
酒…小さじ1
ごま油…小さじ¼

作り方

1 厚揚げに熱湯をかけ、縦半分に切ってから1㎝幅に切る。
2 豚肉は一口大に切る。シイタケは半分に切ってそぎ切り、長ネギは1㎝厚さの斜め切り、ピーマンは乱切りにする。
3 フライパンにサラダ油の半量を熱し、厚揚げの表面にしっかりと焼き色をつけて器に取る。
4 フライパンに残りのサラダ油と赤トウガラシを入れて炒め、香りが立ったら豚肉を加えて炒める。
5 肉の色が変わったら**2**の野菜を加えて炒め、**3**を戻す。混ぜ合わせたⒶを回し入れて味をからめ、火を止めてごま油をかける。

DATA

| | | | |
|---|---|---|---|
| タンパク質 14.0g | 脂質 19.0g | リン 211 mg | 食塩相当量 0.9g |
| 炭水化物 7.6g | カリウム 391 mg | 食物繊維 3.1g | エネルギー 269 kcal |

温かい厚揚げにほっとする

## 厚揚げのキノコあんかけ

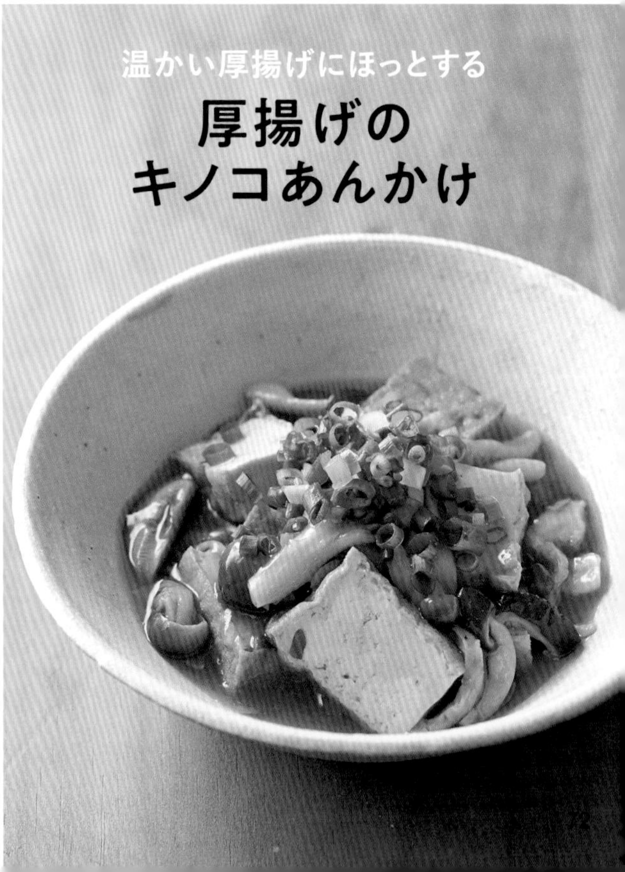

材料（1人分）

厚揚げ（¼枚）…80 g
キノコ（シメジなど）
…60 g
青ネギ…10 g
Ⓐ しょうゆ…小さじ1
鰹だしの素
（食塩不使用）…1 g
みりん…小さじ½
水…100mL
片栗粉…小さじ1
水…小さじ2

作り方

1 厚揚げに熱湯をかけ、縦半分に切ってから1㎝幅に切る。
2 キノコは小房に分ける。青ネギは小口切りにする。
3 鍋にⒶを入れ、沸騰したら厚揚げを入れてふたをし、弱火で5分ほど煮る。
4 **3**にキノコを加えてひと煮立ちさせ、水で溶いた片栗粉を加えてとろみをつける。器に盛り、青ネギを散らす。

DATA

| | | | |
|---|---|---|---|
| タンパク質 9.7g | 脂質 8.7g | リン 200 mg | 食塩相当量 0.9g |
| 炭水化物 7.0g | カリウム 379 mg | 食物繊維 2.7g | エネルギー 158 kcal |

がんもどきに味がしみ込む

# がんもどきのホイル焼き

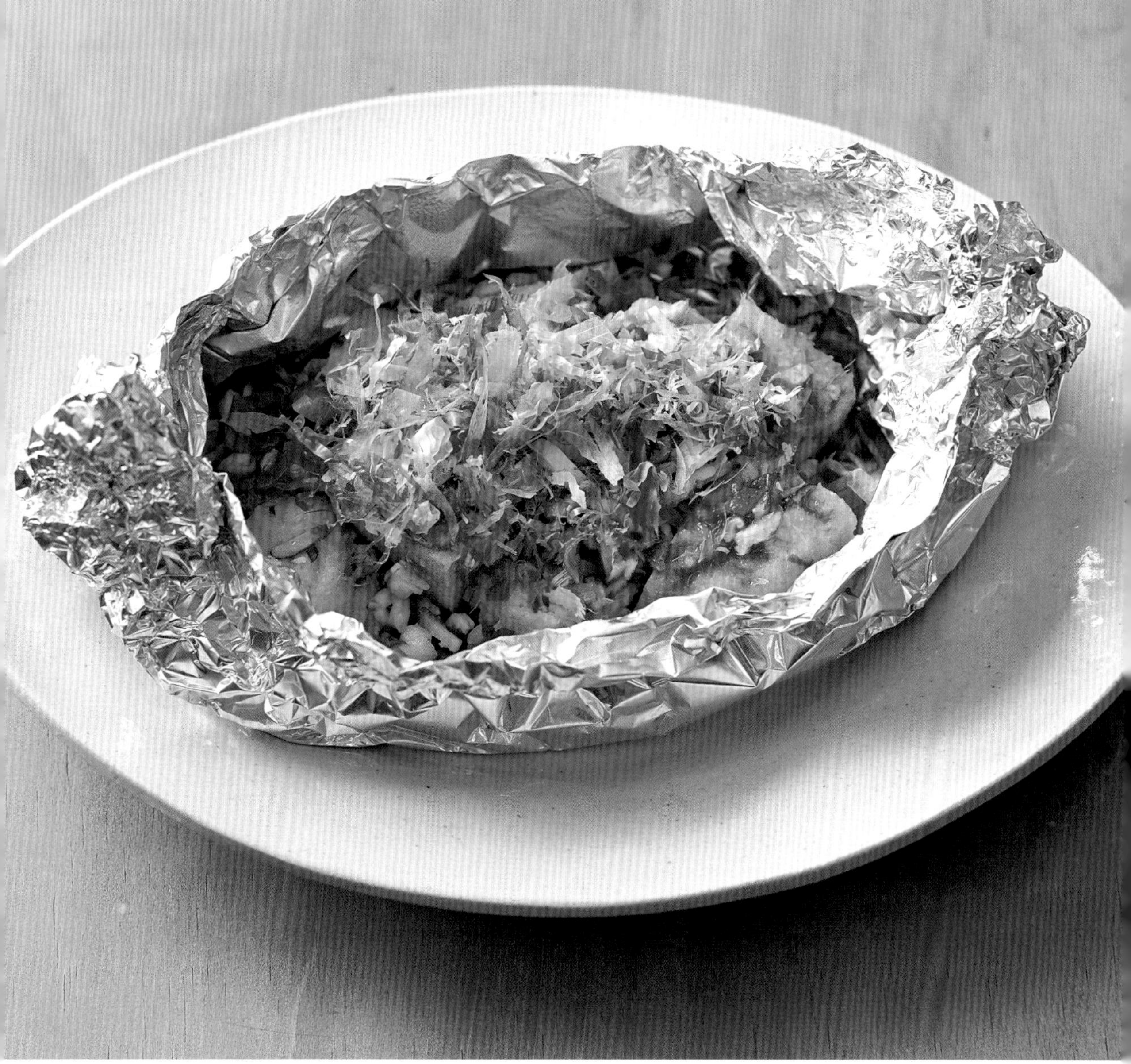

材料（1人分）

がんもどき…80ｇ
シイタケ…20ｇ
長ネギ…10ｇ
Ⓐ［しょうゆ…小さじ1
　練りからし…小さじ⅓
　酢…小さじ⅕
削り節…1ｇ

作り方

1 がんもどきは熱湯をかけて2㎝角に切る。シイタケは粗みじん切り、長ネギは斜め薄切りにする。
2 アルミホイルにがんもどき、シイタケ、長ネギの順にのせて包む。
3 2をオーブントースターで10分蒸し焼きにする。混ぜ合わせたⒶと削り節をかけていただく。

DATA

| | |
|---|---|
| タンパク質 13.8g | 炭水化物 3.8g |
| 脂質 13.7g | カリウム 177mg |
| リン 199mg | 食物繊維 2.4g |
| 食塩相当量 1.4g | エネルギー 201kcal |

自分なりの焼き加減で！

## 目玉焼き 野菜添え

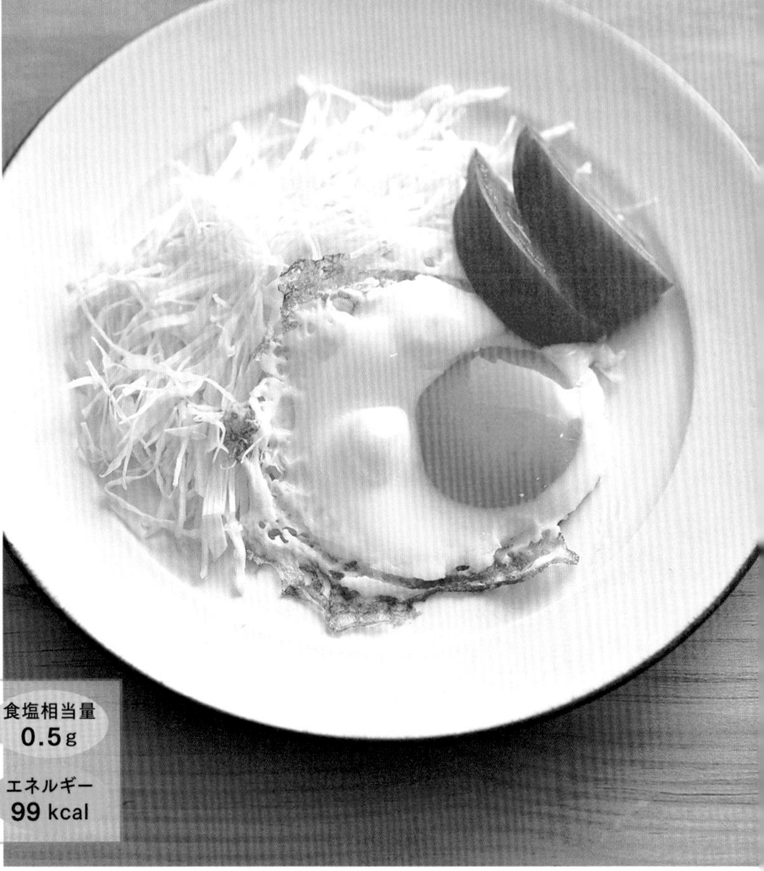

材料（1人分）

卵…1個

サラダ油…小さじ½

こしょう…少々

塩…0.3ｇ

**●つけ合わせ**

［キャベツ（せん切り）…30ｇ

　トマト…20ｇ

作り方

1 卵を器に割っておく。

2 フライパンにサラダ油を熱し、卵を静かに入れる。

3 卵白が白くなり始めたらフライパンを濡れ布きんの上に置き、フライパンの熱を取る。

4 再び火にかけ卵白に火が通るまで焼いたら塩とこしょうをふり、つけ合わせの野菜を添える。

＊味つけは好みで。しょうゆなら小さじ½。

DATA

| タンパク質 | 脂質 | リン | 食塩相当量 |
|---|---|---|---|
| 6.0ｇ | 6.6ｇ | 98 mg | 0.5ｇ |
| **炭水化物** | **カリウム** | **食物繊維** | **エネルギー** |
| 3.6ｇ | 169 mg | 0.7ｇ | 99 kcal |

手軽におつまみ

## 煮卵

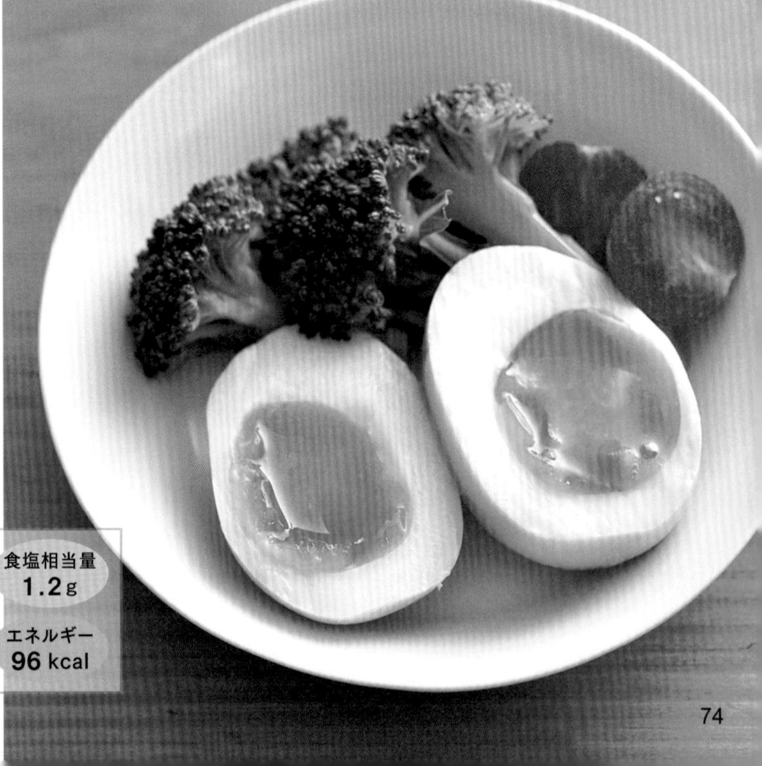

材料（1人分）

卵…1個

Ⓐ［めんつゆ（2倍濃縮）…大さじ1

　　水…大さじ1

**●つけ合わせ**

ブロッコリー（ゆでる）…30ｇ

ミニトマト…10ｇ

作り方

1 沸騰した湯に卵を静かに入れ、弱火で7分加熱したら火を止め、すぐに水で冷やして殻をむく。

2 ポリ袋に**1**とⒶを入れ、3時間以上漬ける。

3 **2**の卵を半分に切って器に盛り、つけ合わせの野菜を添える。

DATA

| タンパク質 | 脂質 | リン | 食塩相当量 |
|---|---|---|---|
| 7.4ｇ | 4.8ｇ | 131 mg | 1.2ｇ |
| **炭水化物** | **カリウム** | **食物繊維** | **エネルギー** |
| 5.1ｇ | 256 mg | 1.7ｇ | 96 kcal |

焼いたトマトの香ばしさ

## トマト入りスクランブルエッグ

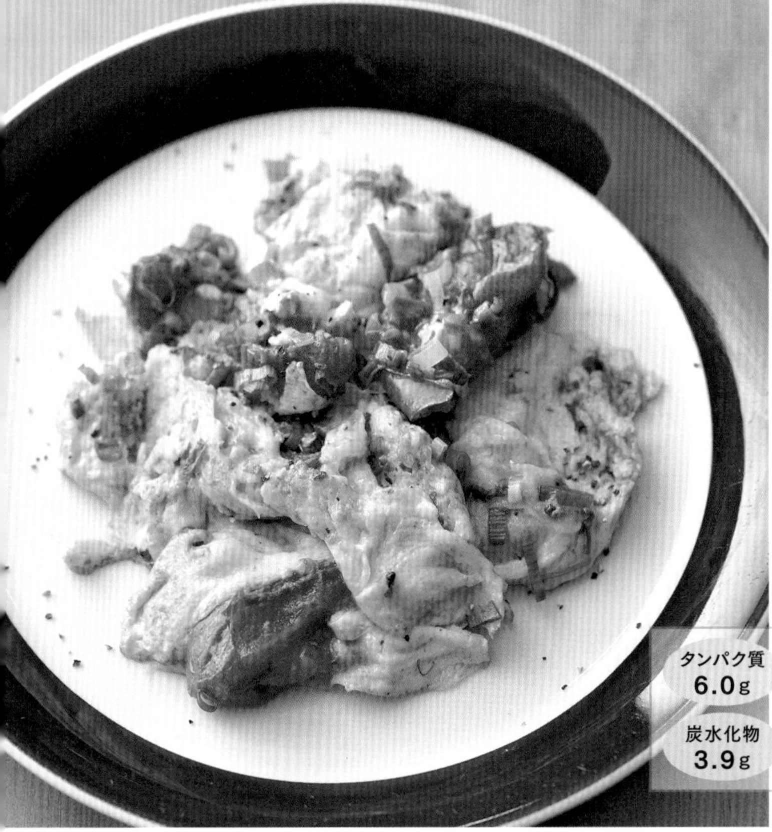

材料（1人分）

卵…1個
トマト…50g
青ネギ…10g
サラダ油…小さじ½
塩…0.3g
黒こしょう（粗びき）…少々

作り方

1 トマトはくし切り、青ネギは小口切りにする。卵は溶きほぐしておく。
2 フライパンにサラダ油を熱してトマトの両面を焼き、焦げめがついたら、卵を静かに流し込む。
3 大きめのスプーンで底から返すようにひと混ぜして火を止める。
4 余熱で火を通したら器に盛って塩、黒こしょうをふり、青ネギを散らす。

DATA

| タンパク質 | 脂質 | リン | 食塩相当量 |
|---|---|---|---|
| 6.0g | 6.7g | 102mg | 0.5g |
| **炭水化物** | **カリウム** | **食物繊維** | **エネルギー** |
| 3.9g | 204mg | 0.8g | 102kcal |

チーズたっぷりで大満足

## ホウレンソウのレンジキッシュ

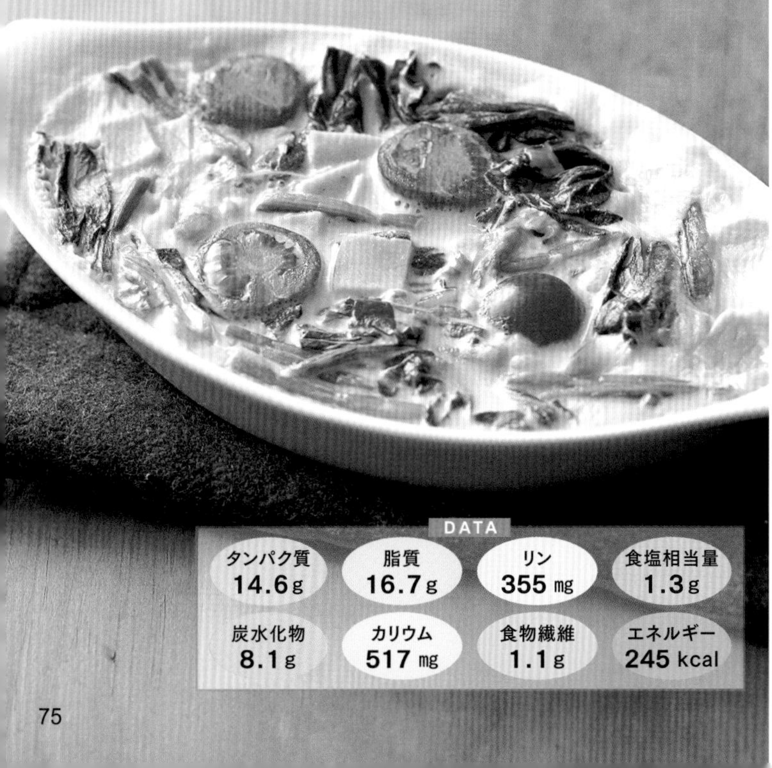

材料（1人分）

卵…1個
ホウレンソウ…30g
マヨネーズ…小さじ1
Ⓐ［ 牛乳…½カップ
　　コンソメの素（顆粒）…0.5g
　　こしょう…少々
スライスチーズ…18g（1枚）
ロースハム…8g
ミニトマト…20g

作り方

1 ホウレンソウはゆでて食べやすく切り、マヨネーズで和える。
2 耐熱容器にⒶを入れてよく混ぜる。
3 **2**にスライスチーズをちぎって加え、**1**と1㎝角に切ったハム、溶いた卵を加えて混ぜる。上に半分に切ったミニトマトをのせる。
4 電子レンジ（600W）で1分半加熱する。

＊1分半加熱した後は、でき加減を見ながら10秒ずつ加熱する。加熱しすぎず、余熱で火を通すとなめらかな仕上がりに！

DATA

| タンパク質 | 脂質 | リン | 食塩相当量 |
|---|---|---|---|
| 14.6g | 16.7g | 355mg | 1.3g |
| **炭水化物** | **カリウム** | **食物繊維** | **エネルギー** |
| 8.1g | 517mg | 1.1g | 245kcal |

野菜の味が卵にしみ込む
## 親子焼き

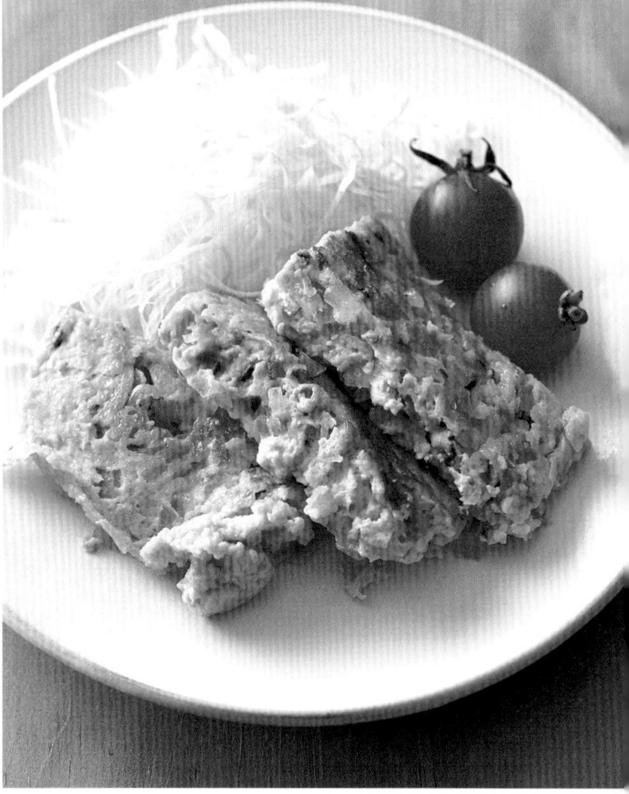

材料（1人分）
鶏ひき肉…30ｇ
卵…1個
タマネギ…20ｇ
シイタケ…10ｇ
ニンジン…10ｇ
サラダ油…小さじ½
しょうゆ…小さじ1
砂糖…小さじ1
**つけ合わせ**
キャベツ（せん切り）…20ｇ
ミニトマト…20ｇ

作り方
1 タマネギとシイタケは粗みじん切り、ニンジンはせん切りにする。卵は溶きほぐしておく。
2 フライパンにサラダ油を熱し、ひき肉、タマネギ、ニンジン、シイタケの順に中火で炒める。
3 **2**にしょうゆと砂糖を加え、味をふくませるように炒める。
4 **3**を弱火にして卵を入れ、手早く混ぜながら中央に寄せる。
5 弱火のまま、途中で表裏を返しながらゆっくりと火を通す。両面に焦げめがついたら器に盛り、つけ合わせの野菜を添える。

DATA

| タンパク質 | 脂質 | リン | 食塩相当量 |
|---|---|---|---|
| 11.1g | 10.0g | 156 mg | 1.1g |
| 炭水化物 | カリウム | 食物繊維 | エネルギー |
| 10.1g | 347 mg | 1.7g | 179 kcal |

卵にマヨネーズが味の決め手
## キノコのオムレツ

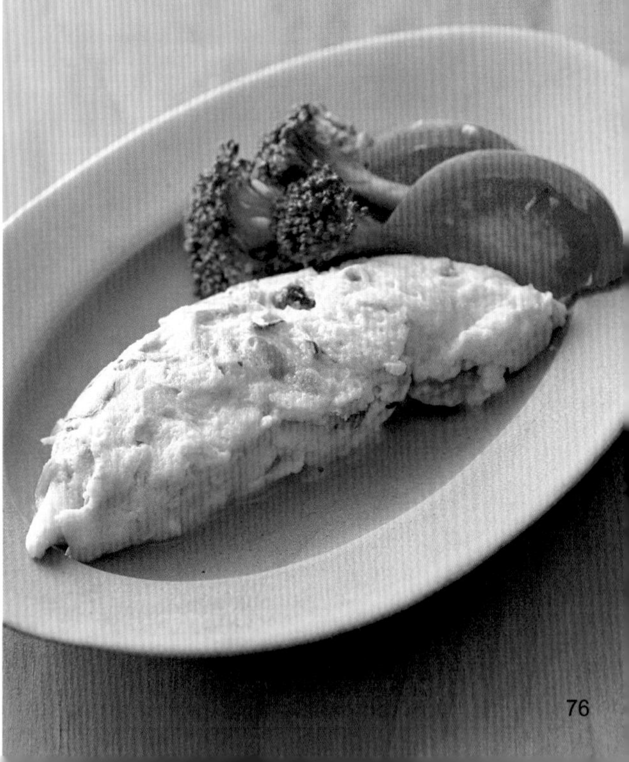

材料（1人分）
Ⓐ 卵…1個
牛乳…15mL
マヨネーズ…小さじ1
塩…0.3ｇ
キノコ（シメジ）…30ｇ
サラダ油…小さじ½
**つけ合わせ**
トマト…20ｇ
ブロッコリー（ゆでる）…20ｇ

作り方
1 ボウルにⒶを入れ、なめらかになるまで混ぜる。シメジは、小さくさく。
2 フライパンにサラダ油を熱し、シメジを入れて中火で炒める。油が回ったらふたをして3分ほど蒸す。
3 **2**に**1**の卵液を加え、木べらでゆっくり混ぜる。
4 卵が半熟のうちに真ん中に寄せてオムレツ形にまとめる。返して器に盛り、つけ合わせの野菜を添える。

DATA

| タンパク質 | 脂質 | リン | 食塩相当量 |
|---|---|---|---|
| 7.5g | 10.2g | 158 mg | 0.6g |
| 炭水化物 | カリウム | 食物繊維 | エネルギー |
| 4.3g | 334 mg | 2.1g | 144 kcal |

## 第5章

～塩分量0.5g程度でもおいしい和え物などを作る～

# 副菜レシピ

副菜で多く摂りたい野菜類。

1日350gを目指して、献立を考えてみてください。

腎臓病の進行具合によっては、

カリウムなどの数値が制限されることもありますが、

野菜に多く含まれる食物繊維は、大切な栄養素です。

お気に入りの野菜で、

自分好みの味つけを見つけてください。

# ストック野菜のすすめ

レシピで使用する野菜は、先にゆでてストックしておくと便利です。ゆでると、野菜のかさも減るので、たくさんの量を食べることができます。

## 野菜350gってどれくらい？

2000年に、現在の厚生労働省によって始められた「21世紀における国民健康づくり運動（通称：健康日本21）」によって、現在、成人一日の野菜摂取量の目標は350gと定められています。さらに、120gは緑黄色野菜から、230gは淡色野菜からが望ましいとされています。

これから紹介する副菜レシピは、野菜60gを基本に作られています。副菜2品×3食で、360gの野菜を摂ることができます。まずは、60gの目安を見てみましょう。

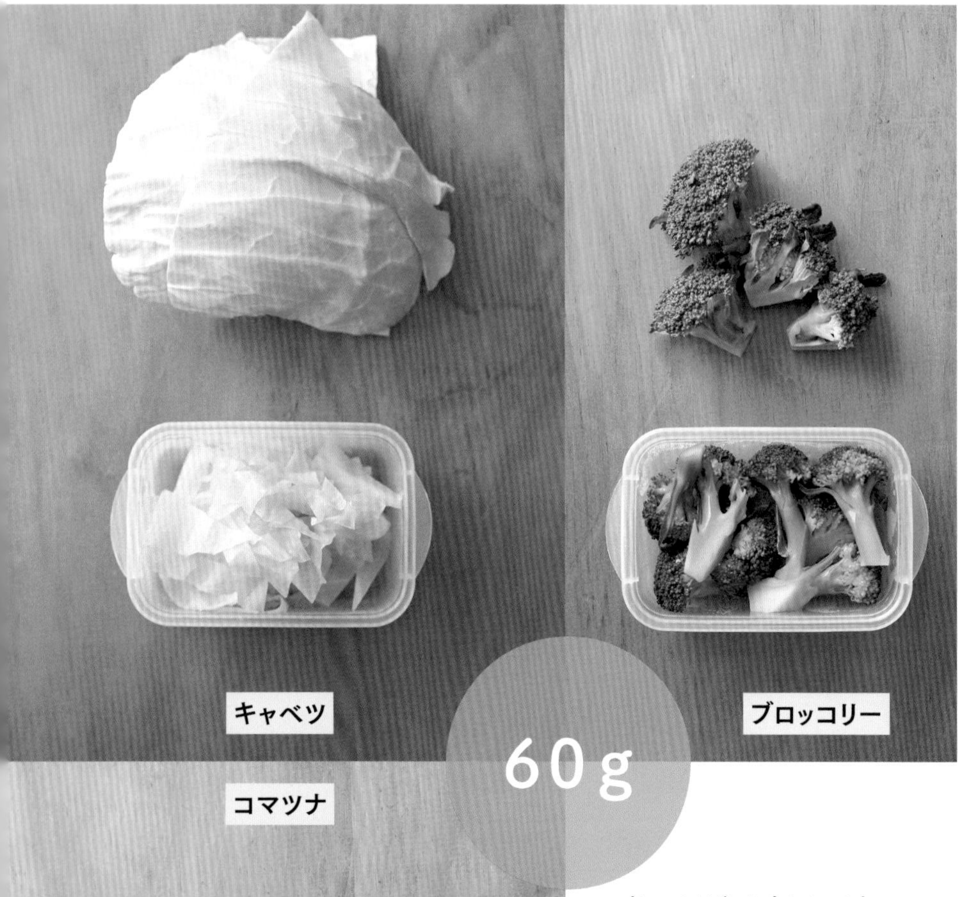


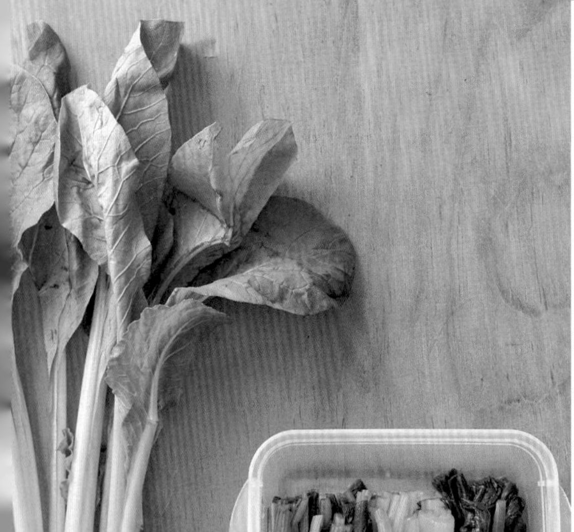

キャベツやホウレンソウ、コマツナなどの葉物野菜は、ゆでるとかさが減るので、冷蔵庫などへの保存もしやすい。

## 1~3日で食べきる量をまとめて冷蔵庫へ

野菜はゆでてストックしておくと便利です。電子レンジで、120gの野菜を600Wで1分半加熱してもOK。主菜料理のつけ合わせなどにも使えます。

## 緑黄色野菜と淡色野菜

β-カロテンの含有量が多い野菜が緑黄色野菜に分類されています。「健康日本21」では、緑黄色野菜から1日120g摂ることが望ましいとされています。3食のうち2食は、副菜に緑黄色野菜を使った副菜を選びましょう。

また、ゆでることでカリウムの量が減ります。栄養指導で、カリウムを制限されている人は、その数値を確認して、調理をする際に参考にしてもらえればと思います。

### カリウム量の比較

緑黄色野菜 60g

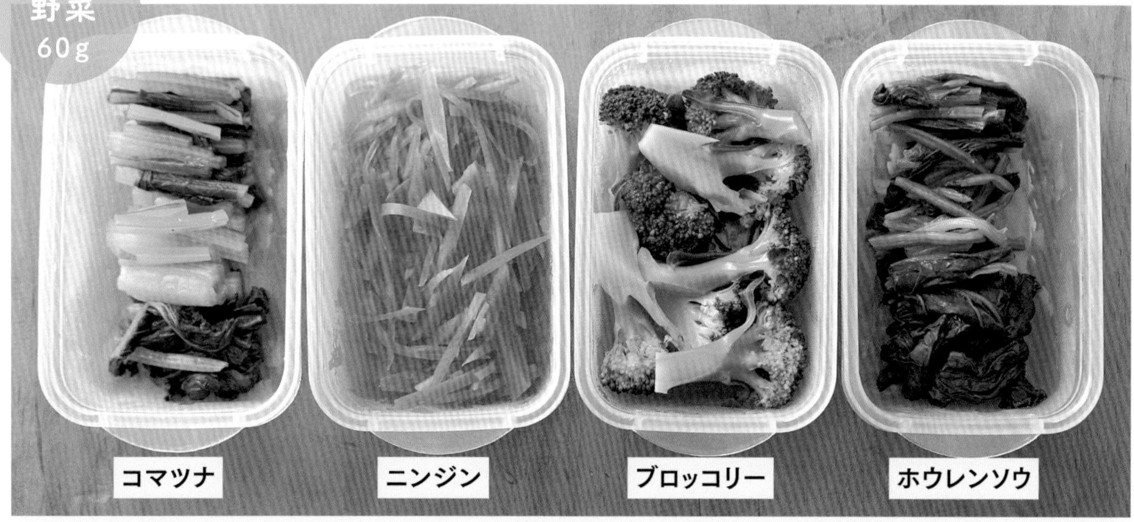

| | コマツナ | ニンジン | ブロッコリー | ホウレンソウ |
|---|---|---|---|---|
| 生 60g | 300 mg | 162 mg | 276 mg | 414 mg |
| ゆでると… | 74 mg | 125 mg | 140 mg | 206 mg |

淡色野菜 60g

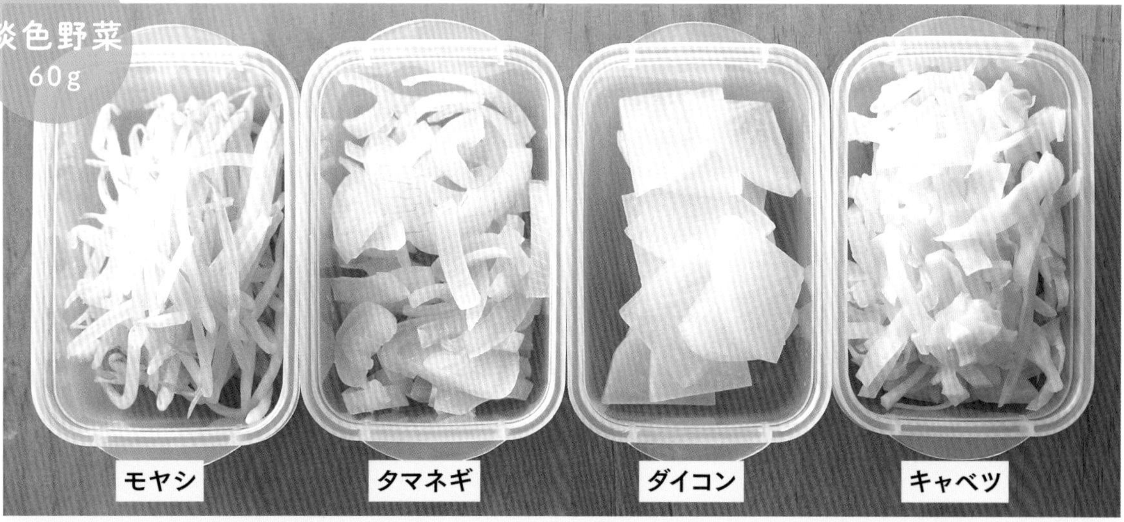

| | モヤシ | タマネギ | ダイコン | キャベツ |
|---|---|---|---|---|
| 生 60g | 41 mg | 90 mg | 138 mg | 120 mg |
| ゆでると… | 12 mg | 59 mg | 109 mg | 49 mg |

レンジ調理で簡単！

# コマツナのおかか和え

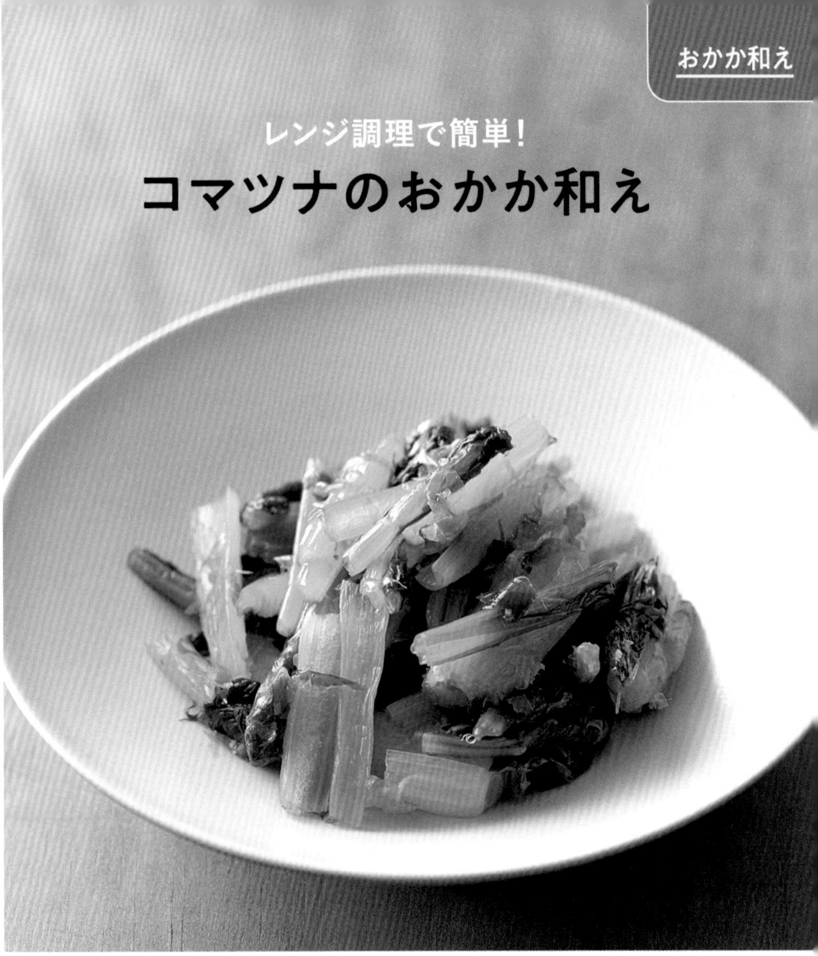

材料（1人分）
コマツナ…60ｇ
しょうゆ…小さじ½
削り節…1.3ｇ

作り方

1 コマツナは熱湯でゆでて水にとり、3cm長さに切る。
2 1の水気をしぼり、しょうゆ、削り節の順で和える。

＊電子レンジで加熱する場合は、コマツナを水で濡らし、茎と葉が交互になるようにラップに包み電子レンジ（600W）で1分加熱する。

DATA

| | |
|---|---|
| タンパク質 1.8g | 炭水化物 0.9g |
| 脂質 0.1g | カリウム 322mg |
| リン 41 mg | 食物繊維 1.1g |
| 食塩相当量 0.5g | エネルギー 14 kcal |

せん切りでシャキシャキに

# ピーマンのおかか和え

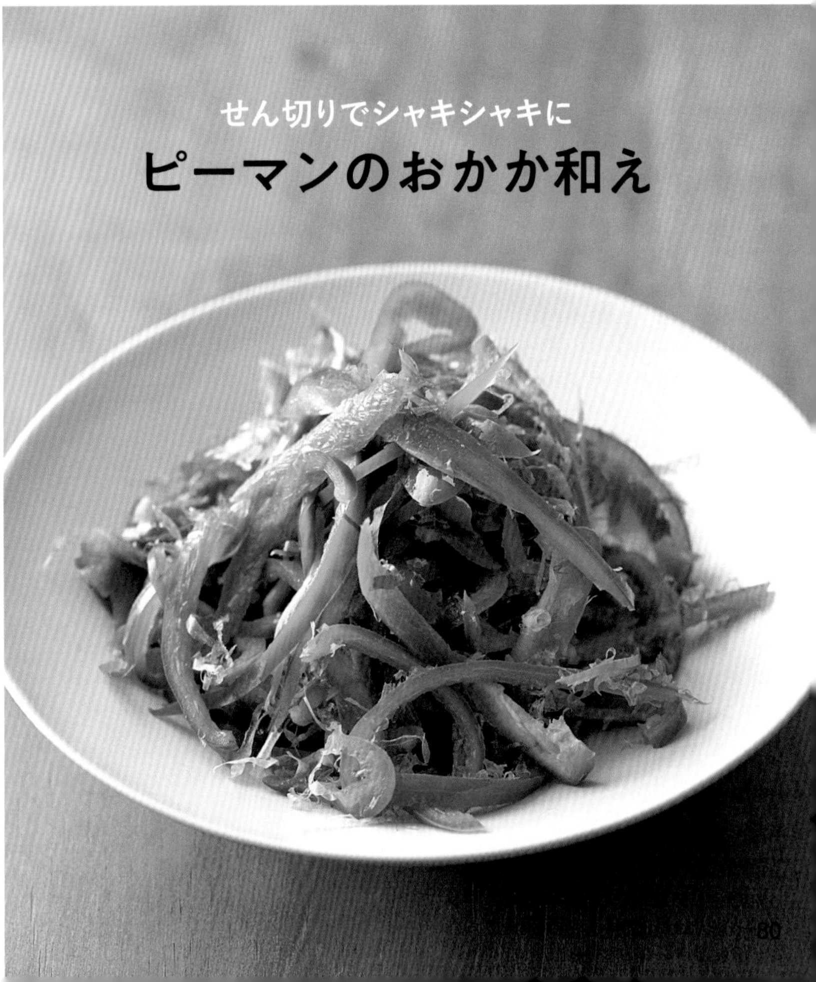

材料（1人分）
ピーマン…60ｇ
しょうゆ…小さじ½
削り節…1.3ｇ

作り方

1 ピーマンはせん切りにし、中火のフライパンで1～2分蒸し焼きにする。
2 1を、しょうゆ、削り節の順で和える。

DATA

| | |
|---|---|
| タンパク質 1.4g | 炭水化物 2.2g |
| 脂質 0.1g | カリウム 136mg |
| リン 27 mg | 食物繊維 1.4g |
| 食塩相当量 0.5g | エネルギー 19 kcal |

ニラの風味が際立つ

## モヤシとニラのからし和え

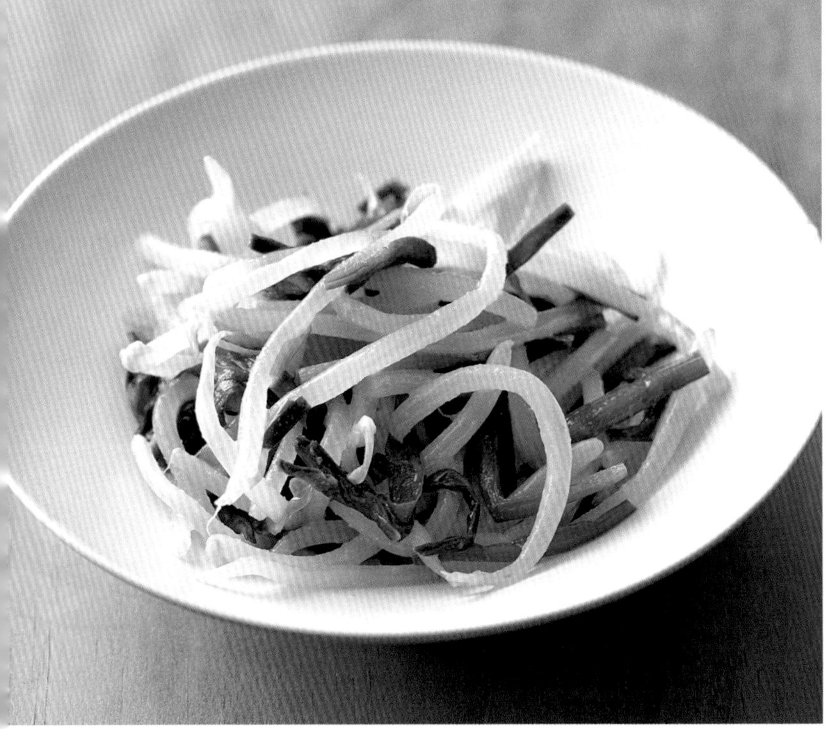

材料（1人分）

モヤシ40ｇ

ニラ…20ｇ

Ⓐ［しょうゆ…小さじ½
　砂糖…小さじ¼
　練りからし…0.5ｇ

作り方

1 モヤシはラップで包み、電子レンジ（600W）で1分加熱する。

2 ニラは熱湯でゆでて水にとり、3㎝長さに切り水気をしぼる。

3 Ⓐをよく混ぜて**1**と**2**を和える。

DATA

| | |
|---|---|
| タンパク質 1.0ｇ | 炭水化物 2.5ｇ |
| 脂質 0.1ｇ | カリウム 142㎎ |
| リン 22㎎ | 食物繊維 1.1ｇ |
| 食塩相当量 0.5ｇ | エネルギー 17 kcal |

からしの香りがアクセント

## コマツナのからし和え

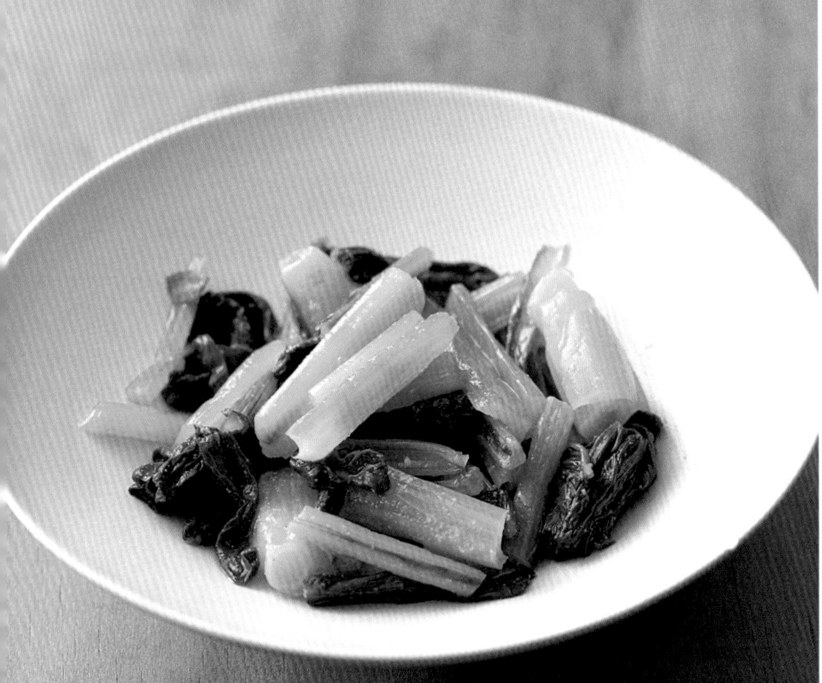

材料（1人分）

コマツナ…60ｇ

Ⓐ［しょうゆ…小さじ½
　砂糖…小さじ¼
　練りからし…0.5ｇ

作り方

1 コマツナは熱湯でゆでて水にとり、3㎝長さに切り水気をしぼる。

2 Ⓐをよく混ぜて、**1**を和える。

＊電子レンジで加熱する場合は、コマツナを水で濡らし、茎と葉が交互になるようにラップに包み電子レンジ（600W）で1分加熱する。

DATA

| | |
|---|---|
| タンパク質 1.0ｇ | 炭水化物 1.9ｇ |
| 脂質 0.1ｇ | カリウム 313㎎ |
| リン 32㎎ | 食物繊維 1.1ｇ |
| 食塩相当量 0.5ｇ | エネルギー 16 kcal |

シャキシャキ感が海苔にぴったり

# ミズナの磯辺和え

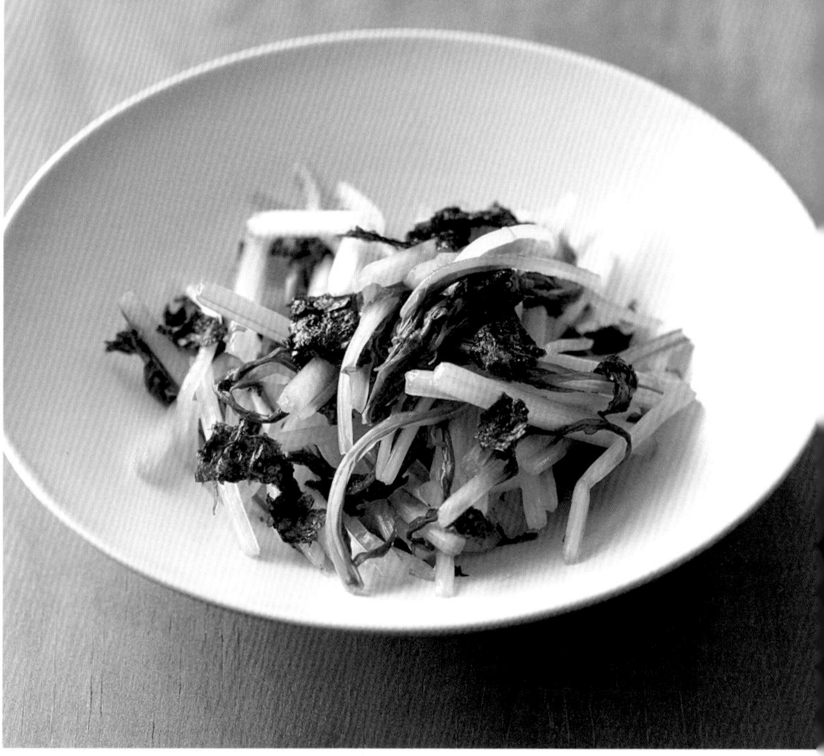

材料（1人分）

ミズナ…60ｇ

Ⓐ［しょうゆ…小さじ½

　 鰹だしの素（食塩不使用）…1ｇ

　 水…小さじ½

焼き海苔…全型¼枚

作り方

1 ミズナは熱湯でゆでて水にとり、3㎝長さに切り水気をしぼる。

2 Ⓐをよく混ぜる。

3 **1**に**2**をかけ、焼き海苔を細かくちぎってかける。

DATA

| | |
|---|---|
| タンパク質 1.6ｇ | 炭水化物 1.7ｇ |
| 脂質 0.1ｇ | カリウム 334㎎ |
| リン 58㎎ | 食物繊維 2.2ｇ |
| 食塩相当量 0.5ｇ | エネルギー 23 kcal |

切り干し大根で栄養アップ

# 切り干し大根とコマツナの磯辺和え

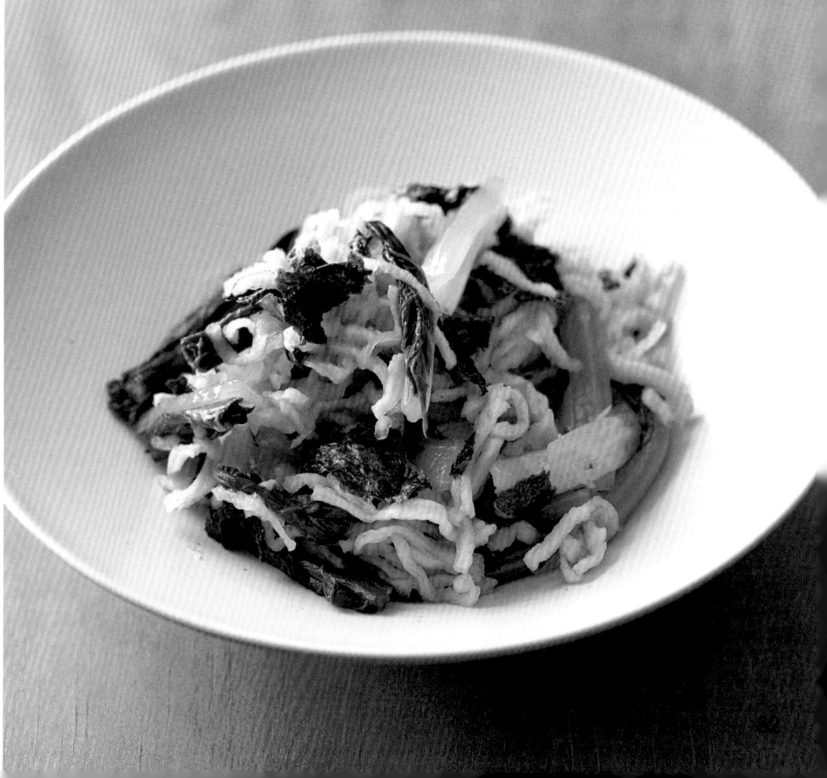

材料（1人分）

切り干し大根（乾）…5ｇ

コマツナ…40ｇ

Ⓐ［しょうゆ…小さじ½

　 鰹だしの素（食塩不使用）…1ｇ

　 水…小さじ½

焼き海苔…全型¼枚

作り方

1 切り干し大根は水で戻し、熱湯をかけて3～4㎝長さに切る。

2 コマツナは熱湯でゆでて水にとり、3㎝長さに切り水気をしぼる。

3 Ⓐをよく混ぜる。

4 **1**と**2**に**3**をかけて和え、焼き海苔を細かくちぎってかける。

DATA

| | |
|---|---|
| タンパク質 1.4ｇ | 炭水化物 3.3ｇ |
| 脂質 0.1ｇ | カリウム 421㎎ |
| リン 49㎎ | 食物繊維 2.2ｇ |
| 食塩相当量 0.5ｇ | エネルギー 28 kcal |

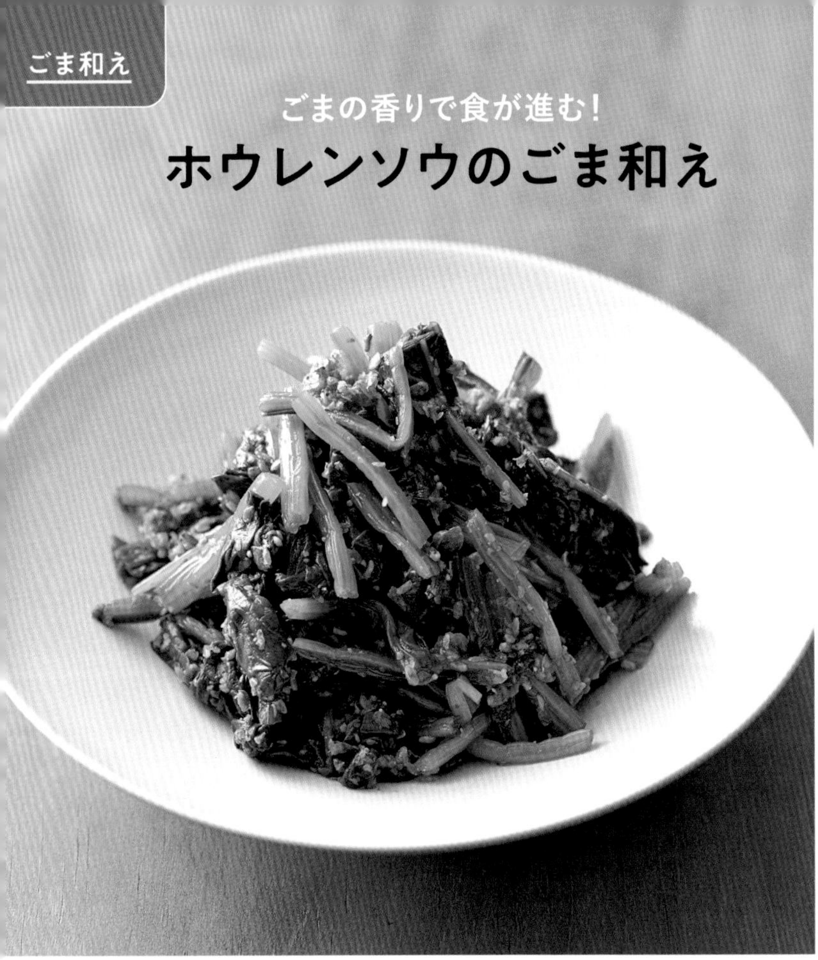

ごまの香りで食が進む!

# ホウレンソウのごま和え

材料（1人分）

ホウレンソウ…60g

Ⓐ しょうゆ…小さじ½
砂糖…小さじ⅓
白すりごま…小さじ1
水…小さじ¼

作り方

1 ホウレンソウは熱湯でゆでて水にとり、3cm長さに切り水気をしぼる。

2 Ⓐをよく混ぜて、**1**を和える。

DATA

| | |
|---|---|
| タンパク質 1.8g | 炭水化物 1.7g |
| 脂質 1.7g | カリウム 438mg |
| リン 50mg | 食物繊維 2.1g |
| 食塩相当量 0.4g | エネルギー 35kcal |

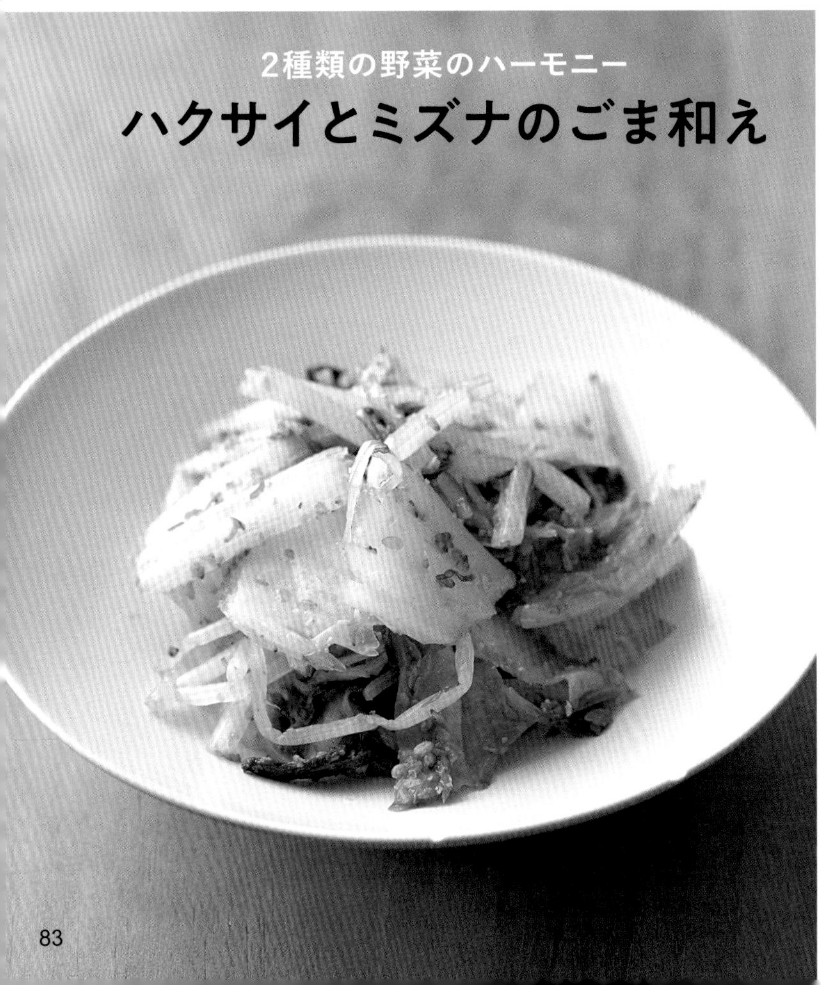

2種類の野菜のハーモニー

# ハクサイとミズナのごま和え

材料（1人分）

ハクサイ…50g

ミズナ…20g

Ⓐ しょうゆ…小さじ½
砂糖…小さじ⅓
白すりごま…小さじ1
水…小さじ¼

作り方

1 ハクサイは3cm長さのそぎ切り、ミズナは3cm長さに切る。

2 **1**を熱湯でゆでてざるにとり、冷まして水気をしぼる。

3 Ⓐをよく混ぜ、**2**を和える。

＊ハクサイを電子レンジで加熱する場合は、水で濡らしてラップに包み電子レンジ（600W）で1分加熱する。

DATA

| | |
|---|---|
| タンパク質 1.5g | 炭水化物 3.0g |
| 脂質 1.6g | カリウム 230mg |
| リン 51mg | 食物繊維 1.6g |
| 食塩相当量 0.5g | エネルギー 35kcal |

豆腐でホウレンソウがまろやかに

# ホウレンソウの白和え

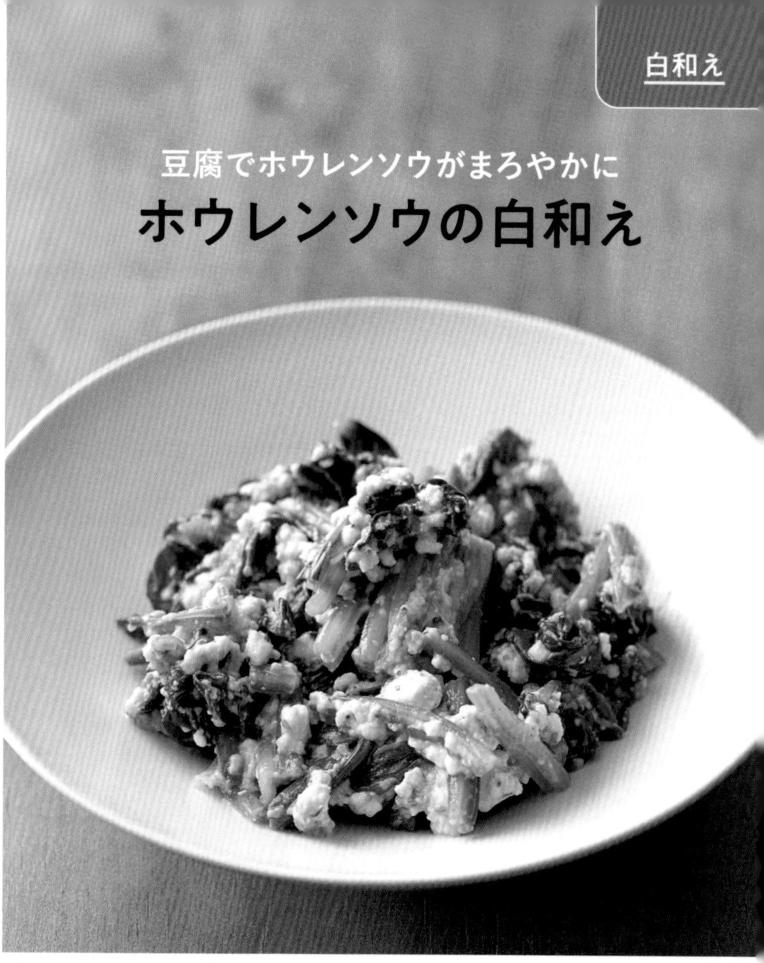

材料（1人分）

ホウレンソウ…60ｇ

木綿豆腐…40ｇ

Ⓐ しょうゆ…小さじ½
　砂糖…小さじ½
　白すりごま……小さじ1

作り方

1 ホウレンソウは熱湯でゆでて水にとり、3㎝長さに切り水気をしぼる。

2 豆腐をペーパータオルに包み、かるく水分をきる。

3 **2**をボウルに入れ、Ⓐを加えて混ぜる。

4 **1**を**3**で和える。

DATA

| タンパク質 | 炭水化物 | 脂質 | カリウム | リン | 食物繊維 | 食塩相当量 | エネルギー |
|---|---|---|---|---|---|---|---|
| 4.5ｇ | 2.5ｇ | 3.5ｇ | 482 ㎎ | 85 ㎎ | 2.5ｇ | 0.4ｇ | 66 kcal |

紅白の色合いが美しい

# レンコンとニンジンの白和え

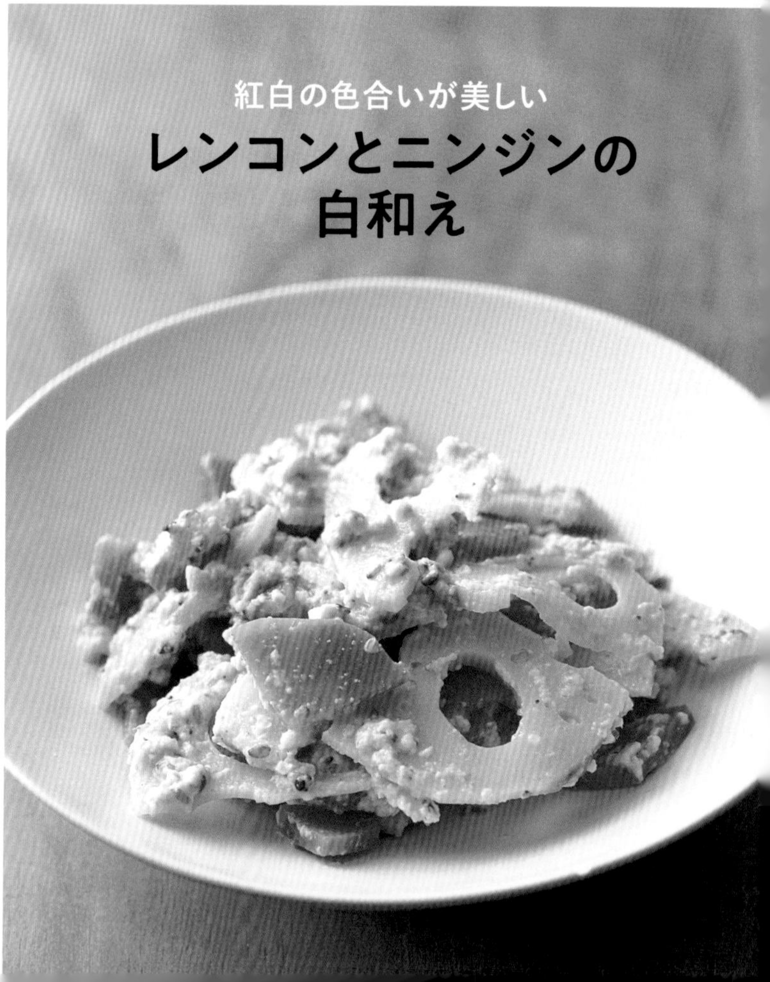

材料（1人分）

ニンジン…30ｇ

レンコン…30ｇ

木綿豆腐…40ｇ

Ⓐ しょうゆ…小さじ½
　砂糖…小さじ½
　白すりごま…小さじ1

作り方

1 ニンジン、レンコンはいちょう切りにし、水からゆでて、ざるにあげる。

2 豆腐をペーパータオルに包み、かるく水分をきる。

3 **2**を器に入れ、Ⓐを加えて混ぜる。

4 **1**を**3**で和える。

＊野菜を電子レンジで加熱する場合は、水で濡らしてラップに包み電子レンジ(600W)で1分加熱する。

DATA

| タンパク質 | 炭水化物 | 脂質 | カリウム | リン | 食物繊維 | 食塩相当量 | エネルギー |
|---|---|---|---|---|---|---|---|
| 4.0ｇ | 8.3ｇ | 3.4ｇ | 281 ㎎ | 87 ㎎ | 2.1ｇ | 0.5ｇ | 84 kcal |

ナムル

ごま油の香りが食欲をそそる

## モヤシとニンジンのナムル

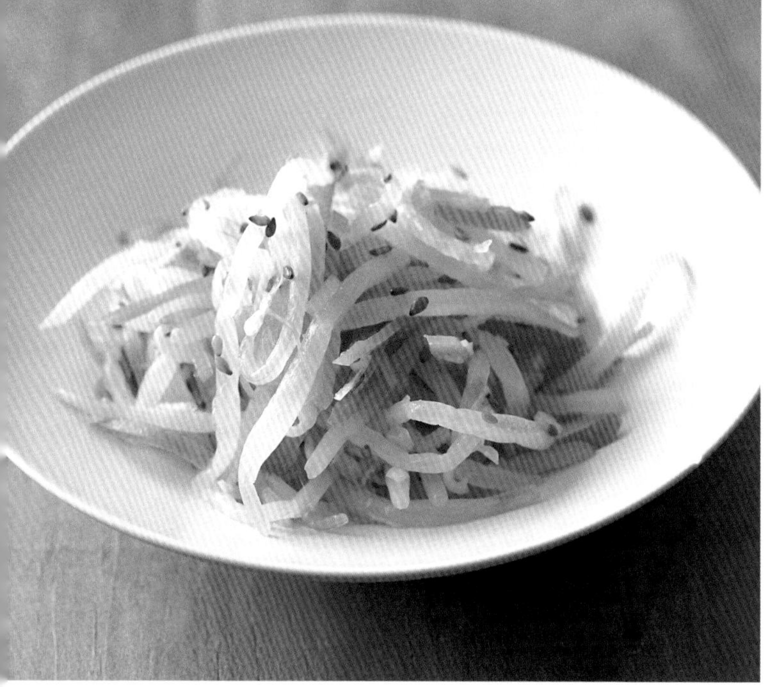

材料（1人分）

モヤシ…50g

ニンジン…10g

Ⓐ［ 塩…0.5g

ごま油…小さじ½

白いりごま…小さじ½

こしょう…少々

長ネギ（みじん切り）…大さじ1

作り方

1 Ⓐをよく混ぜる。

2 モヤシはラップで包み、電子レンジ（600W）で1分加熱する。

3 ニンジンはせん切りにし、水からゆでて、ざるにあげる。

4 **2**と**3**が熱いうちに**1**で和える。

DATA

| タンパク質 | 炭水化物 | 脂質 | カリウム | リン | 食物繊維 | 食塩相当量 | エネルギー |
|---|---|---|---|---|---|---|---|
| 1.0g | 2.0g | 2.8g | 79mg | 25mg | 1.2g | 0.5g | 39kcal |

香味和え

ナスはレンジで時短調理！

## 蒸しナスの香味和え

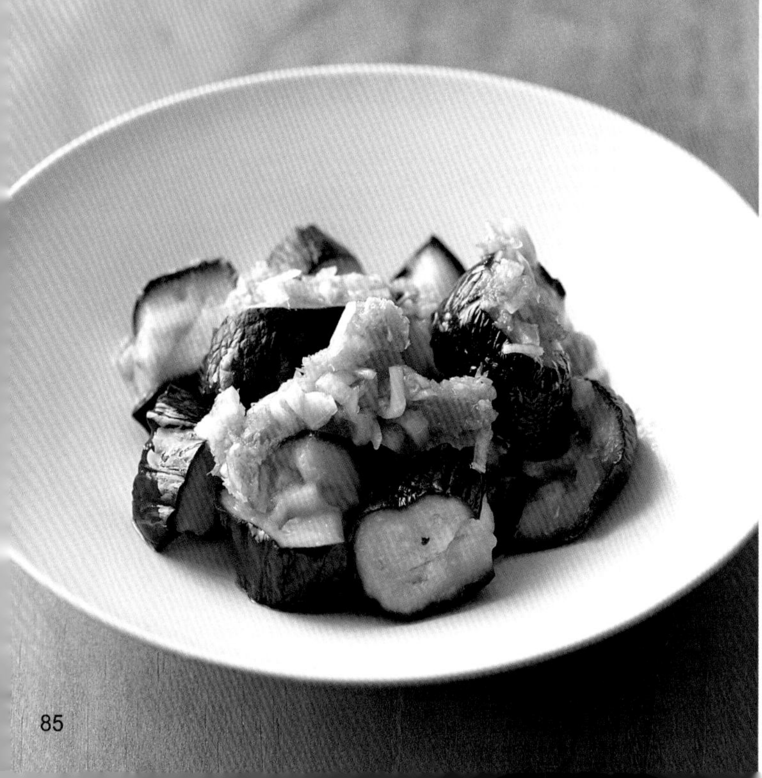

材料（1人分）

ナス…70g

長ネギ…10g

ショウガ…10g

Ⓐ［ 酢…小さじ1

砂糖…小さじ⅓

しょうゆ…小さじ½

ごま油…小さじ½

作り方

1 ナスは電子レンジ（600W）で4分加熱し、すぐに水分を拭く。

2 **1**が冷めたら、一口大に切る。

3 長ネギとショウガはみじん切りにし、Ⓐと混ぜ合わせて**2**にかける。

DATA

| タンパク質 | 炭水化物 | 脂質 | カリウム | リン | 食物繊維 | 食塩相当量 | エネルギー |
|---|---|---|---|---|---|---|---|
| 0.8g | 5.0g | 2.0g | 225mg | 32mg | 2.5g | 0.4g | 48kcal |

ごま酢和え

さっぱり味にごまが合う

## ニンジンとゴボウのごま酢和え

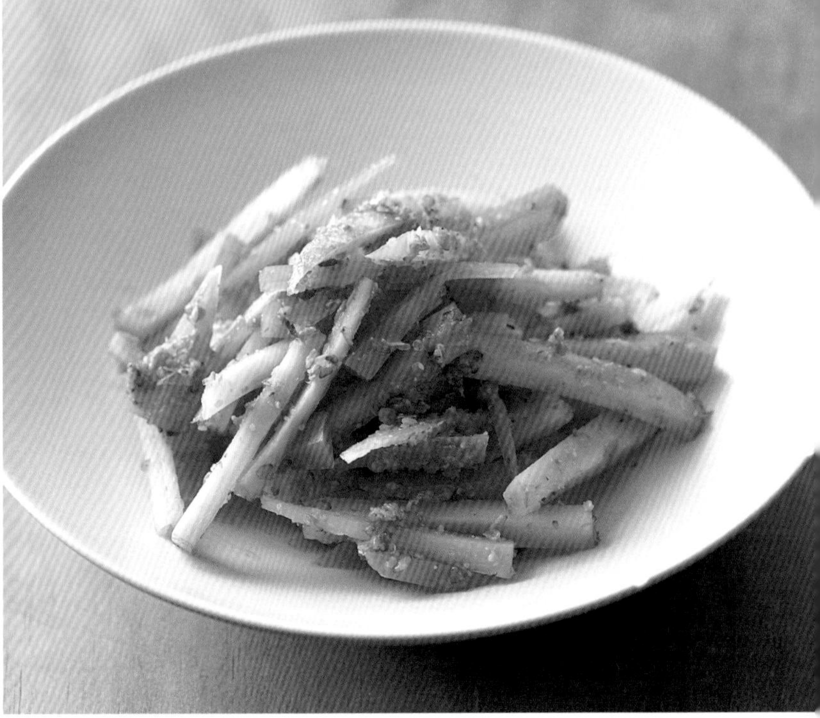

材料（1人分）
ニンジン…30ｇ
ゴボウ…30ｇ
Ⓐ［しょうゆ…小さじ½
砂糖…小さじ½
酢…小さじ1
白すりごま…小さじ1

作り方
1 Ⓐをよく混ぜる。
2 ニンジンとゴボウは太めのせん切りにし、水からゆでて水気をきる。
3 **2**が温かいうちに**1**で和える。

DATA

| | |
|---|---|
| タンパク質 1.3g | 炭水化物 7.2g |
| 脂質 1.6g | カリウム 202mg |
| リン 48mg | 食物繊維 2.8g |
| 食塩相当量 0.5g | エネルギー 55kcal |

酢みそ和え

ブロッコリーとみそが意外に合う

## ブロッコリーの酢みそ和え

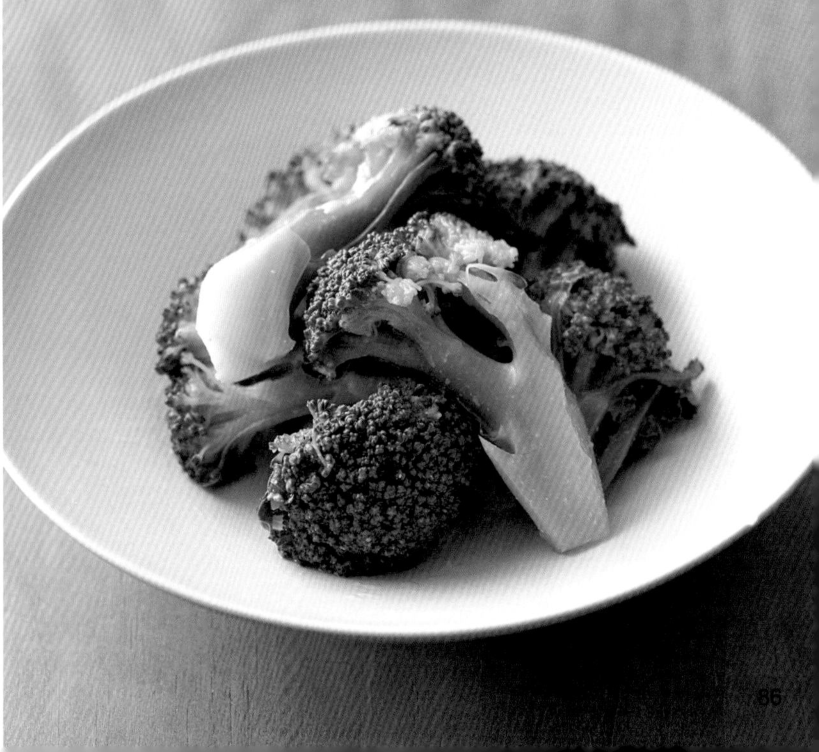

材料（1人分）
ブロッコリー…60ｇ
Ⓐ［みそ…小さじ½
砂糖…小さじ½
酢…小さじ½
練りからし…小さじ¼

作り方
1 Ⓐをよく混ぜる。
2 ブロッコリーを小房に分け、沸騰した湯で好みのかたさにゆでて水気をきる。
3 **1**で**2**を和える。

DATA

| | |
|---|---|
| タンパク質 2.7g | 炭水化物 4.1g |
| 脂質 0.5g | カリウム 290mg |
| リン 73mg | 食物繊維 3.2g |
| 食塩相当量 0.5g | エネルギー 39kcal |

さっぱり系の黄金の組み合わせ

# キュウリとわかめの酢の物

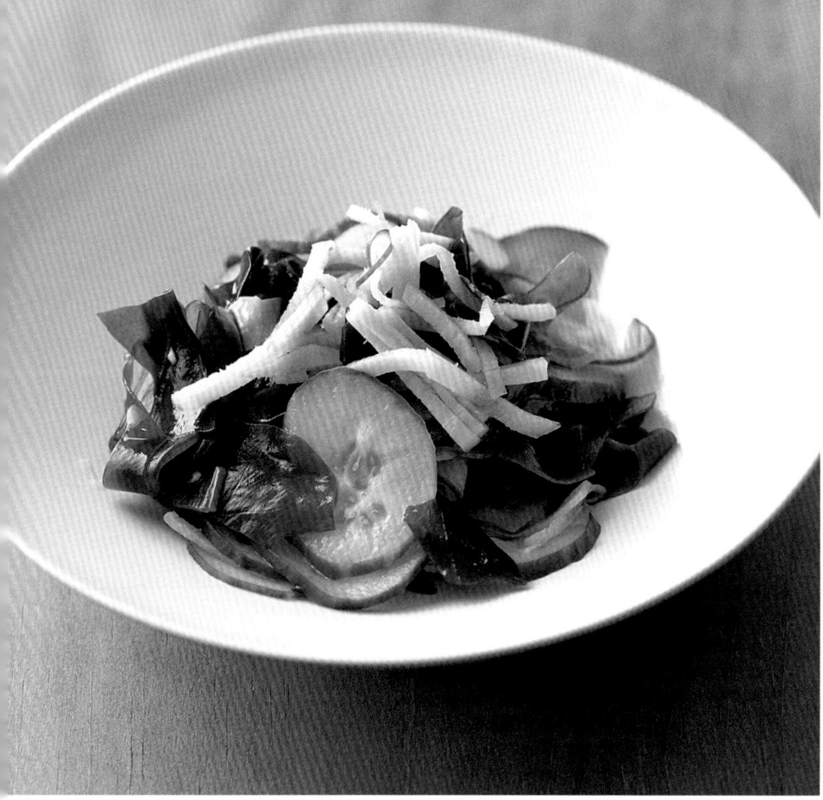

材料（1人分）

わかめ（塩蔵）…5ｇ
キュウリ…30ｇ
ショウガ…5ｇ
酢…大さじ½
砂糖…小さじ½
しょうゆ…小さじ⅓

作り方

1 わかめは洗ってさっと熱湯にくぐらせ、一口大に切り水気をしぼる。キュウリは薄い小口切り、しょうがはせん切りにする。
2 キュウリに、酢と砂糖それぞれ半量を合わせてかけ、10分ほどおく。
3 2に残りの酢、砂糖、しょうゆ、わかめを加えて和え、器に盛り、ショウガを飾る。

DATA

| | |
|---|---|
| タンパク質 0.4g | 炭水化物 3.3g |
| 脂質 0g | カリウム 88mg |
| リン 18mg | 食物繊維 0.8g |
| 食塩相当量 0.3g | エネルギー 19kcal |

mini column

## 和え物をアレンジ！ おすすめ野菜

80ページから紹介してきた「和え物」は野菜中心のレシピ。
野菜の旬などに合わせて、ほかの野菜で作ってみるのもおすすめです。

野菜60ｇ を基本に、いろいろな材料で作ってみよう

**おかか和え** ……… コマツナ、ホウレンソウ、シュンギク、ブロッコリー、サヤインゲン、グリーンアスパラ等
**からし和え** ……… ホウレンソウ、シュンギク、チンゲンサイ等の葉物野菜
**磯辺和え** ……… コマツナ、シュンギク、チンゲンサイ等の葉物野菜
**ごま和え** ……… コマツナ、シュンギク、オクラ、ニンジン、グリーンアスパラ、ナス等
**白和え** ……… コマツナ、シュンギク、サヤインゲン等
**ナムル** ……… ニラ、ホウレンソウ、シュンギク、ダイコン等
**ごま酢和え** ……… サヤインゲン、グリーンアスパラ、セロリ、キャベツ、切り干し大根等
**酢の物** ……… キャベツ、切り干し大根、タマネギ等
**香味和え** ……… ハクサイ、チンゲンサイ等
**酢みそ和え** ……… ブロッコリー、キャベツ、ウド等

だしの味がしみ込む

# コマツナと厚揚げの煮びたし

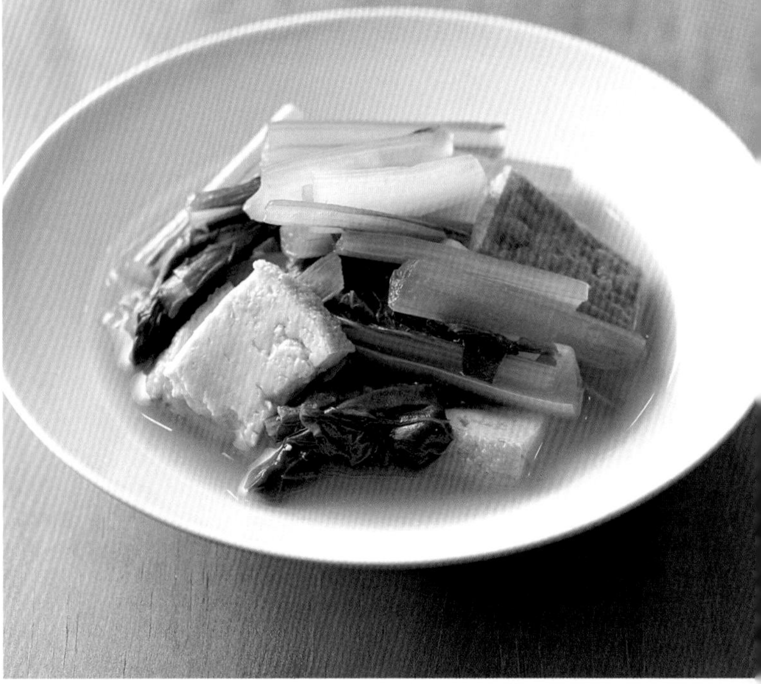

材料（1人分）
コマツナ…60ｇ
厚揚げ…30ｇ
Ⓐ しょうゆ…小さじ½
　みりん…小さじ⅓
　水…50mL

作り方

1 厚揚げは縦半分に切ってから5㎜幅に、コマツナは3～4㎝長さに切る。
2 鍋にⒶと厚揚げを入れて中火にかけ、2分煮る。
3 **2**にコマツナを加え、しんなりしたら火を止めて、煮汁ごと器に盛る。

**DATA**

| | |
|---|---|
| タンパク質 | 4.1g |
| 炭水化物 | 1.9g |
| 脂質 | 3.3g |
| カリウム | 348 mg |
| リン | 77 mg |
| 食物繊維 | 1.4g |
| 食塩相当量 | 0.4g |
| エネルギー | 58 kcal |

切り干し大根から味がしみ出す

# 切り干し大根と油揚げの煮びたし

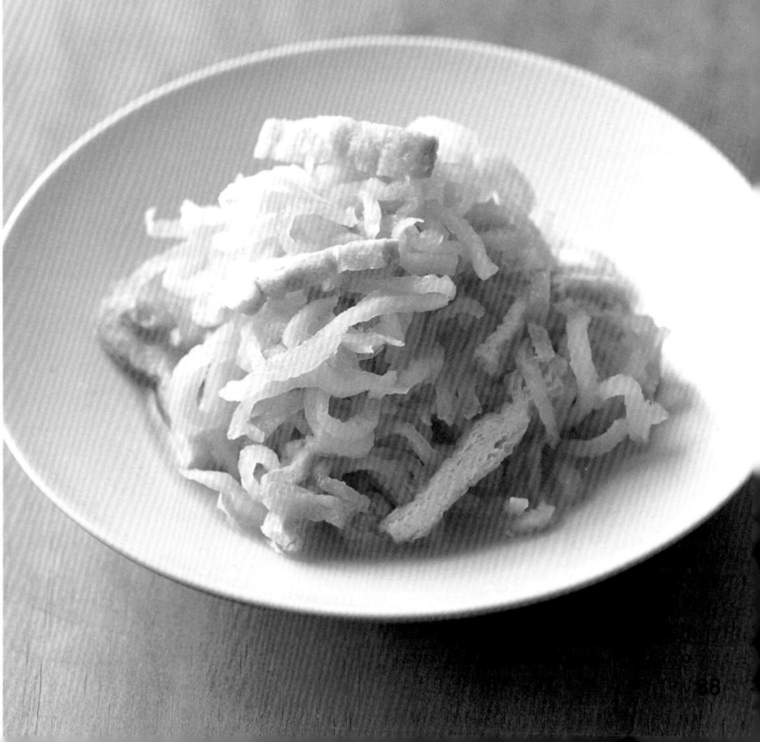

材料（1人分）
切り干し大根（乾）…10ｇ
油揚げ…10ｇ
Ⓐ しょうゆ…小さじ½
　みりん…小さじ⅓
　水…100mL

作り方

1 切り干し大根は水で戻して3～4㎝長さに切る。油揚げは縦半分に切ってから細切りにする。
2 鍋に**1**とⒶを入れ、中火で7～8分煮たら火を止めて味をふくませる。
3 煮汁ごと器に盛る。

**DATA**

| | |
|---|---|
| タンパク質 | 3.2g |
| 炭水化物 | 6.3g |
| 脂質 | 3.2g |
| カリウム | 370 mg |
| リン | 62 mg |
| 食物繊維 | 2.3g |
| 食塩相当量 | 0.5g |
| エネルギー | 73 kcal |

マイタケのうまみがしっかり

# チンゲンサイとマイタケの煮びたし

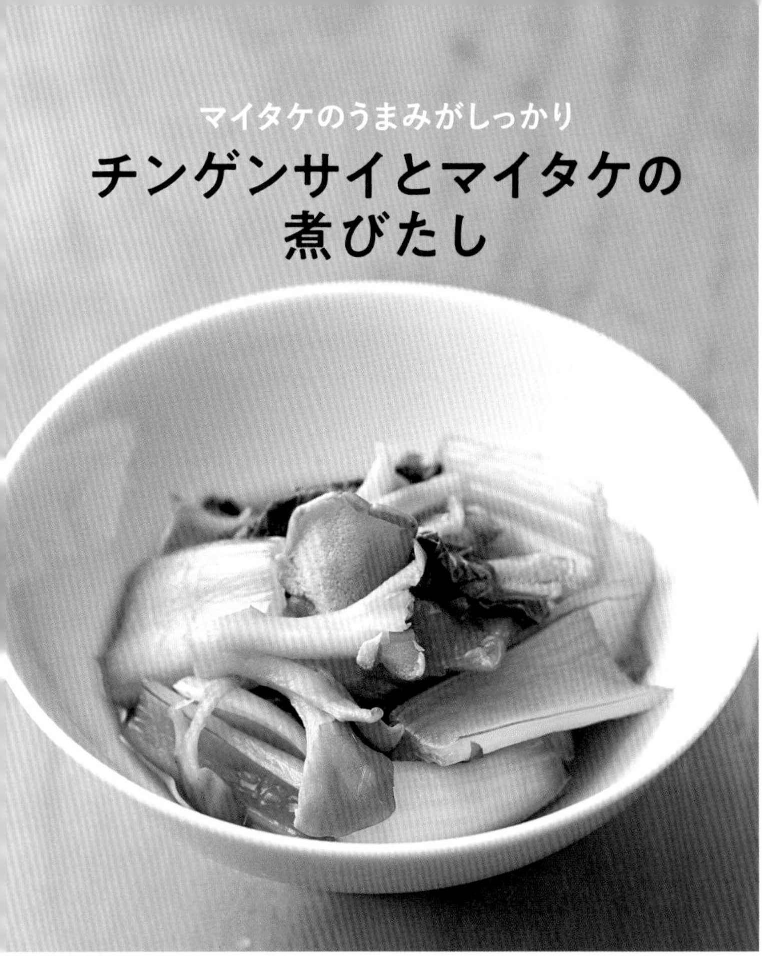

材料（1人分）

チンゲンサイ…50ｇ
マイタケ…20ｇ
Ⓐ しょうゆ…小さじ1/2
　 みりん…小さじ1/3
　 水…50mL

作り方

1 チンゲンサイは2㎝長さに切り、マイタケは手でさく。
2 鍋にマイタケとⒶを入れて中火にかけ、2分煮る。
3 **2**にチンゲンサイを加え、しんなりしたら火を止めて煮汁ごと器に盛る。

DATA

| タンパク質 | 炭水化物 | 脂質 |
|---|---|---|
| 0.8g | 1.8g | 0.1g |
| カリウム | リン | 食物繊維 |
| 188㎎ | 29㎎ | 1.3g |
| 食塩相当量 | エネルギー | |
| 0.5g | 16kcal | |

ちりめんじゃこの味がしみ出す

# ブロッコリーとじゃこの煮びたし

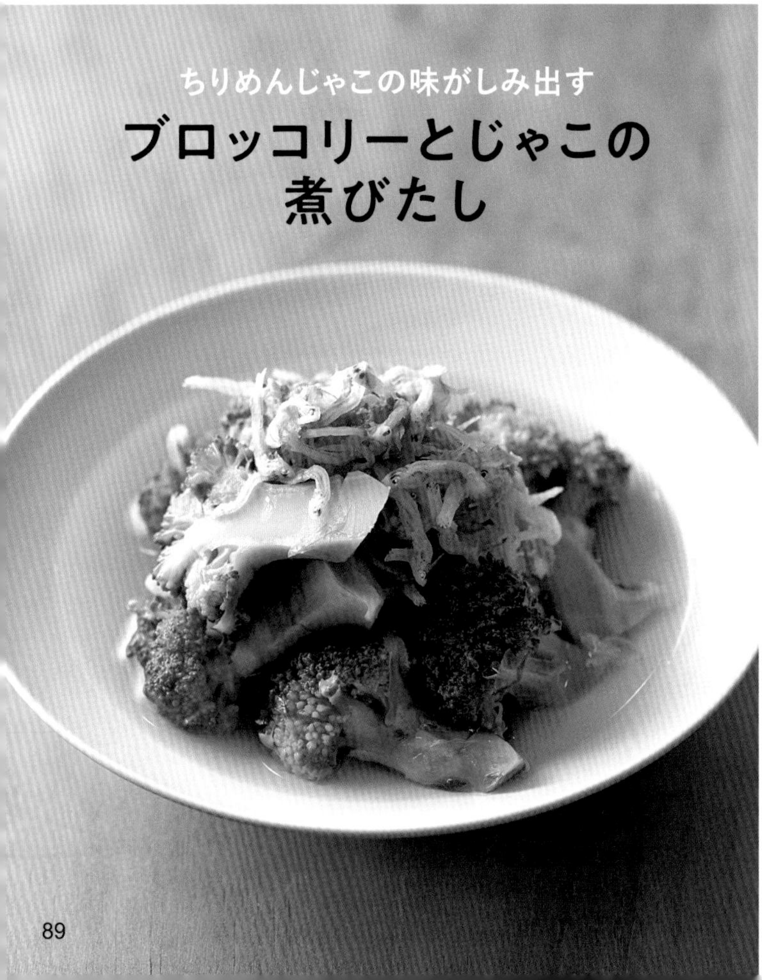

材料（1人分）

ブロッコリー…60ｇ
Ⓐ 削り節…1.5ｇ
　 しょうゆ…小さじ1/5
　 水…50mL
ちりめんじゃこ…5ｇ

作り方

1 ブロッコリーは小房に分ける。
2 鍋に**1**とⒶを入れ、ふたをして3分ほど中火で蒸し煮にする。
3 **2**にちりめんじゃこを加え、ひと煮立ちしたら火を止めて煮汁ごと器に盛る。

DATA

| タンパク質 | 炭水化物 | 脂質 |
|---|---|---|
| 5.0g | 2.1g | 0.3g |
| カリウム | リン | 食物繊維 |
| 317㎎ | 121㎎ | 3.1g |
| 食塩相当量 | エネルギー | |
| 0.5g | 37kcal | |

材料（1人分）
キャベツ…40ｇ
リンゴ…20ｇ
ゆで卵…½個
Ⓐ サラダ油…小さじ1
酢…小さじ1
塩…0.5ｇ（少々）
こしょう…少々
パプリカパウダー…少々

作り方
1 キャベツはせん切り、リンゴは薄めのいちょう切りにする。
2 Ⓐをよく混ぜて**1**を和える。
3 ゆで卵は白身と黄身に分け、それぞれみじん切りにする。
4 **2**を器に盛り、**3**を飾ってパプリカパウダーをふる。

DATA

| タンパク質 | 炭水化物 | 脂質 |
|---|---|---|
| 3.2g | 5.4g | 6.3g |
| カリウム | リン | 食物繊維 |
| 142 mg | 57 mg | 1.1g |
| 食塩相当量 | エネルギー | |
| 0.6g | 94 kcal | |

リンゴの甘みが味の決め手
# ミモザサラダ

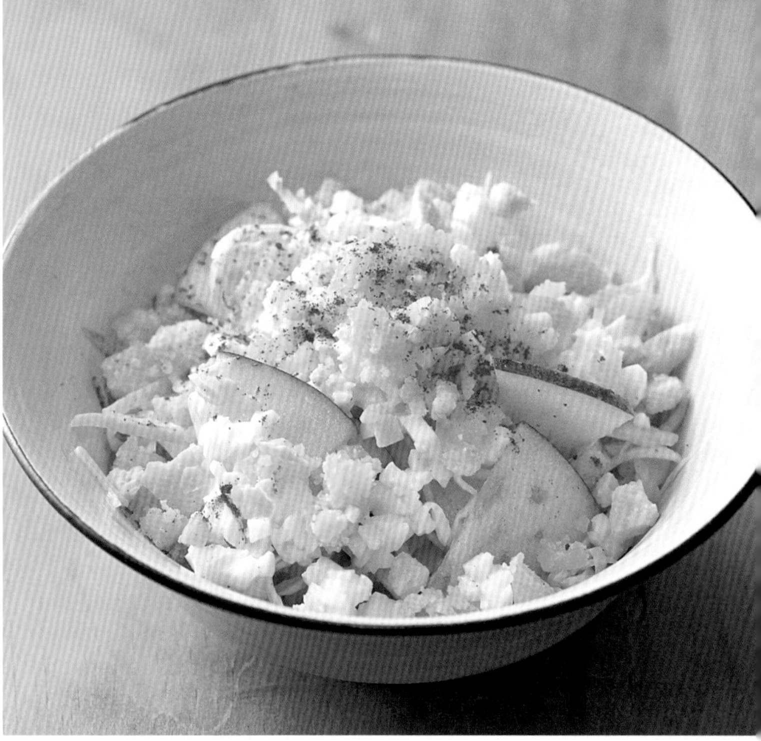

材料（1人分）
ニンジン…60ｇ
クルミ（ロースト）…10ｇ
Ⓐ サラダ油…小さじ1
レモン汁…小さじ½
酢…小さじ½
塩…0.3ｇ
はちみつ…小さじ½
練りからし…小さじ¼

作り方
1 ニンジンはせん切りにし、クルミは砕く。
2 Ⓐをよく混ぜてニンジンを和える。
3 **2**の味がなじんだら、クルミを加える。

DATA

| タンパク質 | 炭水化物 | 脂質 |
|---|---|---|
| 1.8g | 7.3g | 11.1g |
| カリウム | リン | 食物繊維 |
| 223 mg | 45 mg | 2.2g |
| 食塩相当量 | エネルギー | |
| 0.4g | 141 kcal | |

甘みと酸味のバランスが最高
# ニンジンのレモンソース

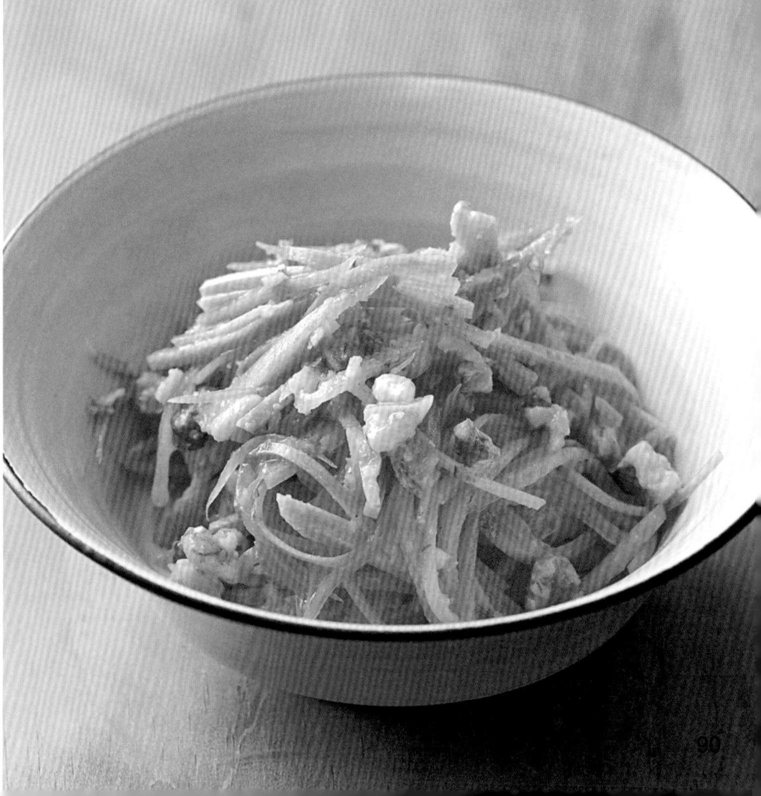

ピリリとして、さっぱり!

# ブロッコリーのゆずこしょうドレッシング

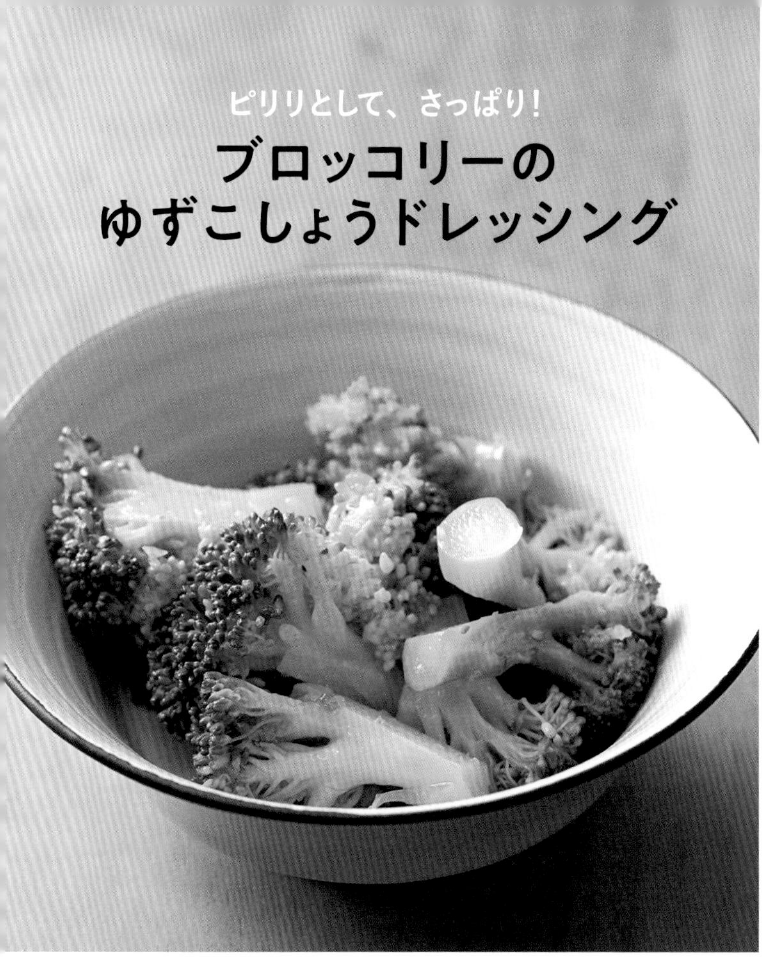

材料（1人分）

ブロッコリー…60g

Ⓐ サラダ油…小さじ1
酢…小さじ1
ゆずこしょう…小さじ¼

作り方

1 ブロッコリーは小房に分け、熱湯で2～3分ゆでてざるに取る。

2 1を器に盛り、Ⓐをよく混ぜて食べる直前にかける。

DATA

| | | |
|---|---|---|
| タンパク質 2.3g | 炭水化物 1.9g | 脂質 4.1g |
| カリウム 281mg | リン 67mg | 食物繊維 3.2g |
| 食塩相当量 0.4g | エネルギー 60kcal | |

さっぱり味で食欲アップ

# レタスとわかめのサラダ

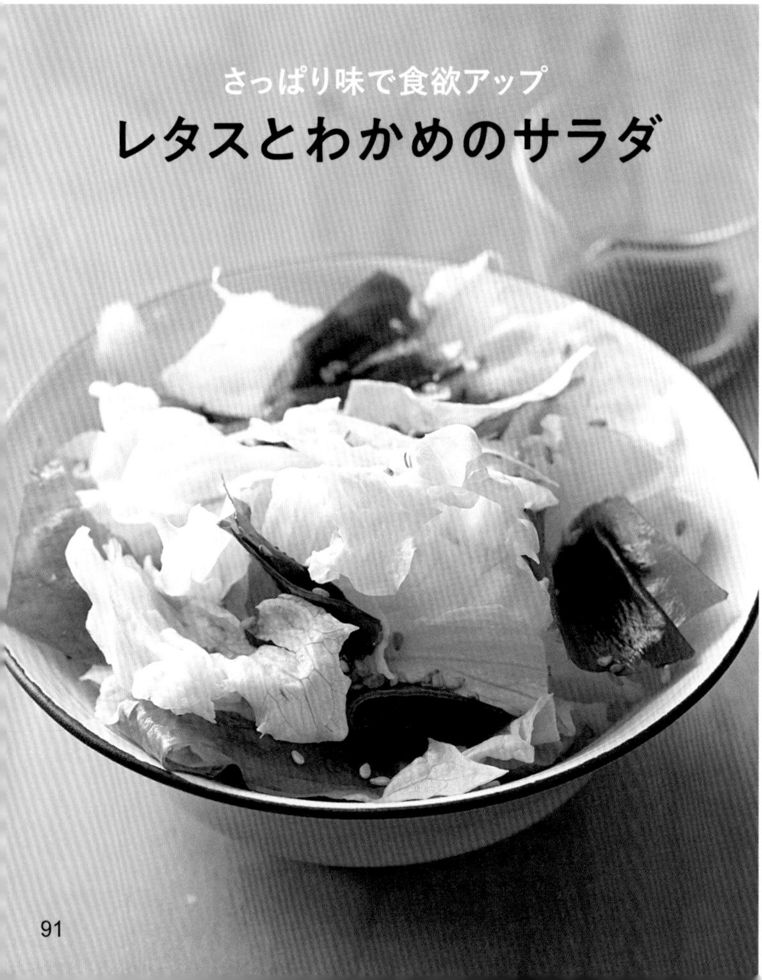

材料（1人分）

レタス…50g

わかめ（塩蔵）…5g

白いりごま…小さじ⅓

Ⓐ サラダ油…小さじ1
酢…小さじ½
しょうゆ…小さじ½

作り方

1 わかめは洗ってさっと熱湯にくぐらせ、一口大に切る。

2 レタスは手でちぎり、1と和えて器に盛る。

3 食べる直前に白いりごまをふり、よく混ぜたⒶをかける。

DATA

| | | |
|---|---|---|
| タンパク質 0.7g | 炭水化物 1.6g | 脂質 4.4g |
| カリウム 116mg | リン 23mg | 食物繊維 0.8g |
| 食塩相当量 0.5g | エネルギー 51kcal | |

キノコのうまみをサラダに

# キュウリとキノコの和風サラダ

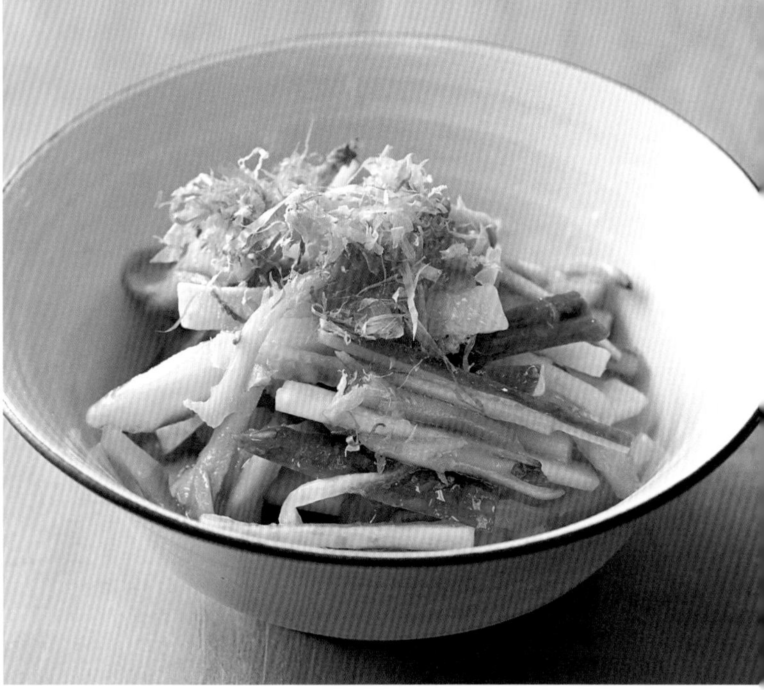

材料（1人分）
キュウリ…30ｇ
キノコ（マイタケなど）…30ｇ
Ⓐ サラダ油…小さじ1
酢…小さじ1
しょうゆ…小さじ½
砂糖…小さじ⅓
削り節…1.5ｇ

作り方
1 キノコは手でさき、電子レンジ（600W）で1分半加熱する。キュウリは、粗めのせん切りにする。
2 Ⓐをよく混ぜて1を和えたら器に盛り、削り節をかける。

DATA

| | | |
|---|---|---|
| タンパク質 1.7ｇ | 炭水化物 3.0ｇ | 脂質 4.0ｇ |
| カリウム 154 mg | リン 43 mg | 食物繊維 1.4ｇ |
| 食塩相当量 0.5ｇ | エネルギー 59 kcal | |

パリパリのじゃこがアクセントに

# ダイコンとじゃこのサラダ

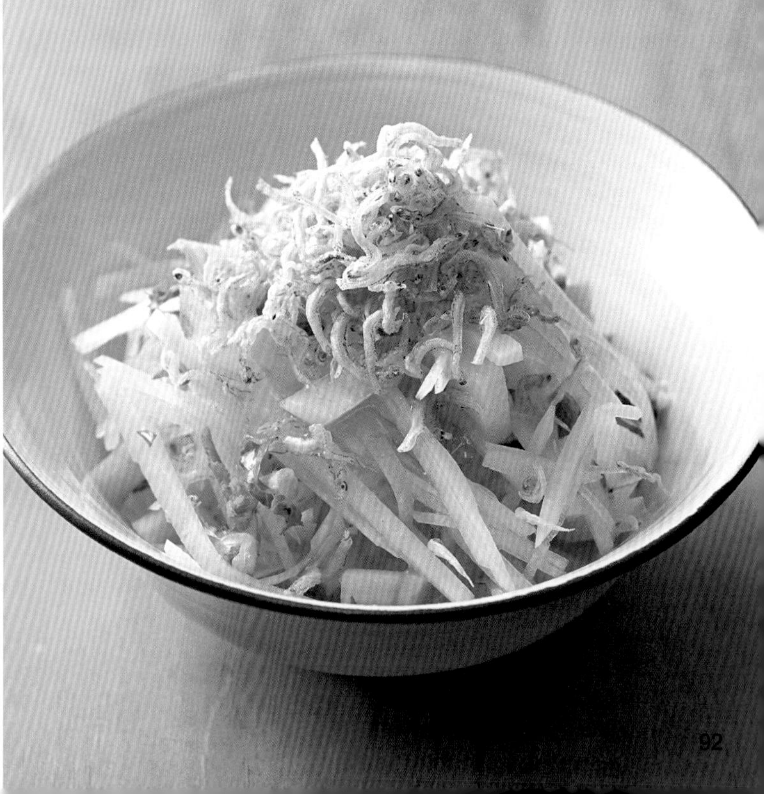

材料（1人分）
ダイコン…50ｇ
ちりめんじゃこ…5ｇ
ダイコンの葉…10ｇ
Ⓐ サラダ油…小さじ⅔
ごま油…小さじ⅓
酢…小さじ1
しょうゆ…小さじ⅓

作り方
1 ちりめんじゃこは電子レンジ（600W）で1分加熱し、水分を飛ばす。
2 ダイコンはせん切り、ダイコンの葉は粗めのみじん切りにして器に盛る。
3 よく混ぜたⒶを2にかけ、1をふりかける。

DATA

| | | |
|---|---|---|
| タンパク質 2.1ｇ | 炭水化物 2.7ｇ | 脂質 4.3ｇ |
| カリウム 188 mg | リン 61 mg | 食物繊維 1.1ｇ |
| 食塩相当量 0.6ｇ | エネルギー 61 kcal | |

クセのある素材が梅味でまとまる

# ひじきとシュンギクの梅ドレッシング

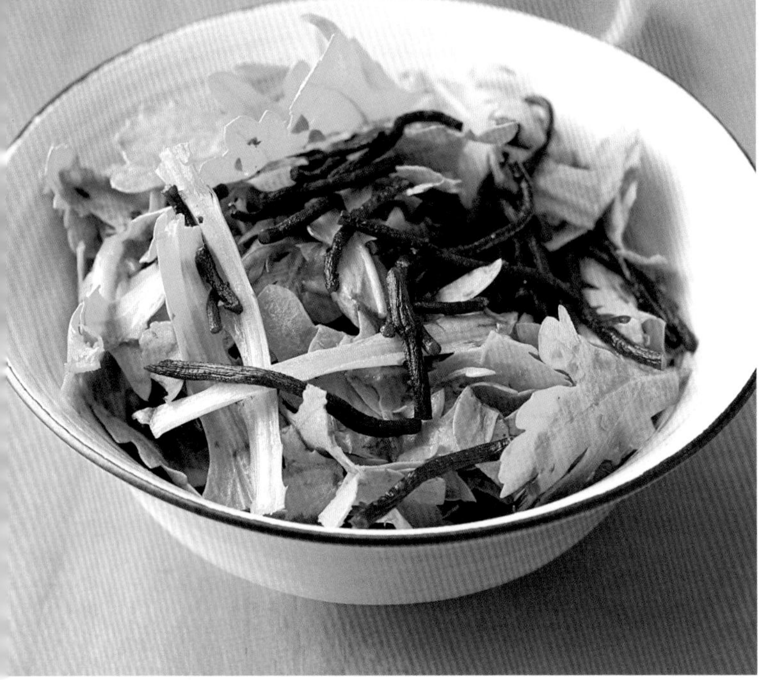

材料（1人分）

長ひじき（乾）…3g

シュンギク（葉）…20g

Ⓐ
- サラダ油…小さじ⅔
- ごま油…小さじ⅓
- 酢…小さじ1
- しょうゆ…小さじ¼
- 砂糖…小さじ½

梅干し…1個

作り方

1. 梅干しは種を除き、つぶしてからⒶと混ぜる。
2. 水で戻したひじきはさっとゆでて水気を拭き、食べやすい長さに切る。
3. 2に、手でちぎったシュンギクの葉を和え、器に盛り1をかける。

DATA

| タンパク質 | 炭水化物 | 脂質 | カリウム | リン | 食物繊維 | 食塩相当量 | エネルギー |
|---|---|---|---|---|---|---|---|
| 0.7g | 2.6g | 4.3g | 293mg | 15mg | 2.2g | 0.6g | 57kcal |

ヨーグルトのコクが満足感

# カリフラワーのヨーグルトサラダ

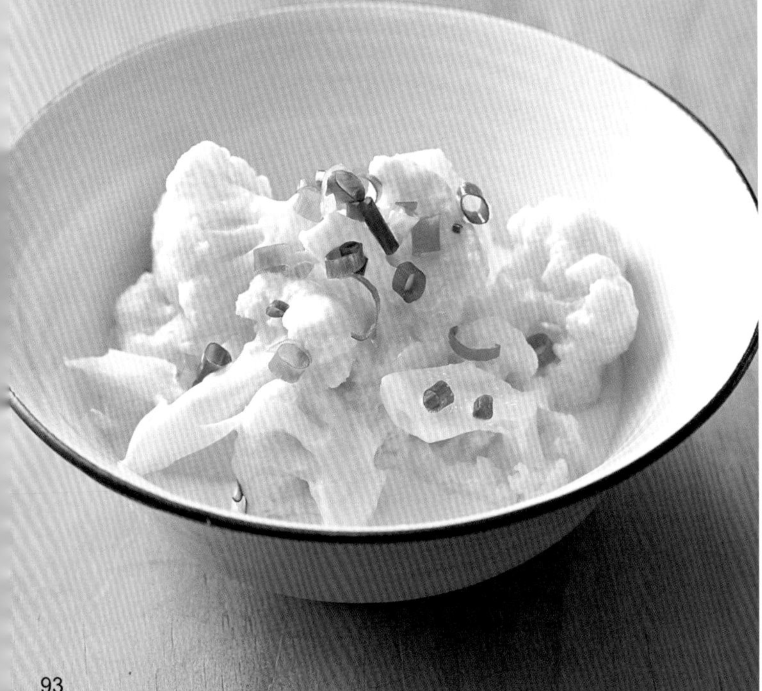

材料（1人分）

カリフラワー…60g

青ネギ…5g

Ⓐ
- ヨーグルト（無糖）…大さじ1
- マヨネーズ…大さじ½
- 塩…0.3g
- こしょう…少々

作り方

1. カリフラワーを小房に分け、熱湯でゆでてざるにあげる。
2. あら熱がとれたら、混ぜ合わせたⒶで和える。
3. 器に盛りつけ、小口切りにした青ネギを散らす。

DATA

| タンパク質 | 炭水化物 | 脂質 | カリウム | リン | 食物繊維 | 食塩相当量 | エネルギー |
|---|---|---|---|---|---|---|---|
| 2.0g | 2.8g | 4.9g | 287mg | 62mg | 1.9g | 0.4g | 67kcal |

削り節のうまみがしっかり

## 野菜炒め

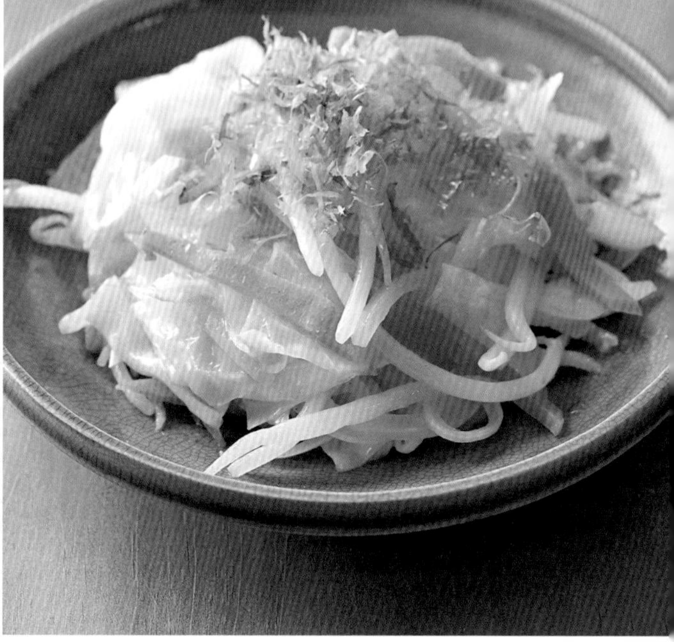

材料（1人分）

キャベツ…40g
ニンジン…10g
タマネギ…20g
モヤシ…30g
サラダ油…小さじ1
塩…0.5g（少々）
こしょう…少々
酢…小さじ½
削り節…0.5g

作り方

1 キャベツは一口大に切り、ニンジンは薄めの短冊切り、タマネギは薄切りにする。
2 フライパンにサラダ油を熱し、1とモヤシを炒める。
3 2に火が通ったら塩、こしょうをふる。
4 3を器に盛り、酢と削り節をかける。

＊ストック野菜（78ページ）を使用してもOK。

DATA

| タンパク質 | 炭水化物 | 脂質 | カリウム | リン | 食物繊維 | 食塩相当量 | エネルギー |
|---|---|---|---|---|---|---|---|
| 1.3g | 4.3g | 4.0g | 164mg | 31mg | 1.7g | 0.5g | 61kcal |

みそと油が満足感

## ナスとピーマンのみそ炒め

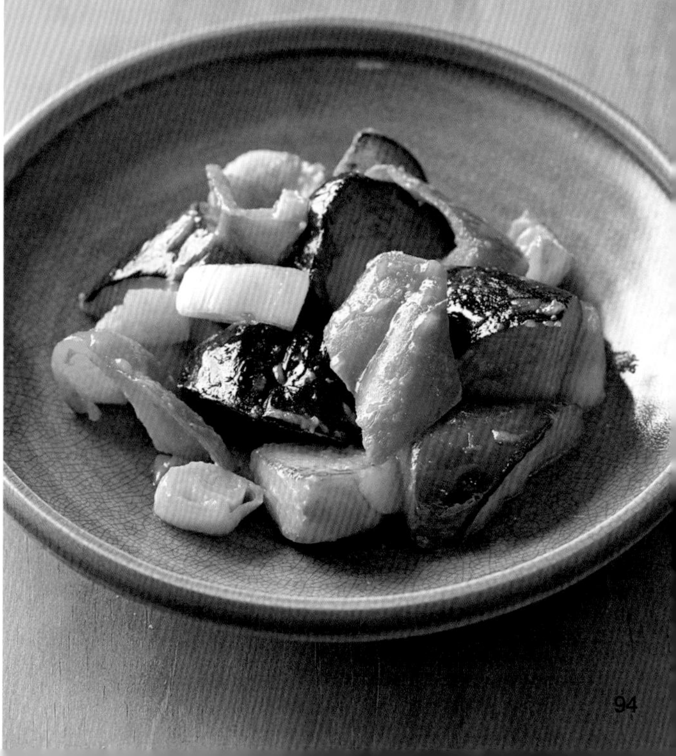

材料（1人分）

ナス…60g
ピーマン…10g
長ネギ…10g
サラダ油…小さじ2
Ⓐ 酒…小さじ1
　 みそ…小さじ⅔
　 砂糖…小さじ½
白いりごま…小さじ⅓

作り方

1 ナスは乱切り、ピーマンは3cm角、長ネギは小口切りにして、Ⓐは混ぜ合わせておく。
2 フライパンにサラダ油を熱し、ナスを入れてしんなりするまで中火で炒める。
3 2にピーマンと長ネギを加え、油が回ったらⒶを入れて強火で味をからめる。
4 火を止めて白いりごまをふる。

＊Ⓐに七味トウガラシも加えると味がしまる。

DATA

| タンパク質 | 炭水化物 | 脂質 | カリウム | リン | 食物繊維 | 食塩相当量 | エネルギー |
|---|---|---|---|---|---|---|---|
| 1.2g | 5.3g | 8.5g | 191mg | 36mg | 2.1g | 0.5g | 112kcal |

オイスターソースがキノコに合う

# 青菜とキノコの炒め物

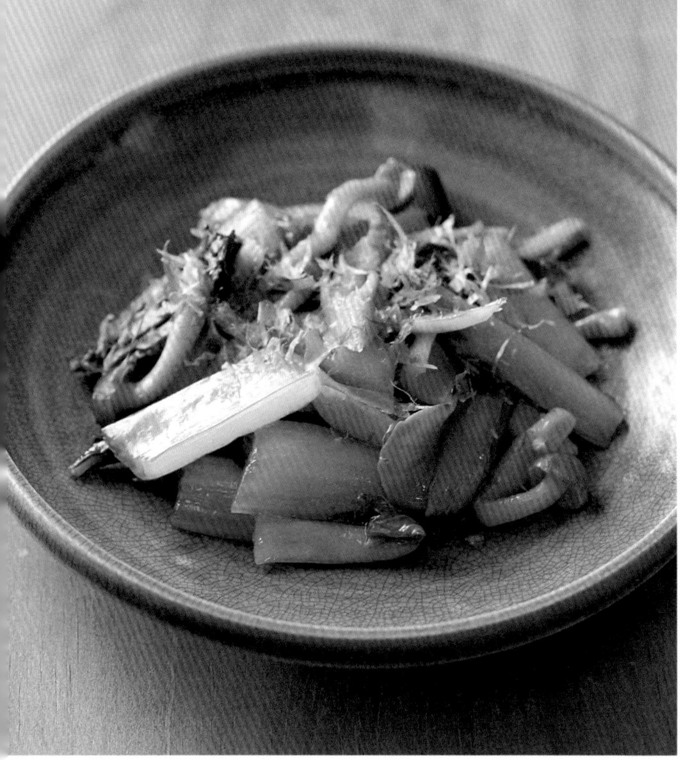

材料（1人分）

コマツナ…40g
キノコ（シメジ、エリンギ）…30g
オイスターソース…小さじ⅔
サラダ油…小さじ1
削り節…0.5g

作り方

1 コマツナは3cm長さに切り、シメジは小房に分ける。エリンギは手でさく。
2 フライパンにサラダ油を熱し、中火でキノコを炒める。
3 2にコマツナを入れ、さっと炒めてオイスターソースを加える。
4 3に削り節を加え、ひと混ぜしたらすぐに火を止める。

DATA

| | | |
|---|---|---|
| タンパク質 1.6g | 炭水化物 2.2g | 脂質 4.0g |
| カリウム 321mg | リン 54mg | 食物繊維 1.7g |
| 食塩相当量 0.5g | エネルギー 55kcal | |

オリーブオイルの風味が香る

# レンコンの蒸し焼き・オイルかけ

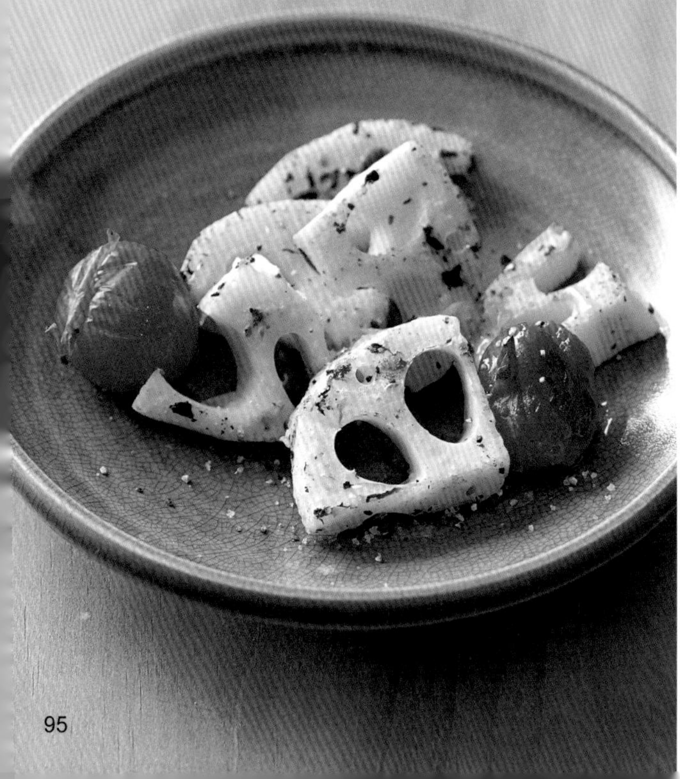

材料（1人分）

レンコン…60g
ミニトマト…20g
水…30mL
オリーブオイル…大さじ½
塩…0.3g（少々）
こしょう…少々

作り方

1 レンコンは1cm厚さのいちょう切りにする。
2 フライパンにレンコンと水を入れ、ふたをして中火で蒸し焼きにする。
3 火が通ったらふたを取り、両面に焼き色をつけたら、ミニトマトを加えてかるく火を通す。
4 器に盛ってオリーブオイルをかけ、食べるときに塩、こしょうをふる。

DATA

| | | |
|---|---|---|
| タンパク質 0.9g | 炭水化物 9.7g | 脂質 6.0g |
| カリウム 324mg | リン 50mg | 食物繊維 1.5g |
| 食塩相当量 0.4g | エネルギー 100kcal | |

タマネギの甘みたっぷり

# タマネギのコンソメ煮

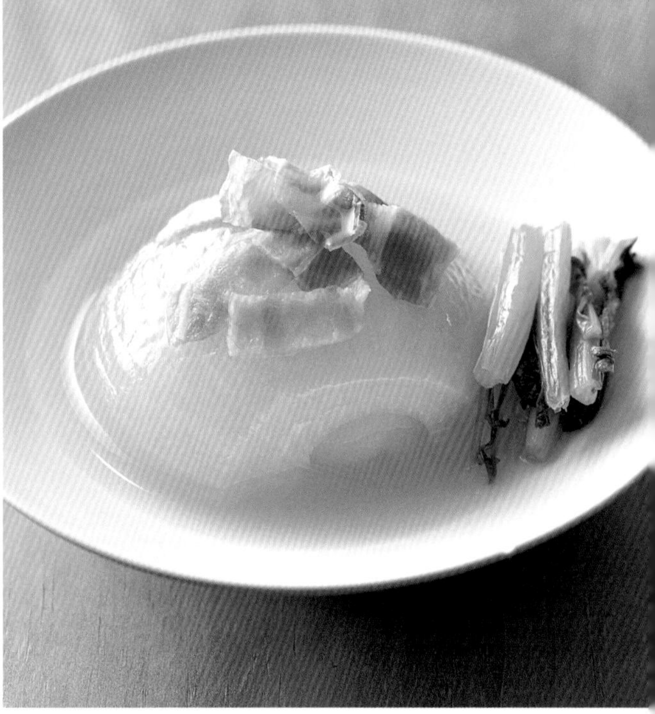

材料（1人分）

タマネギ…60g
ベーコン…5g
コマツナ…10g
Ⓐ［コンソメの素（顆粒）…1g
　水…100mL

作り方

1 タマネギは根元に十字の切り込みを入れ、電子レンジ(600W)で4分加熱する。コマツナはゆでて3cm長さに切り、ベーコンは1cm幅に切る。
2 鍋にタマネギとベーコン、Ⓐを入れ中火で7〜8分煮たら、火を止めて味をふくませる。
3 2にコマツナを加えて温める。

DATA

| タンパク質 | 炭水化物 | 脂質 |
|---|---|---|
| 1.2g | 4.8g | 2.0g |
| カリウム | リン | 食物繊維 |
| 153mg | 35mg | 1.1g |
| 食塩相当量 | エネルギー | |
| 0.5g | 43kcal | |

ほっとする定番の味

# 筑前煮

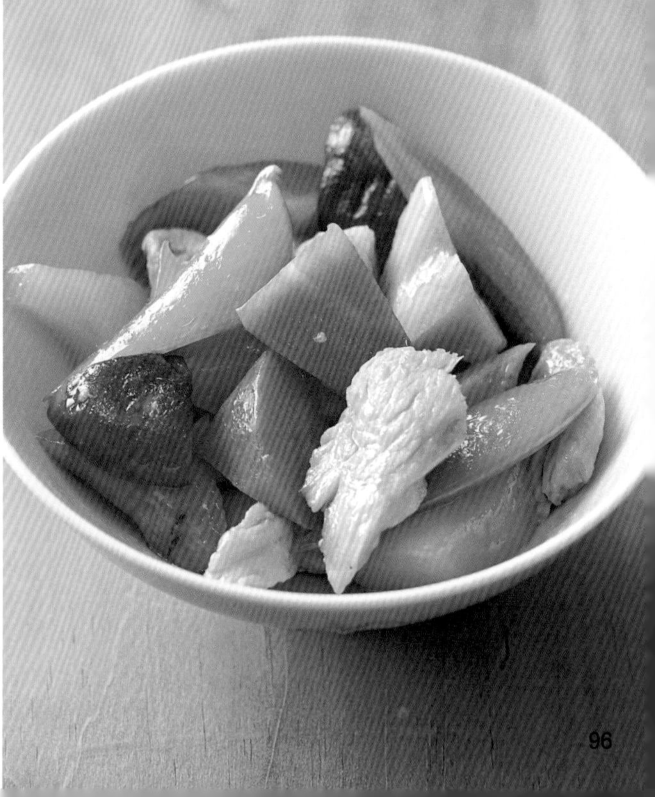

材料（1人分）

鶏もも肉（皮つき）…30g
レンコン…30g
ニンジン…20g
ゴボウ…10g
こんにゃく…20g
シイタケ…5g
スナップエンドウ…10g
Ⓐ［砂糖…小さじ1
　しょうゆ…小さじ½
　酒…大さじ½
　水…大さじ2
サラダ油…小さじ1

作り方

1 鶏肉は、一口大に切る。レンコン、ニンジン、ゴボウは乱切りにし、シイタケは4等分、スナップエンドウはゆでて3cm長さに切り、こんにゃくはスプーンでちぎってゆでる。
2 鍋にサラダ油を入れ、鶏肉の皮を下にして中火で焼く。鶏肉の脂が出てきたら、野菜とこんにゃくを加えて炒める。
3 全体に油が回ったらⒶを加え、ふたをして弱火で10分ほど煮る。
4 汁気を少し残して火を止め、30分ほどおいて味をしみこませる。

DATA

| タンパク質 | 炭水化物 | 脂質 |
|---|---|---|
| 6.8g | 12.1g | 8.0g |
| カリウム | リン | 食物繊維 |
| 948mg | 132mg | 18.1g |
| 食塩相当量 | エネルギー | |
| 0.5g | 191kcal | |

ごま油の香りがひじきに合う

# ひじきのあっさり煮

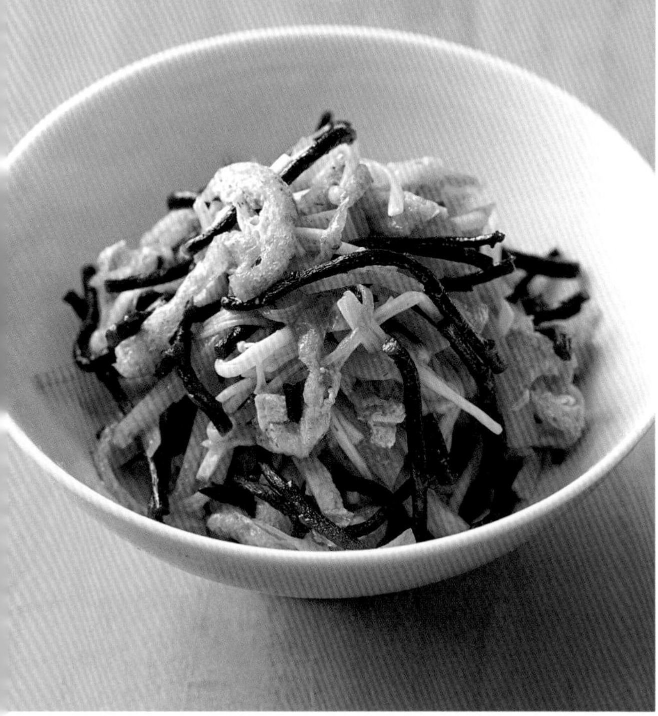

材料（1人分）

長ひじき（乾）…3g
ニンジン…10g
エノキダケ…20g
油揚げ…10g
ごま油…小さじ½
Ⓐ［しょうゆ…小さじ⅓
　砂糖…小さじ½
　トマトケチャップ…小さじ⅔
　鶏ガラだしの素…0.3g
　水…大さじ2

作り方

1 長ひじきは水で戻し、食べやすい長さに切る。ニンジンはせん切り、エノキダケは根元を切って半分に切る。油揚げは縦半分にして細切りにする。
2 鍋にごま油を熱し、1を入れて中火で炒める。
3 鍋にⒶを加え、弱火で汁気がなくなるまでじっくりと煮る。

DATA

タンパク質 3.1g
炭水化物 4.3g
脂質 5.2g
カリウム 316mg
リン 67mg
食物繊維 2.8g
食塩相当量 0.7g
エネルギー 82kcal

あさりのうまみがカリフラワーにからむ

# カリフラワーとあさりの中華煮

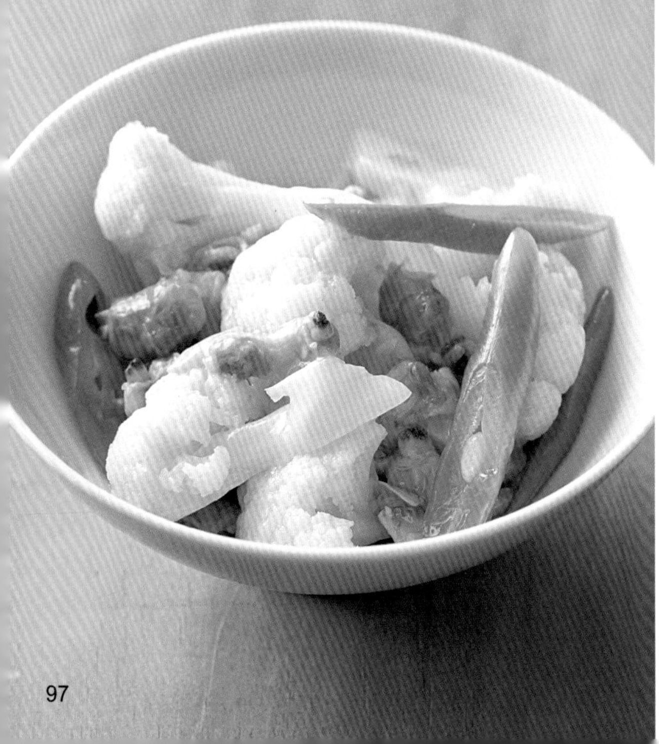

材料（1人分）

カリフラワー…50g
あさり水煮缶…20g
サヤインゲン…10g
Ⓐ［鶏ガラだしの素…0.5g
　水…50mL
片栗粉…小さじ½
水…小さじ1

作り方

1 カリフラワーは小房に分け、サヤインゲンは斜め薄切りにする。
2 鍋にⒶと、あさり缶を汁ごと入れて煮立てる。
3 2にカリフラワーを加えて中火で3～4分煮る。やわらかくなったら、サヤインゲンを加える。
4 サヤインゲンに火が通ったら、水で溶いた片栗粉を加えてとろみをつける。

DATA

タンパク質 4.3g
炭水化物 4.7g
脂質 0.2g
カリウム 234mg
リン 91mg
食物繊維 1.7g
食塩相当量 0.4g
エネルギー 42kcal

昆布のうまみで減塩

# キャベツとニンジンの浅漬け

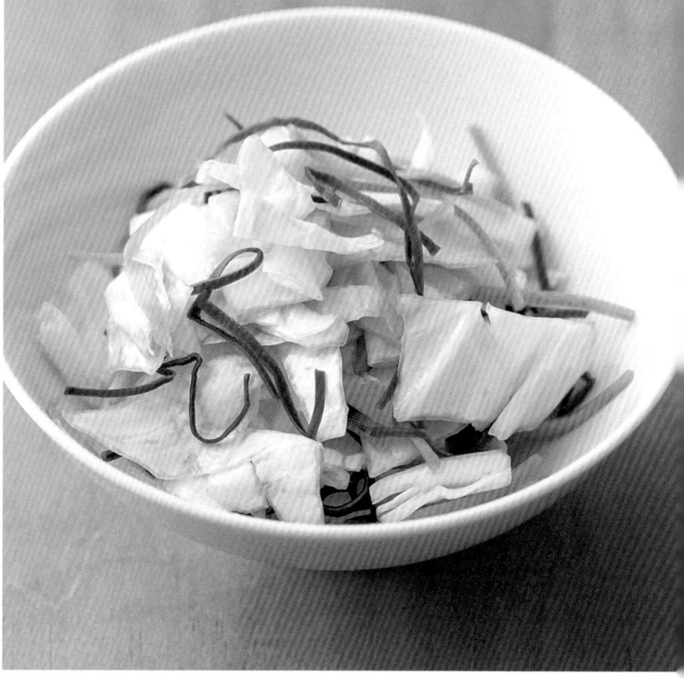

**材料（2人分）**

キャベツ…100g
ニンジン…20g
刻み昆布…3g
Ⓐ［塩…0.8g
　 水…大さじ1
削り節…1g

**作り方**

1 キャベツは大きめの一口大、ニンジンはせん切り、刻み昆布は食べやすい大きさに切る。
2 ポリ袋に1とⒶを入れてかるくもみ、30分ほどおいてしんなりしたら水気をしぼる。
3 器に盛り、削り節をかける。

**DATA**

| | | |
|---|---|---|
| タンパク質 0.9g | 炭水化物 2.4g | 脂質 0.1g |
| カリウム 254mg | リン 24mg | 食物繊維 1.7g |
| 食塩相当量 0.6g | エネルギー 17kcal | |

※栄養計算は1人分

5分あれば作れる手軽な副菜

# ニンジンのゆかり和え

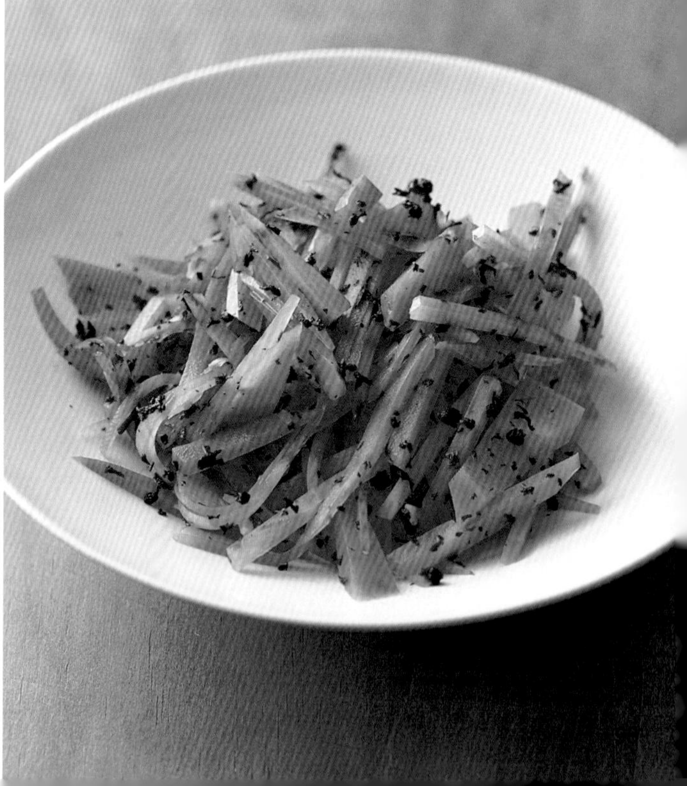

**材料（2人分）**

ニンジン…120g
ゆかり…3g

**作り方**

1 ニンジンはせん切りにして水で濡らし、ラップで包んで電子レンジ（600W）で2分加熱する。
2 1をゆかりで和える。

**DATA**

| | | |
|---|---|---|
| タンパク質 0.4g | 炭水化物 3.4g | 脂質 0.1g |
| カリウム 162mg | リン 15mg | 食物繊維 1.6g |
| 食塩相当量 0.7g | エネルギー 21kcal | |

※栄養計算は1人分

粒マスタードが隠し味

# セロリとニンジンのピクルス

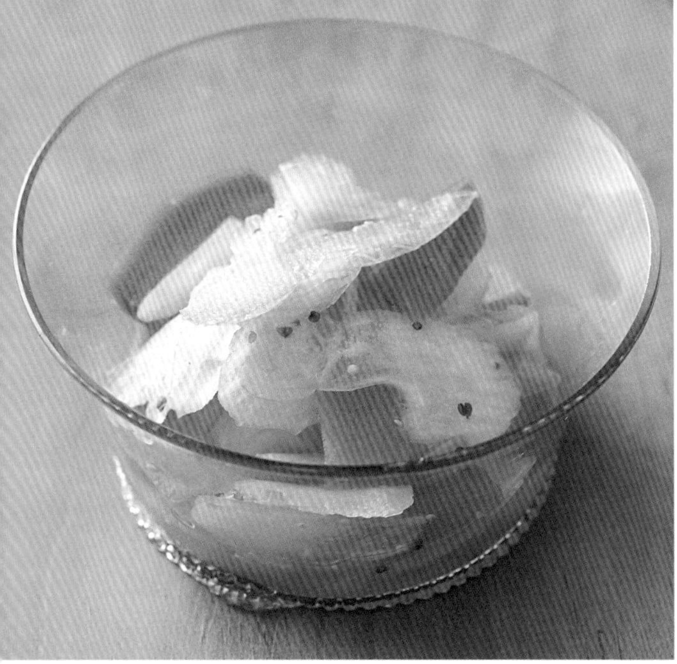

**材料（2人分）**

セロリ…80g
ニンジン…40g
Ⓐ 酢…大さじ1
　 砂糖…大さじ½
　 塩…0.5g
　 水…大さじ1
粒マスタード…小さじ¼

**作り方**

1 セロリは斜め薄切り、ニンジンは短冊切りにする。
2 耐熱容器にⒶを入れてラップをし、電子レンジ(600W)で30秒加熱する。
3 1を器に盛って熱い2を注ぎ、粒マスタードを加えて混ぜる。

DATA

| タンパク質 | 炭水化物 | 脂質 |
|---|---|---|
| 0.4g | 4.6g | 0.2g |
| カリウム | リン | 食物繊維 |
| 221 mg | 24 mg | 1.1g |
| 食塩相当量 | エネルギー | |
| 0.4g | 25 kcal | |

※栄養計算は1人分

カブの歯ごたえとミニトマトのうまみで満足

# カブとミニトマトのピクルス

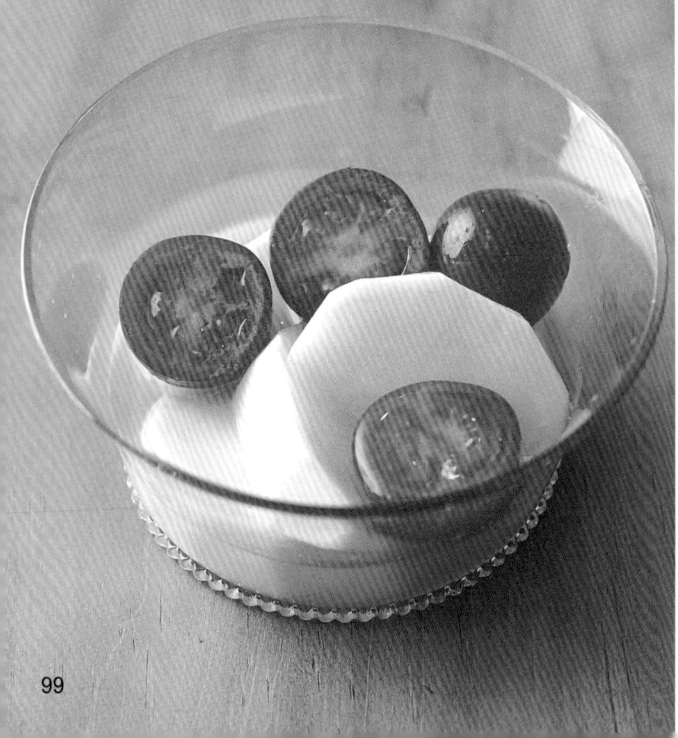

**材料（2人分）**

カブ…80g
ミニトマト…40g
Ⓐ 酢…大さじ2
　 砂糖…小さじ2
　 塩…0.5g
　 鰹だしの素
　 （食塩不使用）
　 …1g
　 水…大さじ1

**作り方**

1 カブは皮をむいて6等分のくし形切り、ミニトマトは半分に切る。
2 耐熱容器にⒶを入れ、ラップをかけて電子レンジ(600W)で30秒加熱する。
3 1を器に盛って熱い2を注ぐ。

DATA

| タンパク質 | 炭水化物 | 脂質 |
|---|---|---|
| 0.4g | 6.6g | 0.1g |
| カリウム | リン | 食物繊維 |
| 166 mg | 18 mg | 0.8g |
| 食塩相当量 | エネルギー | |
| 0.3g | 34 kcal | |

※栄養計算は1人分

ジャガイモがおいしい定番料理

## 肉ジャガ

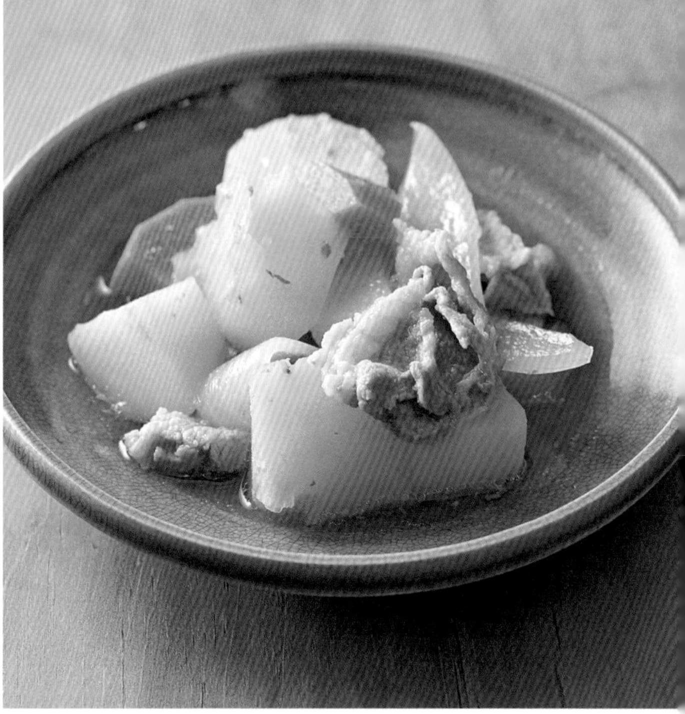

材料（1人分）

豚こま切れ肉…20g
ジャガイモ…50g
タマネギ…15g
ニンジン…15g
サラダ油…小さじ¼
Ⓐ［砂糖…小さじ½
　みりん…小さじ½
　しょうゆ…小さじ½
　酒…大さじ1
　水…100mL

作り方

1 豚肉は一口大、ジャガイモは3〜4㎝角、タマネギはくし形に切り、ニンジンは2〜3㎝の乱切りにする。
2 鍋にサラダ油を熱して肉を中火で炒め、火が通ったら、ジャガイモ、タマネギ、ニンジンを入れて炒める。
3 2にⒶを加え、弱火で15分煮たら火を止めて味をふくませる。

DATA

| | | |
|---|---|---|
| タンパク質 4.5g | 炭水化物 10.6g | 脂質 4.7g |
| カリウム 343mg | リン 74mg | 食物繊維 5.0g |
| 食塩相当量 0.5g | エネルギー 129kcal | |

トマトのうまみがジャガイモにしみる

## ジャガイモとトマトの重ね煮

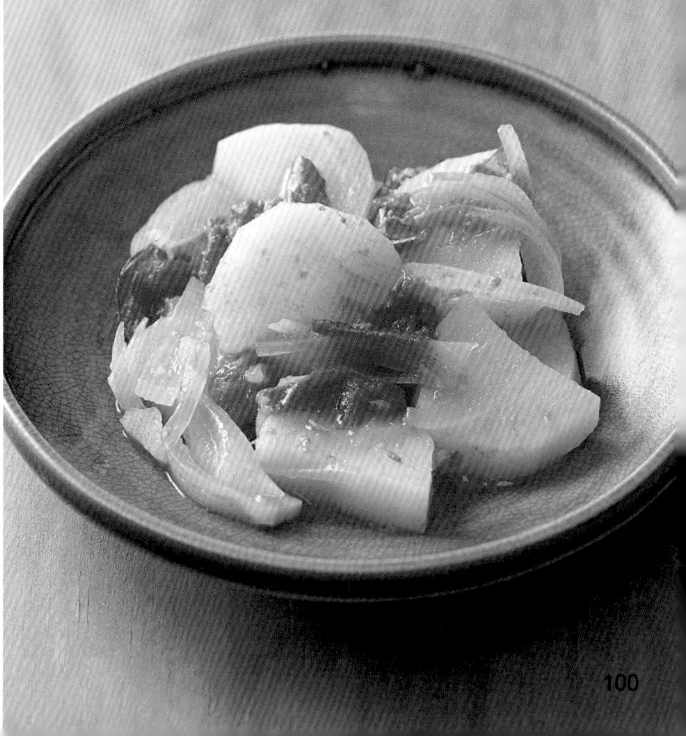

材料（1人分）

ジャガイモ…50g
タマネギ…10g
トマト…25g
無塩バター…1g
Ⓐ［コンソメの素
　　（果粒）…1g
　水…25mL
こしょう…少々

作り方

1 ジャガイモは5㎜厚さの半月切り、タマネギは薄切り、トマトは2㎝角に切る。
2 鍋にジャガイモ、タマネギ、トマトの順で2回に分けて重ね、無塩バターをのせる。
3 2にⒶを加え、落としぶたをして弱火で約15分煮る。
4 汁気がなくなったら火を止め、こしょうをふる。

DATA

| | | |
|---|---|---|
| タンパク質 0.9g | 炭水化物 6.4g | 脂質 0.8g |
| カリウム 276mg | リン 34mg | 食物繊維 4.9g |
| 食塩相当量 0.4g | エネルギー 48kcal | |

甘くて辛くて白飯にぴったり

## サツマイモのきんぴら

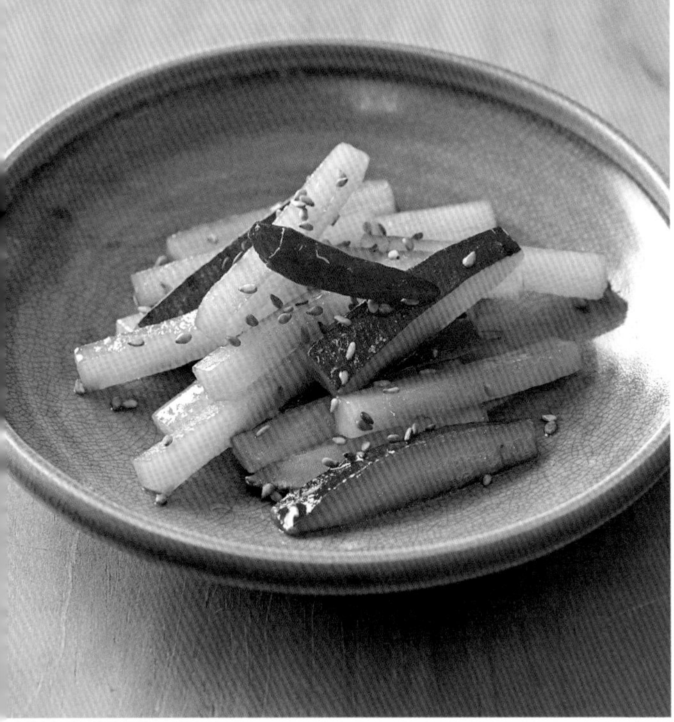

材料（1人分）

サツマイモ…50g
サラダ油…小さじ1
赤トウガラシ…1/5本
Ⓐ 砂糖…小さじ2
　しょうゆ…小さじ1/2
　水…大さじ1
白いりごま…小さじ1/5

作り方

1 サツマイモは3cm長さ5mm角の拍子木切りにして水にさらし、水気を拭く。
2 フライパンにサラダ油を熱し、中火で**1**を揚げ焼きにする。
3 赤トウガラシは種を取ってせん切りにし、**2**にⒶとともに加え、味をからめていりごまをふる。

DATA

| タンパク質 | 炭水化物 | 脂質 |
|---|---|---|
| 0.7g | 20.6g | 4.3g |
| カリウム | リン | 食物繊維 |
| 207mg | 31mg | 1.5g |
| 食塩相当量 | エネルギー | |
| 0.5g | 129kcal | |

ちょっとしたデザート気分

## サツマイモとリンゴの重ね煮

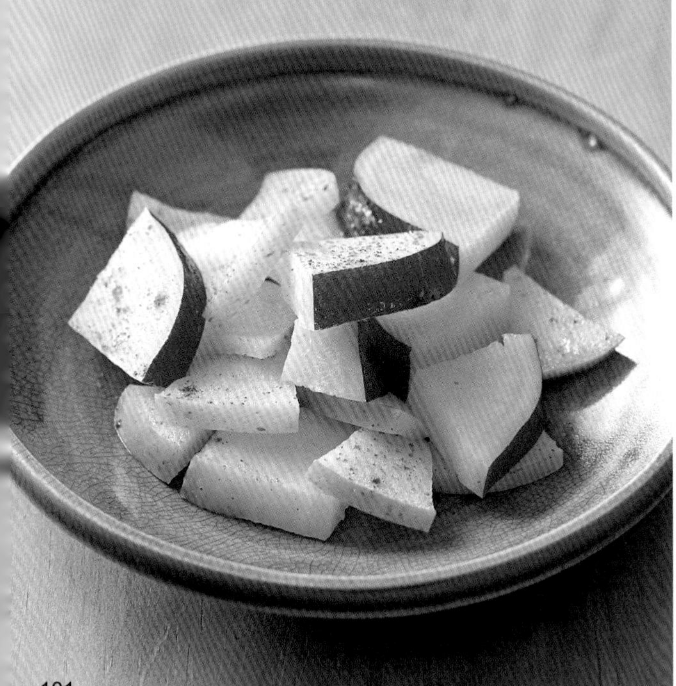

材料（1人分）

サツマイモ…40g
リンゴ…20g
無塩バター…5g
水…50mL
シナモンパウダー
　…少々

作り方

1 サツマイモとリンゴは、1cm厚さのいちょう切りにする。
2 鍋にサツマイモ、リンゴの順で2段に重ね、水と無塩バターを加えたら、落としぶたをして弱火で10分煮る。
3 汁気がなくなったら火を止めて器に盛り、シナモンをふる。

DATA

| タンパク質 | 炭水化物 | 脂質 |
|---|---|---|
| 0.4g | 14.3g | 3.9g |
| カリウム | リン | 食物繊維 |
| 178mg | 22mg | 1.5g |
| 食塩相当量 | エネルギー | |
| 0g | 98kcal | |

サトイモと片栗粉のとろみがおいしい

# サトイモのそぼろ煮

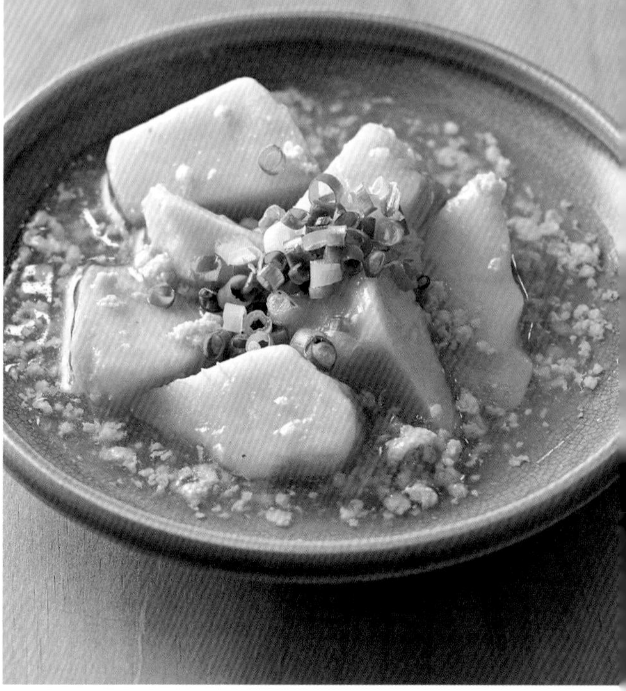

材料（1人分）

サトイモ…60g
鶏ひき肉…20g
青ネギ…5g
酒…大さじ1
Ⓐ 砂糖…小さじ½
　みりん…小さじ½
　しょうゆ…小さじ½
　水…100mL
片栗粉…小さじ½
水…小さじ1

作り方

1 サトイモは両端を切って電子レンジ(600W)で4分加熱し、冷めたら皮をむき、一口大に切る。青ネギは小口切りにする。
2 鍋に鶏ひき肉と酒を入れて中火で煮る。
3 ひき肉が白くなったらサトイモとⒶを加えて5分煮る。
4 水で溶いた片栗粉を加えてとろみをつけたら器に盛り、青ネギを散らす。

DATA

| タンパク質 | 脂質 | リン | 食塩相当量 |
|---|---|---|---|
| 3.9g | 2.3g | 64mg | 0.5g |
| 炭水化物 | カリウム | 食物繊維 | エネルギー |
| 12.1g | 460mg | 1.6g | 104kcal |

たっぷりの青のりが香ばしい

# サトイモの青のり和え

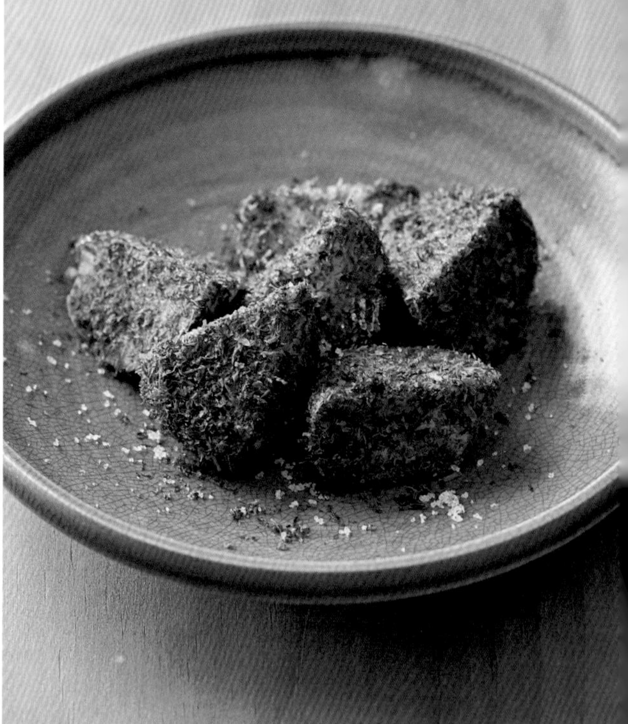

材料（1人分）

サトイモ…60g
青のり…小さじ1
塩…0.3g

作り方

1 サトイモは両端を切って電子レンジ(600W)で4分加熱し、冷めたら皮をむき、一口大に切る。
2 1に青のりをまぶして器に盛る。
3 食べるときに塩をふる。

DATA

| タンパク質 | 脂質 | リン | 食塩相当量 |
|---|---|---|---|
| 0.9g | 0.1g | 37mg | 0.4g |
| 炭水化物 | カリウム | 食物繊維 | エネルギー |
| 6.3g | 409mg | 1.7g | 34kcal |

炒めた野菜から甘みがあふれる

# 豚汁

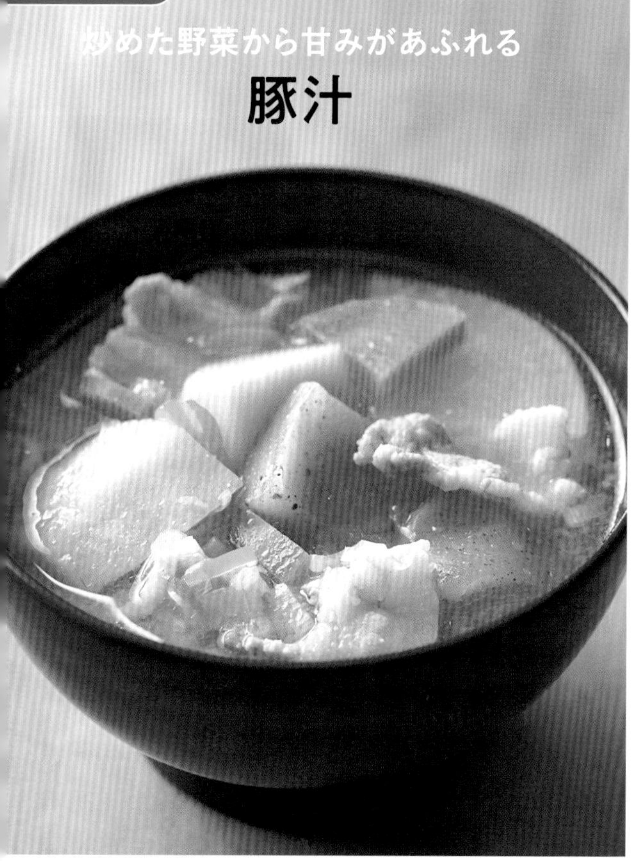

材料（1人分）
豚バラ肉…20g
ダイコン…20g
ニンジン…20g
こんにゃく…20g
サトイモ…20g
長ネギ…10g
サラダ油…小さじ½
Ⓐ 鰹だしの素（食塩不使用）…1g
　 水…150mL
みそ…小さじ1

作り方
1 豚肉は2㎝幅に切り、長ネギは小口切りにする。
2 ニンジンとダイコンは5㎜厚さのいちょう切り、こんにゃくは一口大に切ってゆで、サトイモは両端を切り落として電子レンジ(600W)で1分加熱し、皮をむいて一口大に切る。
3 鍋にサラダ油を熱し、中火で肉を炒めて色が変わったら、**2**を入れて炒める。
4 鍋にⒶを加え、野菜が柔らかくなるまで弱火で7～8分煮る。
5 **4**に長ネギを加え、みそを溶きながら加えて火を止める。

DATA

| タンパク質 | 脂質 | リン | 食塩相当量 |
|---|---|---|---|
| 4.3g | 9.3g | 98mg | 0.8g |
| **炭水化物** | **カリウム** | **食物繊維** | **エネルギー** |
| 6.7g | 929mg | 17.7g | 167kcal |

根菜類のうまみを味わう

# けんちん汁

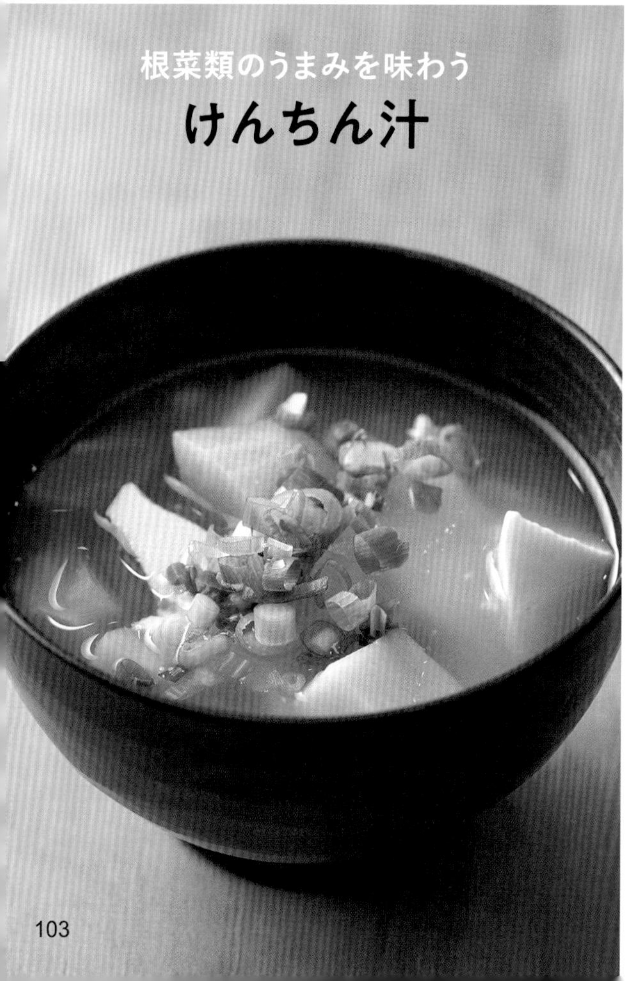

材料（1人分）
木綿豆腐…50g
ダイコン…30g
ニンジン…10g
サトイモ…40g
青ネギ…5g
Ⓐ 鰹だしの素（食塩不使用）…1g
　 水…150mL
塩…0.3g（少々）
しょうゆ…小さじ½

作り方
1 サトイモは両端を切り落として電子レンジ(600W)で1分加熱し、皮をむいて一口大に切る。ダイコンとニンジンは5㎜厚さのいちょう切りにする。
2 鍋に**1**とⒶを入れ、野菜がやわらかくなるまで弱火で10分ほど煮る。
3 **2**に豆腐をくずしながら入れ、塩を加える。青ネギは小口切りにする。
4 鍋にしょうゆを入れて火を止めたら器に盛り、青ネギを散らす。

DATA

| タンパク質 | 脂質 | リン | 食塩相当量 |
|---|---|---|---|
| 4.2g | 2.3g | 88mg | 0.8g |
| **炭水化物** | **カリウム** | **食物繊維** | **エネルギー** |
| 6.4g | 443mg | 2.3g | 73kcal |

洋風スープにバターが存在感

## キャベツとニンジンのコンソメスープ

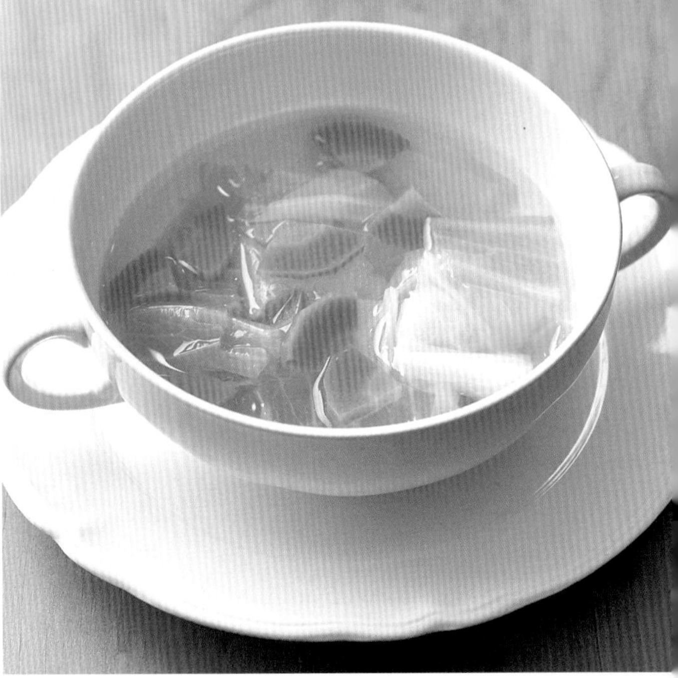

材料（1人分）

キャベツ…40g

ニンジン…20g

無塩バター…2g

Ⓐ［コンソメの素（顆粒）…1g

　　水…150mL

こしょう…少々

＊こしょうの代わりにカレー粉を入れるとカレースープに！

作り方

1 キャベツは3㎝角に切り、ニンジンはいちょう切りにする。

2 鍋に1と無塩バターを入れて、中火でしんなりするまで炒める。

3 2にⒶを加え、野菜がやわらかくなるまで弱火で7〜8分煮て火を止める。

4 器に盛り、好みでこしょうをふる。

DATA

| タンパク質 | 炭水化物 | 脂質 | カリウム | リン | 食物繊維 | 食塩相当量 | エネルギー |
|---|---|---|---|---|---|---|---|
| 0.6g | 3.1g | 1.6g | 138mg | 17mg | 1.2g | 0.5g | 31kcal |

トマト缶で手軽に本格的

## ミネストローネスープ

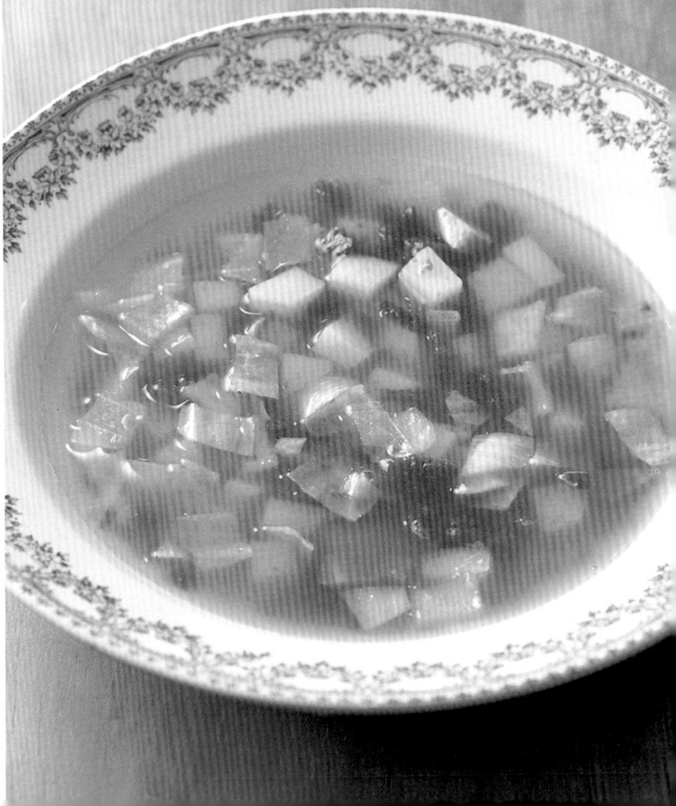

材料（1人分）

ジャガイモ…30g

ニンジン…10g

キャベツ…10g

タマネギ…10g

トマト水煮缶（ホール・無塩）…30g

無塩バター…2g

コンソメの素（顆粒）…1g

水…150mL

こしょう…少々

作り方

1 ジャガイモ、ニンジン、キャベツ、タマネギは1㎝角に切る。

2 鍋に無塩バターを入れて火にかけ、1を加えてタマネギがしんなりするまで中火で炒める。

3 鍋に水とコンソメの素を入れてトマト缶をくずしながら加え、野菜がやわらかくなるまで弱火で7〜8分煮る。

4 火を止めて、こしょうをふる。

DATA

| タンパク質 | 炭水化物 | 脂質 | カリウム | リン | 食物繊維 | 食塩相当量 | エネルギー |
|---|---|---|---|---|---|---|---|
| 1.0g | 5.8g | 1.6g | 261mg | 31mg | 3.6g | 0.4g | 49kcal |

中華スープとトマトが合う

## レタスとトマトの中華風スープ

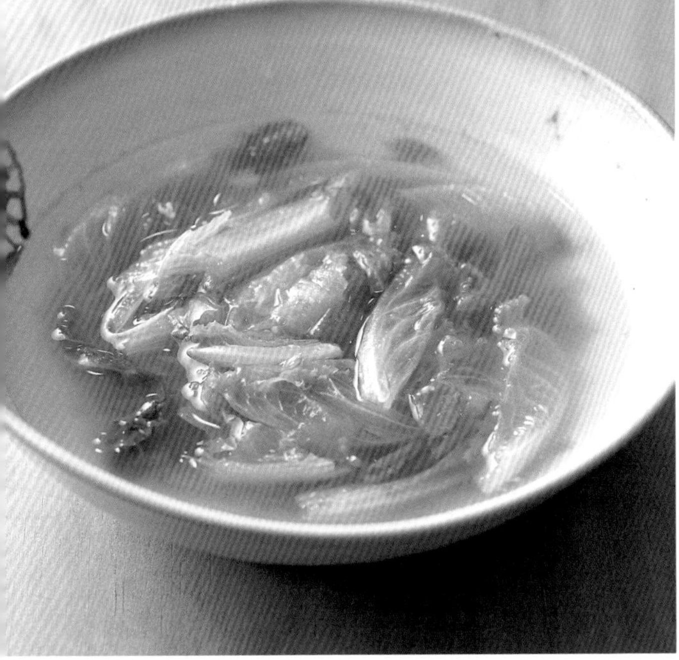

材料（1人分）

レタス…20ｇ

トマト…40ｇ

Ⓐ［鶏ガラだしの素…1ｇ

　水…150mL

ごま油…小さじ⅓

作り方

1 レタスは手でちぎり、トマトは3～4㎝角に切る。

2 鍋にⒶを入れ、中火にかける。

3 2にトマトを入れ、煮えたらレタスを加える。

4 煮立ったら火を止め、ごま油をかける。

DATA

| | | |
|---|---|---|
| タンパク質 0.3g | 炭水化物 1.8g | 脂質 1.3g |
| カリウム 125㎎ | リン 15㎎ | 食物繊維 0.6g |
| 食塩相当量 0.5g | エネルギー 22 kcal | |

仕上げのごま油が香ばしい

## タマネギとわかめの中華風スープ

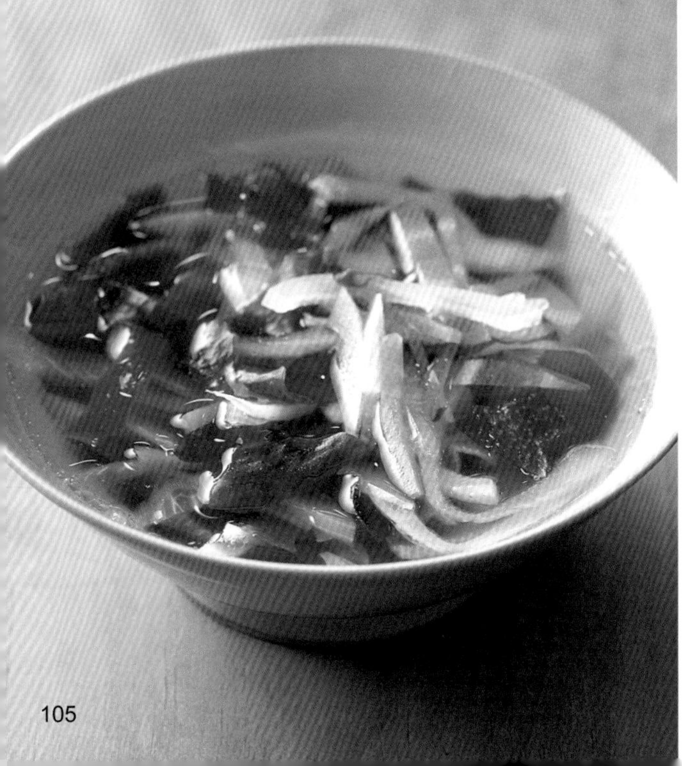

材料（1人分）

タマネギ…30ｇ

ニンジン…10ｇ

わかめ（塩蔵）…5ｇ

白いりごま…0.3ｇ

こしょう…少々

Ⓐ［鶏ガラだしの素…1ｇ

　水…150mL

ごま油…小さじ⅓

作り方

1 タマネギは薄切り、ニンジンはせん切りにする。

2 わかめは洗って熱湯にくぐらせ、一口大に切る。

3 鍋にⒶを入れ火にかけ、1を加える。

4 3が煮立ったら2を入れて火を止め、ごま油をかける。器に盛り、こしょうといりごまをふる。

DATA

| | | |
|---|---|---|
| タンパク質 0.4g | 炭水化物 2.8g | 脂質 1.5g |
| カリウム 75㎎ | リン 15㎎ | 食物繊維 0.9g |
| 食塩相当量 0.5g | エネルギー 28 kcal | |

覚えておくと便利！

# 和え物 調味料の作り方

80〜86ページで紹介した「和え物」レシピのいくつかの調味料の作り方を紹介します。
栄養成分つきなので、自分なりにアレンジして、「我が家の定番」を見つけてください！

野菜60ｇ を基本に、いろいろな材料で作ってみよう

## ごま和え

材料

しょうゆ…小さじ½
砂糖…小さじ⅓
水…小さじ¼
白すりごま…小さじ1

作り方

すべての材料を合わせてよく混ぜて、野菜と和える。

DATA

| | | | |
|---|---|---|---|
| タンパク質 | 0.8g | 炭水化物 | 1.7g |
| 脂質 | 1.5g | カリウム | 24mg |
| リン | 22mg | 食物繊維 | 0.4g |
| 食塩相当量 | 0.4g | エネルギー | 24kcal |

## 磯辺和え

材料

しょうゆ…小さじ½
鰹だしの素（食塩不使用）…1g
水…小さじ½
焼き海苔…¼枚

作り方

焼き海苔以外を混ぜ、野菜にかけて、ちぎった焼き海苔をかける。

DATA

| | | | |
|---|---|---|---|
| タンパク質 | 0.5g | 炭水化物 | 0.5g |
| 脂質 | 0g | カリウム | 46mg |
| リン | 20mg | 食物繊維 | 0.4g |
| 食塩相当量 | 0.5g | エネルギー | 9kcal |

## からし和え

材料

しょうゆ…小さじ½
砂糖…小さじ¼
練りからし…0.5g

作り方

すべての材料を合わせてよく混ぜて、野菜と和える。

DATA

| | | | |
|---|---|---|---|
| タンパク質 | 0.2g | 炭水化物 | 1.5g |
| 脂質 | 0.1g | カリウム | 13mg |
| リン | 5mg | 食物繊維 | 0g |
| 食塩相当量 | 0.5g | エネルギー | 8kcal |

## おかか和え

材料

しょうゆ…小さじ½
削り節…1.3g

作り方

野菜にしょうゆ、削り節の順に加えて、和える。

DATA

| | | | |
|---|---|---|---|
| タンパク質 | 1.0g | 炭水化物 | 0.4g |
| 脂質 | 0g | カリウム | 22mg |
| リン | 14mg | 食物繊維 | 0g |
| 食塩相当量 | 0.5g | エネルギー | 7kcal |

## 酢みそ和え

材料

みそ…小さじ½
砂糖…小さじ½
酢…小さじ½
練りからし…小さじ¼

作り方

すべての材料を合わせてよく混ぜて、野菜と和える。

DATA

| | | | |
|---|---|---|---|
| タンパク質 | 0.4g | 炭水化物 | 2.8g |
| 脂質 | 0.4g | カリウム | 14mg |
| リン | 7mg | 食物繊維 | 0.1g |
| 食塩相当量 | 0.5g | エネルギー | 17kcal |

## ごま酢和え

材料

しょうゆ…小さじ½
砂糖…小さじ½
酢…小さじ1
白すりごま…小さじ1

作り方

すべての材料を合わせてよく混ぜて、野菜と和える。

DATA

| | | | |
|---|---|---|---|
| タンパク質 | 0.8g | 炭水化物 | 2.4g |
| 脂質 | 1.5g | カリウム | 25mg |
| リン | 22mg | 食物繊維 | 0.4g |
| 食塩相当量 | 0.4g | エネルギー | 29kcal |

## ナムル

材料

長ネギ（みじん切り）…大さじ1
塩…0.5g
ごま油…小さじ½
白いりごま…小さじ½
コショウ…少々

作り方

よく混ぜて、野菜と和える。

DATA

| | | | |
|---|---|---|---|
| タンパク質 | 0.4g | 炭水化物 | 0.6g |
| 脂質 | 2.7g | カリウム | 18mg |
| リン | 10mg | 食物繊維 | 0.3g |
| 食塩相当量 | 0.5g | エネルギー | 29kcal |

## 白和え

材料

しょうゆ…小さじ½
砂糖…小さじ½
白すりごま…小さじ1
木綿豆腐…40g

作り方

1 豆腐はペーパータオルで軽く水気をしぼる。
2 1に残りの材料をよく混ぜて、野菜と和える。

DATA

| | | | |
|---|---|---|---|
| タンパク質 | 3.5g | 炭水化物 | 2.3g |
| 脂質 | 3.3g | カリウム | 68mg |
| リン | 57mg | 食物繊維 | 0.8g |
| 食塩相当量 | 0.4g | エネルギー | 55kcal |

第6章

〜チャーハンやパスタなどを塩分を控えて作る〜

# 主食レシピ

主食で多く摂れる栄養は、
体を動かすエネルギー源となる炭水化物。
ごはん料理はもちろん、
パンやパスタ、うどんなども、塩分に配慮しつつ
おいしく食べられるレシピを紹介します。
主菜レシピを利用したメニューもあるので、
組み合わせの幅も広がります。

日本人の食事の基本

# 白飯

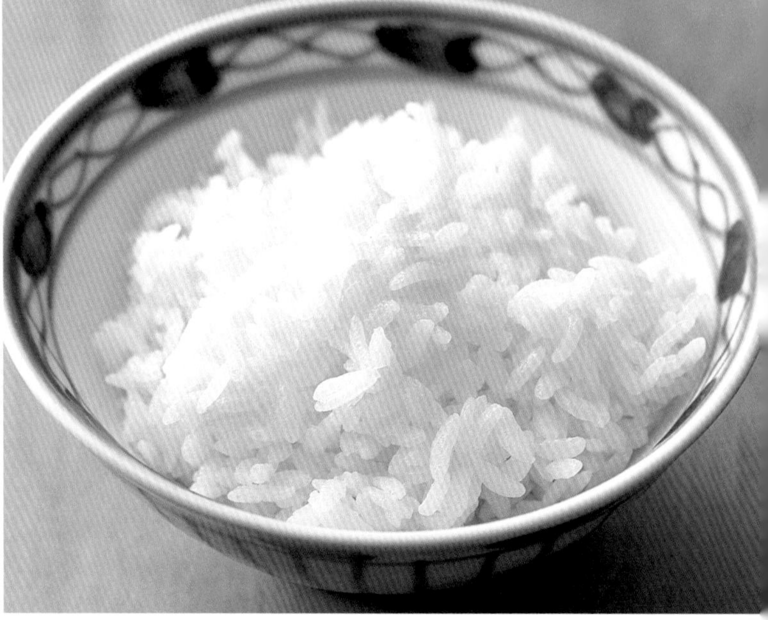

**白飯** 100g

DATA

|  |  |
| --- | --- |
| タンパク質 | 2.0g |
| 炭水化物 | 34.6g |
| 脂質 | 0.2g |
| カリウム | 29mg |
| リン | 34mg |
| 食物繊維 | 1.5g |
| 食塩相当量 | 0g |
| エネルギー | 156kcal |

**白飯** 150g

DATA

|  |  |
| --- | --- |
| タンパク質 | 3.0g |
| 炭水化物 | 51.9g |
| 脂質 | 0.3g |
| カリウム | 44mg |
| リン | 51mg |
| 食物繊維 | 2.3g |
| 食塩相当量 | 0g |
| エネルギー | 234kcal |

※栄養計算は1人分

浸水時間がおいしさの決め手

# 玄米ごはん

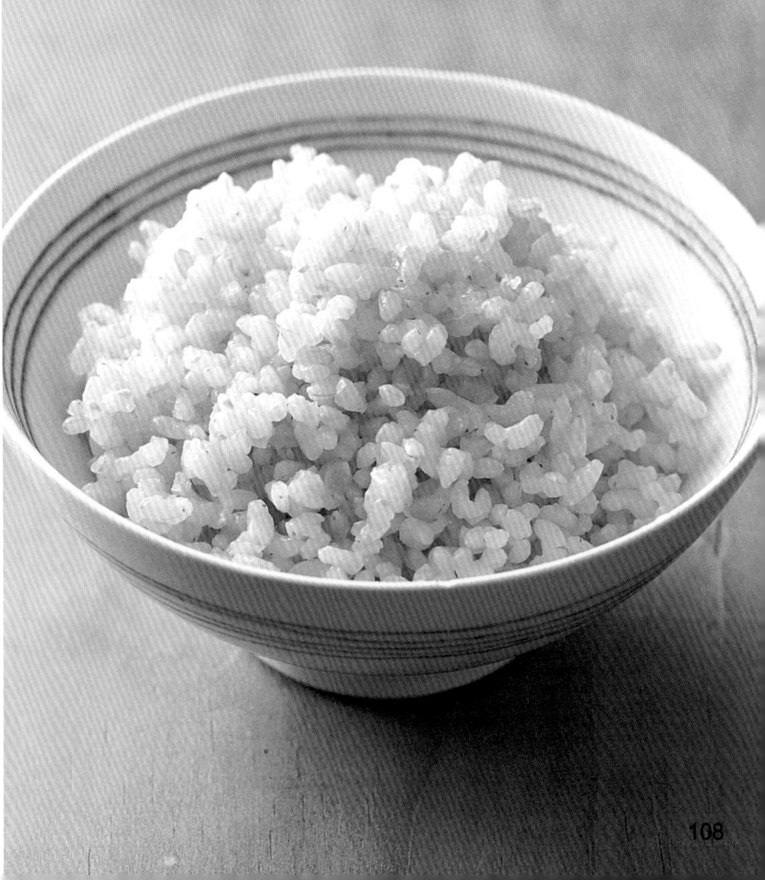

**玄米ごはん** 100g

DATA

|  |  |
| --- | --- |
| タンパク質 | 2.4g |
| 炭水化物 | 32.0g |
| 脂質 | 0.9g |
| カリウム | 95mg |
| リン | 130mg |
| 食物繊維 | 1.4g |
| 食塩相当量 | 0g |
| エネルギー | 152kcal |

**玄米ごはん** 150g

DATA

|  |  |
| --- | --- |
| タンパク質 | 3.6g |
| 炭水化物 | 48.0g |
| 脂質 | 1.4g |
| カリウム | 143mg |
| リン | 195mg |
| 食物繊維 | 2.1g |
| 食塩相当量 | 0g |
| エネルギー | 228kcal |

※栄養計算は1人分

材料（6人分）
玄米…2合
水…600mL

作り方

1 玄米は2回ほど水を替えて素早く洗う。
2 洗った玄米に水を加え、6時間以上浸す。
3 炊飯器の玄米モードで炊く。

＊朝、浸水させて冷蔵庫に入れておき夜に炊いてもOK。

キノコの風味が香る
# キノコの炊き込みごはん

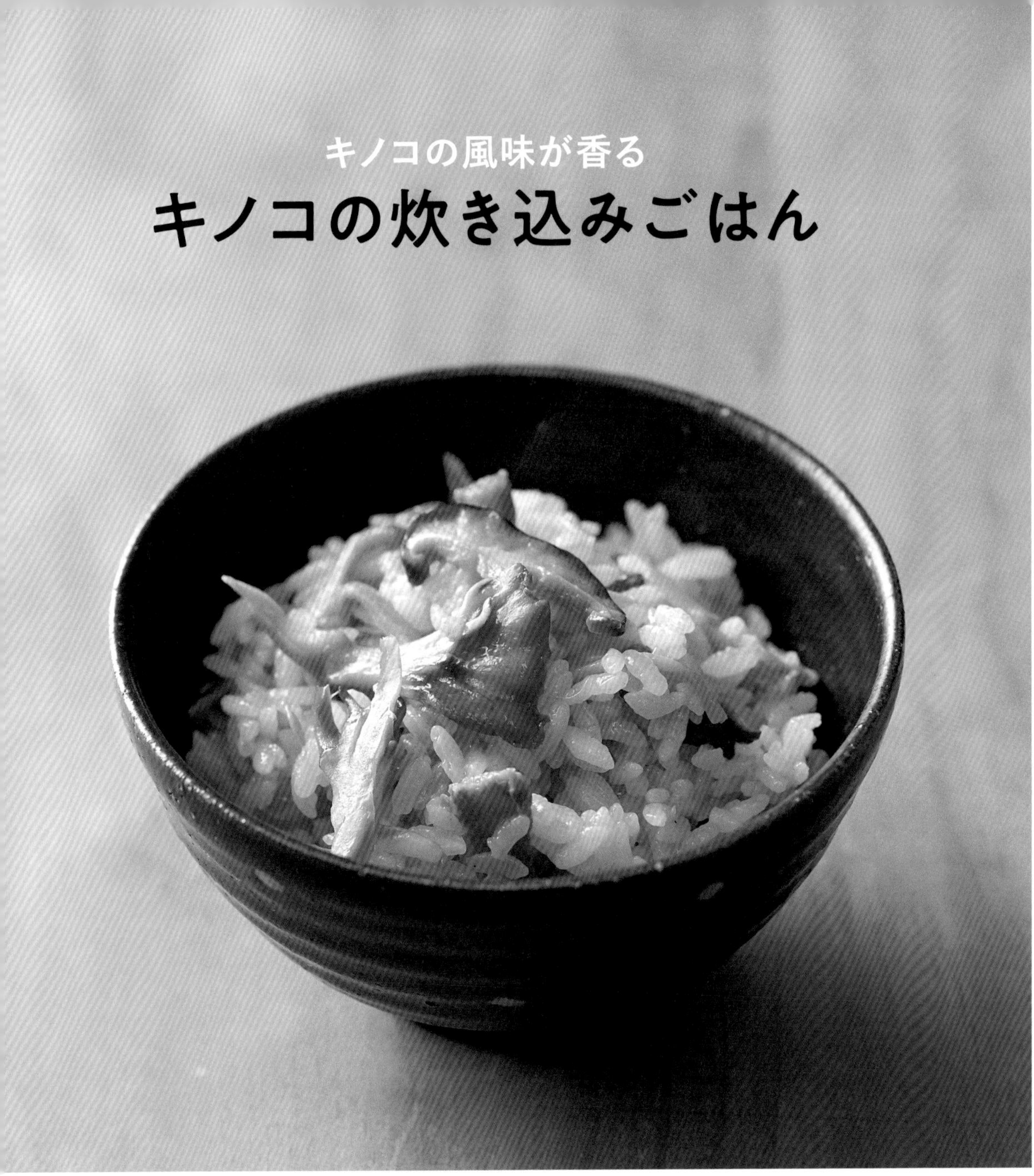

材料（6人分）
米…2合
水…300mL
キノコ（エリンギ、マイタケ、
　シイタケなど）…200g
Ⓐ しょうゆ…大さじ1
　みりん…大さじ½
　塩…0.5ｇ
　鰹だしの素（食塩不使用）…5ｇ

作り方
1 米は洗い、水に1時間浸す。
2 キノコは食べやすく切って鍋に入れ、Ⓐを加える。ひと煮立ちさせたらキノコをざるにとり、煮汁は計量カップに入れる。
3 煮汁が100mLになるように水（分量外）を足して1に加え、炊飯器で炊く。
4 ごはんが炊き上がったら、キノコを加えて蒸らす。
＊米を炊く水の量は煮汁と合わせて400mL。
＊汁で風味をつけてごはんを炊き、味つきキノコを最後に合わせるのが、薄味でおいしくいただくコツ。

DATA

| | |
|---|---|
| タンパク質 3.3g | 炭水化物 38.3g |
| 脂質 0.5g | カリウム 187mg |
| リン 89mg | 食物繊維 1.3g |
| 食塩相当量 0.5g | エネルギー 180kcal |

※栄養計算は1人分

塩を最後に入れるのがコツ

## ツナとコマツナのチャーハン

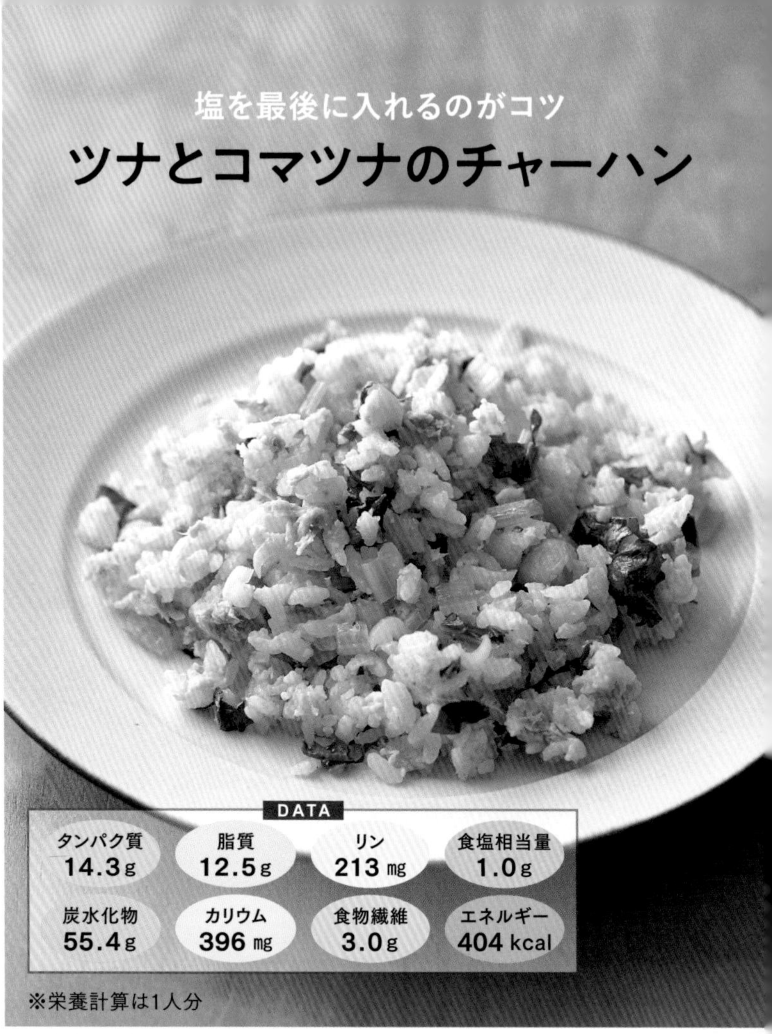

材料（2人分）
白飯…300ｇ
卵…2個
コマツナ…80ｇ
ツナ缶詰（油漬け）…70ｇ
しょうゆ…小さじ½
塩…0.5ｇ
こしょう…少々

作り方

**1** ツナ缶は中身と汁に分ける。卵は溶きほぐし、コマツナは細かく切る。白飯が冷たい場合は、電子レンジでかるく温める。

**2** フライパンにツナ缶の汁を熱し、白飯を入れたらすぐに卵を加え、ごはんをほぐしながらパラパラになるまで強火で炒める。

**3** ごはんをフライパンの端に寄せ、空いたところでツナを炒めてから、ごはんと合わせて炒める。

**4** **3**にコマツナを加えて炒めたら、フライパンの縁からしょうゆを回し入れてひと混ぜし、火を止める。

**5** 器に盛り、塩とこしょうをふる。

＊ツナの油でコーティングされたチャーハンに、最後に塩をふることで、塩味をしっかり感じることができます。

DATA

| タンパク質 | 脂質 | リン | 食塩相当量 |
|---|---|---|---|
| 14.3ｇ | 12.5ｇ | 213 mg | 1.0ｇ |
| 炭水化物 | カリウム | 食物繊維 | エネルギー |
| 55.4ｇ | 396 mg | 3.0ｇ | 404 kcal |

※栄養計算は1人分

半熟卵がおいしい

## ホウレンソウと卵のピザトースト

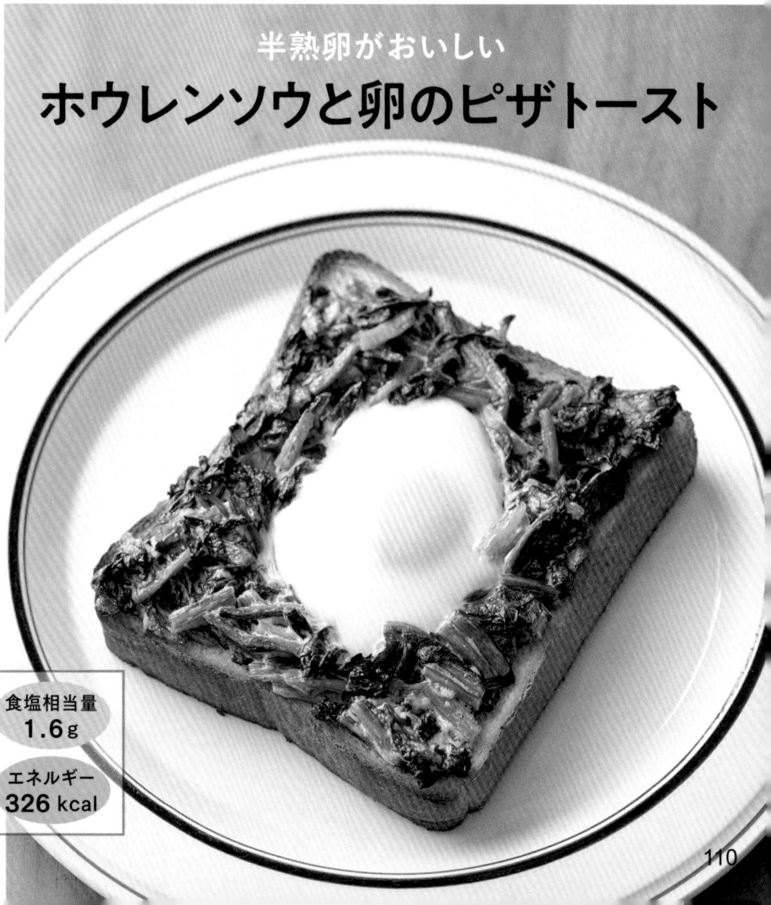

材料（1人分）
食パン（6枚切り）…1枚（60ｇ）
ホウレンソウ…60ｇ
マヨネーズ…大さじ1
卵…1個
トマトケチャップ…大さじ1

作り方

**1** ホウレンソウはゆでて2㎝長さに切り、マヨネーズで和える。

**2** 食パンに**1**を広げ、真ん中をくぼませる。

**3** **2**のくぼみに卵を割り入れ、オーブントースターで5〜6分焼き、食べるときにトマトケチャップをかける。

DATA

| タンパク質 | 脂質 | リン | 食塩相当量 |
|---|---|---|---|
| 11.6ｇ | 15.7ｇ | 167 mg | 1.6ｇ |
| 炭水化物 | カリウム | 食物繊維 | エネルギー |
| 32.1ｇ | 590 mg | 4.5ｇ | 326 kcal |

サバみそ煮とチーズの意外な組み合わせ

# サバ缶のドリア

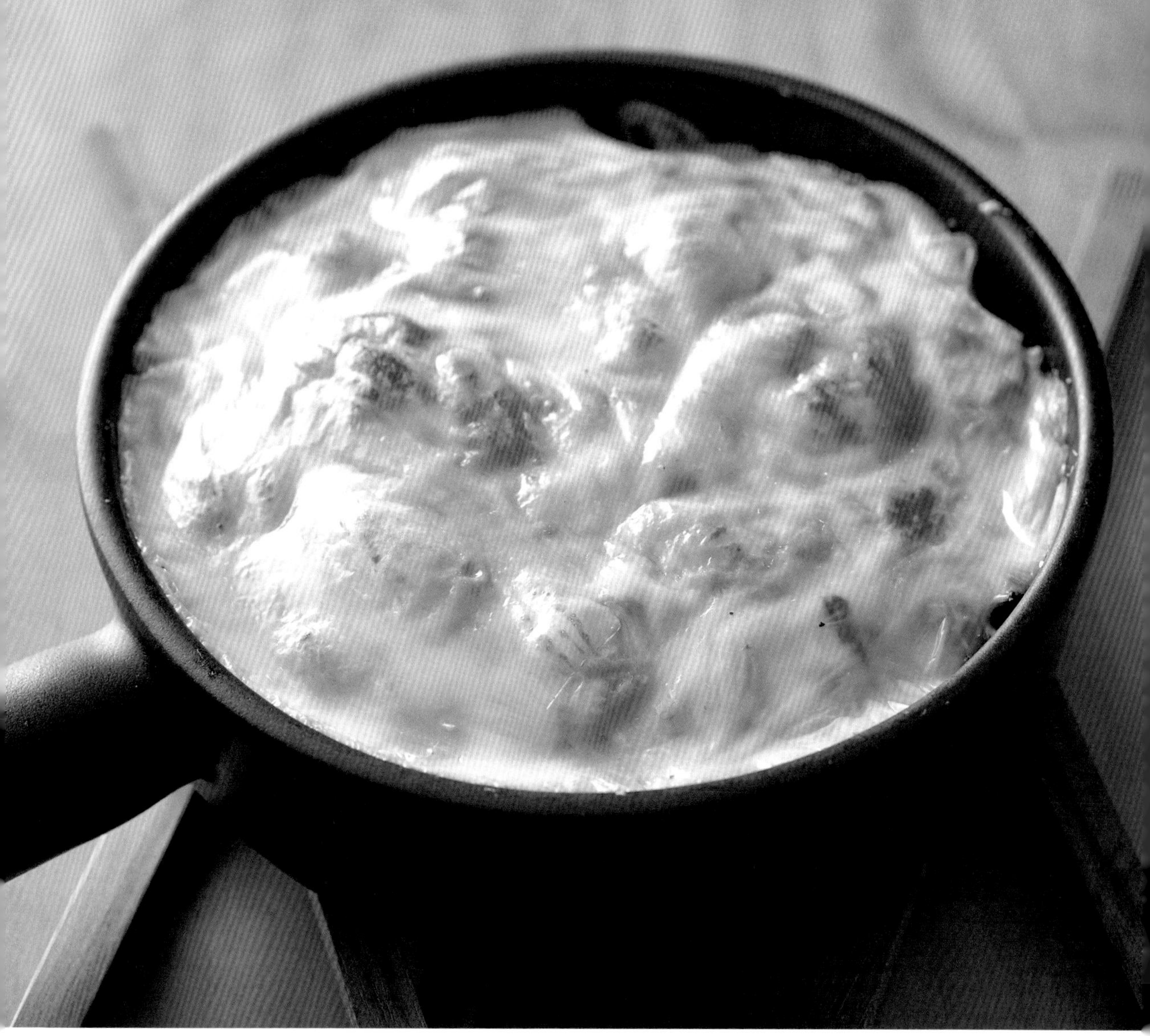

**材料（1人分）**

白飯…150ｇ
サバみそ煮缶…½缶（80ｇ）
ホウレンソウ…60ｇ
溶けるチーズ…30ｇ

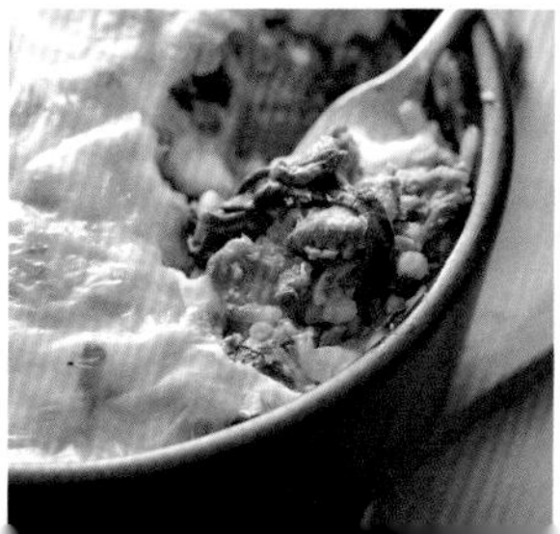

**作り方**

**1** 温かい白飯（冷たい場合は電子レンジで温める）を耐熱容器に広げ、ほぐしたサバみそ煮缶を汁ごと加える。

**2** ホウレンソウはゆでて3㎝長さに切る。

**3** 1に2と溶けるチーズをのせ、オーブントースターでチーズに焦げめがつくまで焼く。

＊ホウレンソウは、78ページのストック野菜を使ってもよい。

**DATA**

| | |
|---|---|
| タンパク質 21.4ｇ | 炭水化物 60.7ｇ |
| 脂質 17.8ｇ | カリウム 676㎎ |
| リン 498㎎ | 食物繊維 3.9ｇ |
| 食塩相当量 1.7ｇ | エネルギー 507kcal |

主菜レシピのアレンジ技1

# ミートローフのサンドウィッチ

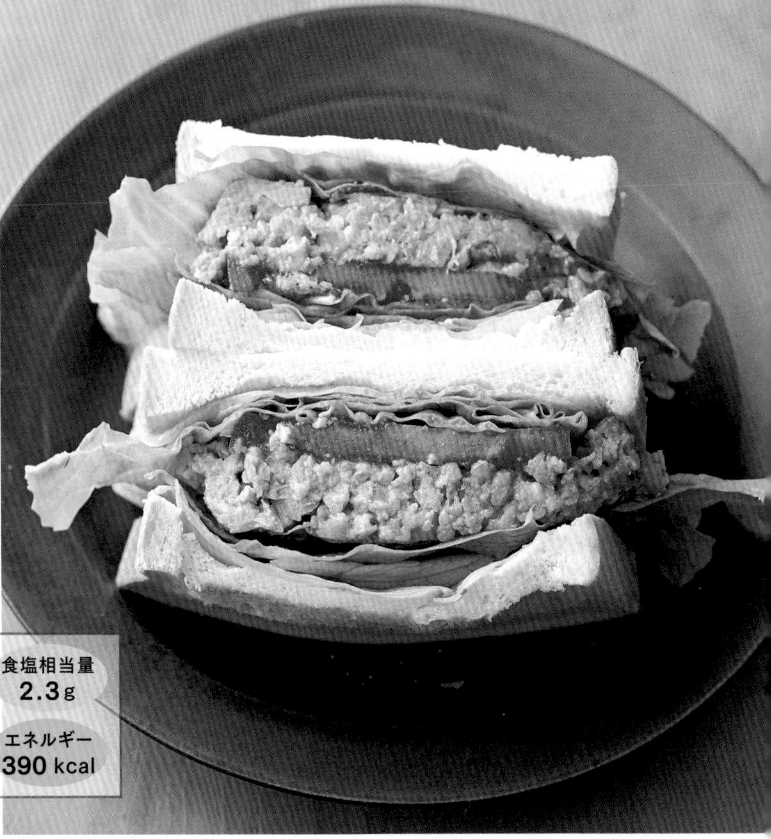

材料（1人分）
食パン（8枚切り）…2枚（90g）
ミートローフ…⅔人分
（49ページのレシピ参照）
レタス…2枚
トマト…20g
Ⓐ［トマトケチャップ…大さじ1
ウスターソース…大さじ¼
粒マスタード 小さじ¼

作り方
1 Ⓐはよく混ぜる。レタスははさみやすい大きさにちぎり、トマトは薄い輪切りにする。
2 食パン、レタス、Ⓐ、ミートローフ、トマト、レタス、食パンの順に重ねる。
3 ラップかワックスペーパーで2を包み、皿などで軽く重しをする。
4 パンと具がなじんだら、半分に切る。

DATA

| タンパク質 | 脂質 | リン | 食塩相当量 |
|---|---|---|---|
| 15.1g | 13.9g | 150mg | 2.3g |
| 炭水化物 | カリウム | 食物繊維 | エネルギー |
| 48.4g | 423mg | 4.9g | 390kcal |

主菜レシピのアレンジ技2

# 竜田揚げのロールパンサンド

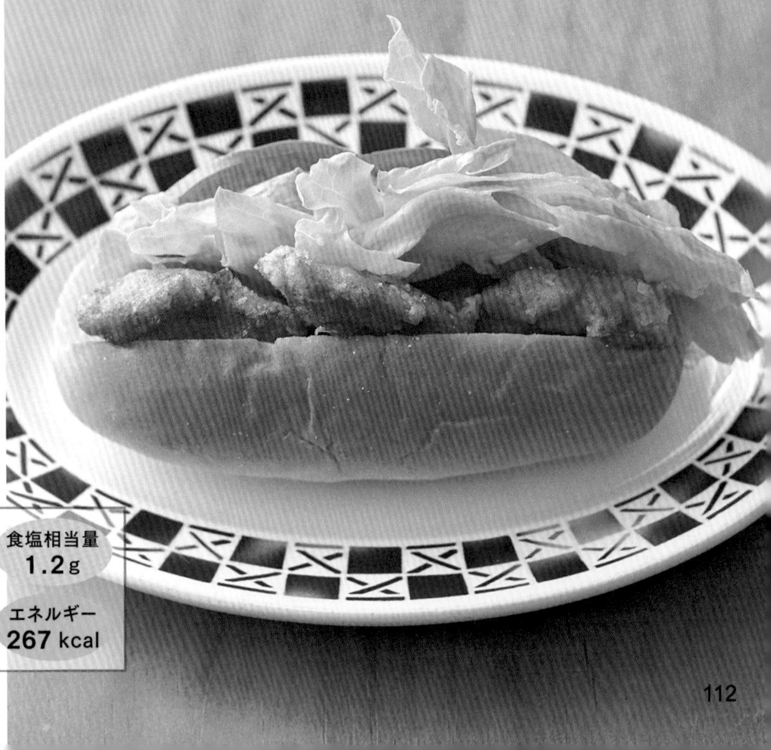

材料（1人分）
ホットドッグ用ロールパン…1個（60g）
鶏肉の竜田揚げ…½人分
（54ページのレシピ参照）
レタス…1枚
トマト…20g

作り方
1 パンに切り込みを入れる。レタスははさみやすい大きさにちぎり、トマトは薄い輪切りにする。
2 パンの切り込みに、レタス、トマト、竜田揚げをはさむ。

DATA

| タンパク質 | 脂質 | リン | 食塩相当量 |
|---|---|---|---|
| 11.5g | 9.0g | 143mg | 1.2g |
| 炭水化物 | カリウム | 食物繊維 | エネルギー |
| 33.6g | 271mg | 1.6g | 267kcal |

## 主菜レシピアレンジ技3

# 中華風マフィン

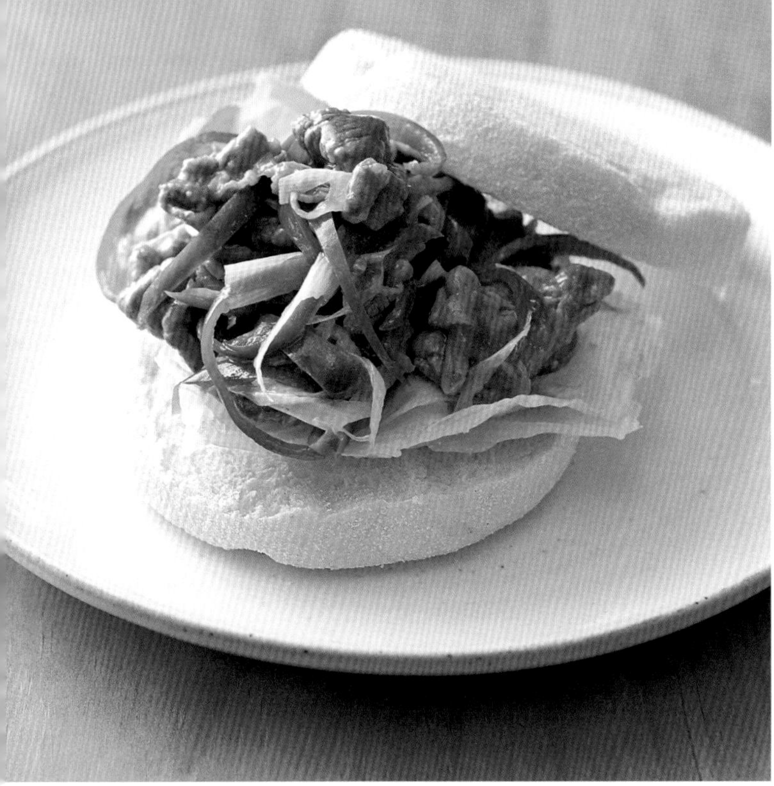

材料（1人分）

イングリッシュマフィン…1個(65ｇ)

牛肉とピーマンの炒め物…½人分

（56ページのレシピ参照）

レタス…1枚

作り方

1 マフィンは水平に切って2枚に分け、オーブントースターで3～4分、こんがりと焼く。

2 はさみやすくちぎったレタス、牛肉とピーマンの炒め物を1でサンドする。

DATA

| | |
|---|---|
| タンパク質 9.4g | 炭水化物 32.0g |
| 脂質 16.3g | カリウム 229mg |
| リン 120mg | 食物繊維 1.7g |
| 食塩相当量 1.1g | エネルギー 320kcal |

## パンの種類と重量による栄養素の変化

必要なカロリーに合わせて、種類や量を選びましょう。

| | 食パン 6枚切り 1枚 60g | 食パン 8枚切り 1枚 45g | イングリッシュマフィン 1個 65g | ロールパン 1個 30g |
|---|---|---|---|---|
| タンパク質 | 4.4g | 3.3g | 4.8g | 2.6g |
| 炭水化物 | 26.5g | 19.9g | 26.4g | 14.6g |
| 脂質 | 2.2g | 1.7g | 2.1g | 2.6g |
| カリウム | 52mg | 39mg | 55mg | 33mg |
| リン | 40mg | 30mg | 62mg | 29mg |
| 食物繊維 | 2.5g | 1.9g | 0.8g | 0.6g |
| 食塩相当量 | 0.7g | 0.5g | 0.8g | 0.4g |
| エネルギー | 149kcal | 112kcal | 146kcal | 93kcal |

缶詰の汁がパスタソースに

## オイルサーディンのパスタ

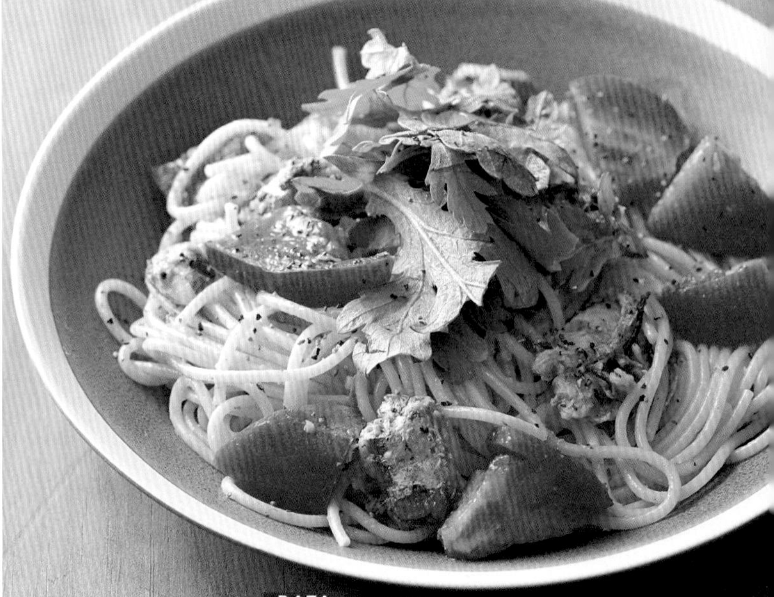

材料（1人分）
スパゲッティ（乾）…80ｇ（ゆでて180ｇ）
オイルサーディン（中身）…50ｇ
オイルサーディン（汁）…適量
トマト…50ｇ
シュンギク…10ｇ
オリーブオイル…小さじ1
塩…0.3ｇ
黒こしょう（粗挽き）…少々

作り方

**1** トマトは粗みじん切りに、シュンギクはざく切りにする。
**2** スパゲッティをゆでて、オリーブオイル、オイルサーディンの汁と混ぜ合わせる。
**3** **2**にオイルサーディンとトマトを加えて和える。
**4** **3**を器に盛り、シュンギクをのせ、塩と黒こしょうをふる。

DATA

| | | | |
|---|---|---|---|
| タンパク質 18.5ｇ | 脂質 19.8ｇ | リン 307 mg | 食塩相当量 0.7ｇ |
| 炭水化物 58.2ｇ | カリウム 453 mg | 食物繊維 5.1ｇ | エネルギー 501 kcal |

減塩なのに濃いめの味

## 中華風肉みそうどん

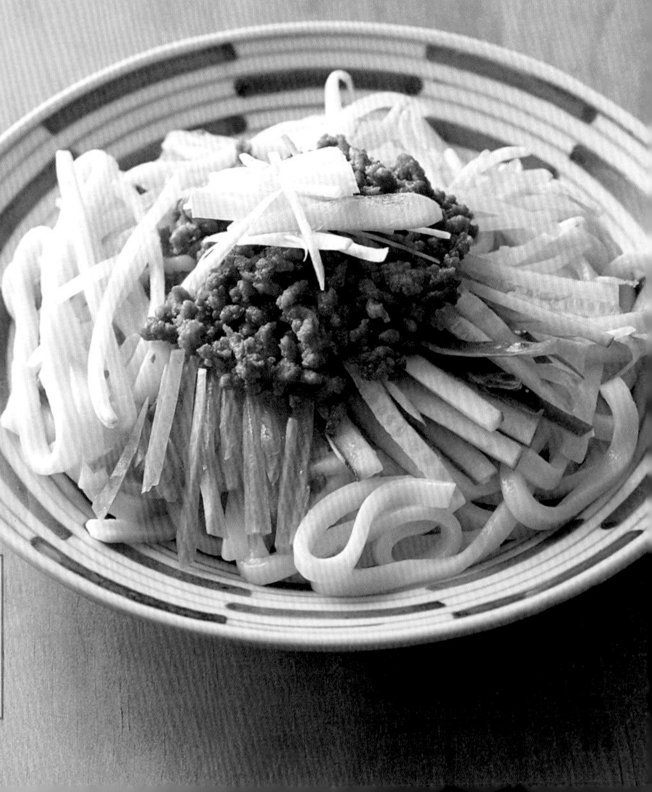

材料（1人分）
ゆでうどん（無塩）…200ｇ
豚ひき肉…70ｇ
長ネギ…5ｇ
キュウリ…30ｇ
ニンジン…10ｇ
モヤシ…20ｇ
Ⓐ［みそ・しょうゆ・砂糖…各小さじ1
　 豆板醤…小さじ¼
ごま油…小さじ1

作り方

**1** 長ネギ、キュウリ、ニンジンは縦のせん切りにする。モヤシはゆでて水気を切る。
**2** フライパンにごま油を熱し、中火でひき肉を炒めたらⒶを加えてさらに炒める。
**3** うどんは熱湯にくぐらせて湯を切り、器に盛る。
**4** **3**に、**1**と**2**をのせる。

DATA

| | | | |
|---|---|---|---|
| タンパク質 18.9ｇ | 脂質 16.7ｇ | リン 160 mg | 食塩相当量 1.9ｇ |
| 炭水化物 62.0ｇ | カリウム 403 mg | 食物繊維 3.9ｇ | エネルギー 477 kcal |

## 第７章

～治療を通じてよりよく生きるために～

# 腎臓病と
# ともに生きていく
# あなたへ

いちばん最初にまんがで登場した、

ご主人が腎臓病になった夫妻は、

その後どうなったのでしょうか。

食事療法を経て、どのような変化が人生に訪れたのか。

また、本書の医学監修者である、

赤羽もりクリニックの森先生の思いを紹介します。

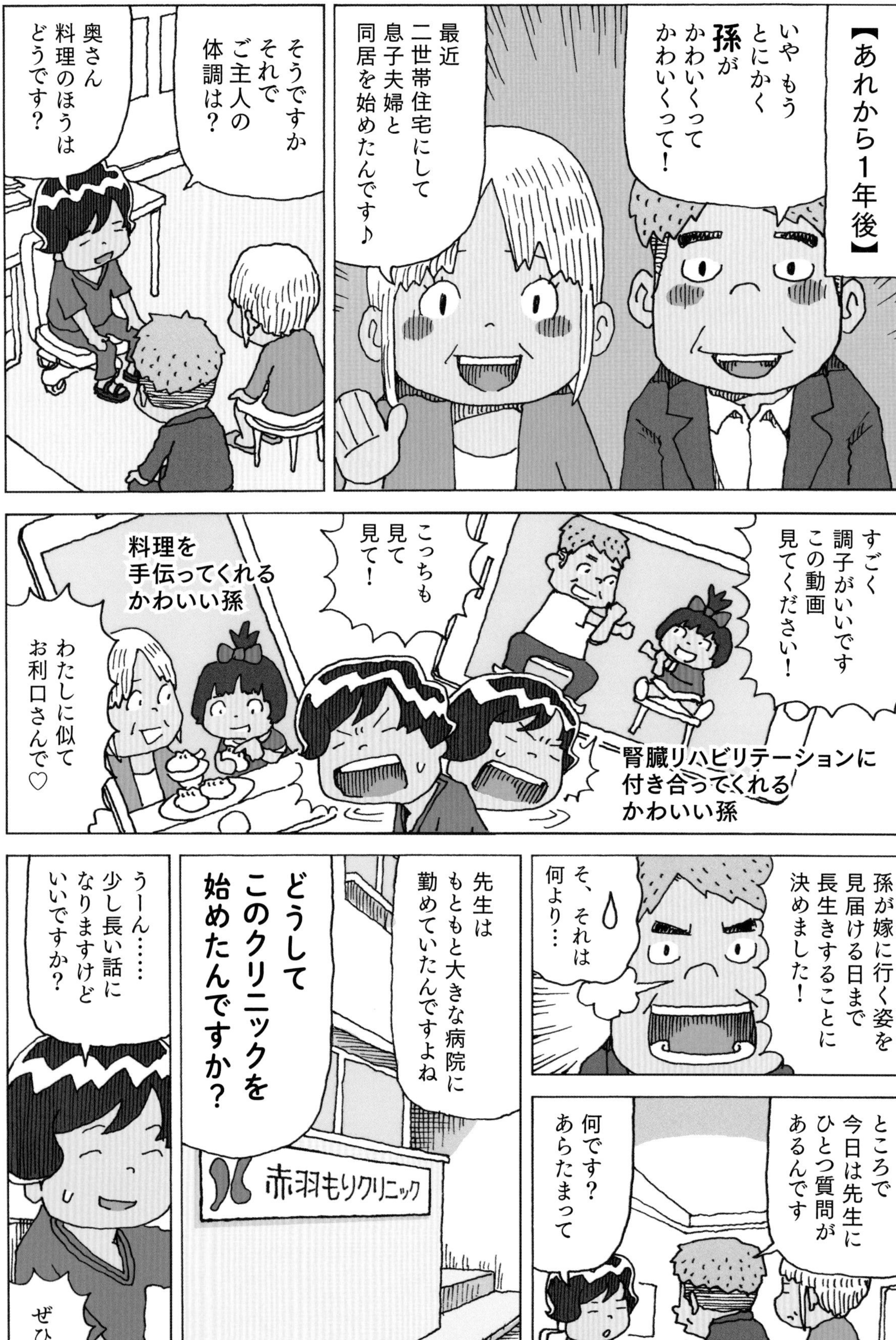
【あれから1年後】
いや もう とにかく 孫が かわいくって かわいくって！
最近 二世帯住宅にして 息子夫婦と 同居を始めたんです♪
そうですか それで ご主人の 体調は？
奥さん 料理のほうは どうです？
すごく 調子がいいです この動画 見てください！
腎臓リハビリテーションに 付き合ってくれる かわいい孫
こっちも 見て 見て！
料理を 手伝ってくれる かわいい孫
わたしに似て お利口さんで♡
孫が嫁に行く姿を 見届ける日まで 長生きすることに 決めました！
そ、それは 何より…
ところで 今日は先生に ひとつ質問が あるんです
何です？ あらたまって
先生は もともと大きな病院に 勤めていたんですよね
どうして このクリニックを 始めたんですか？
赤羽もりクリニック
うーん…… 少し長い話に なりますけど いいですか？
ぜひ！

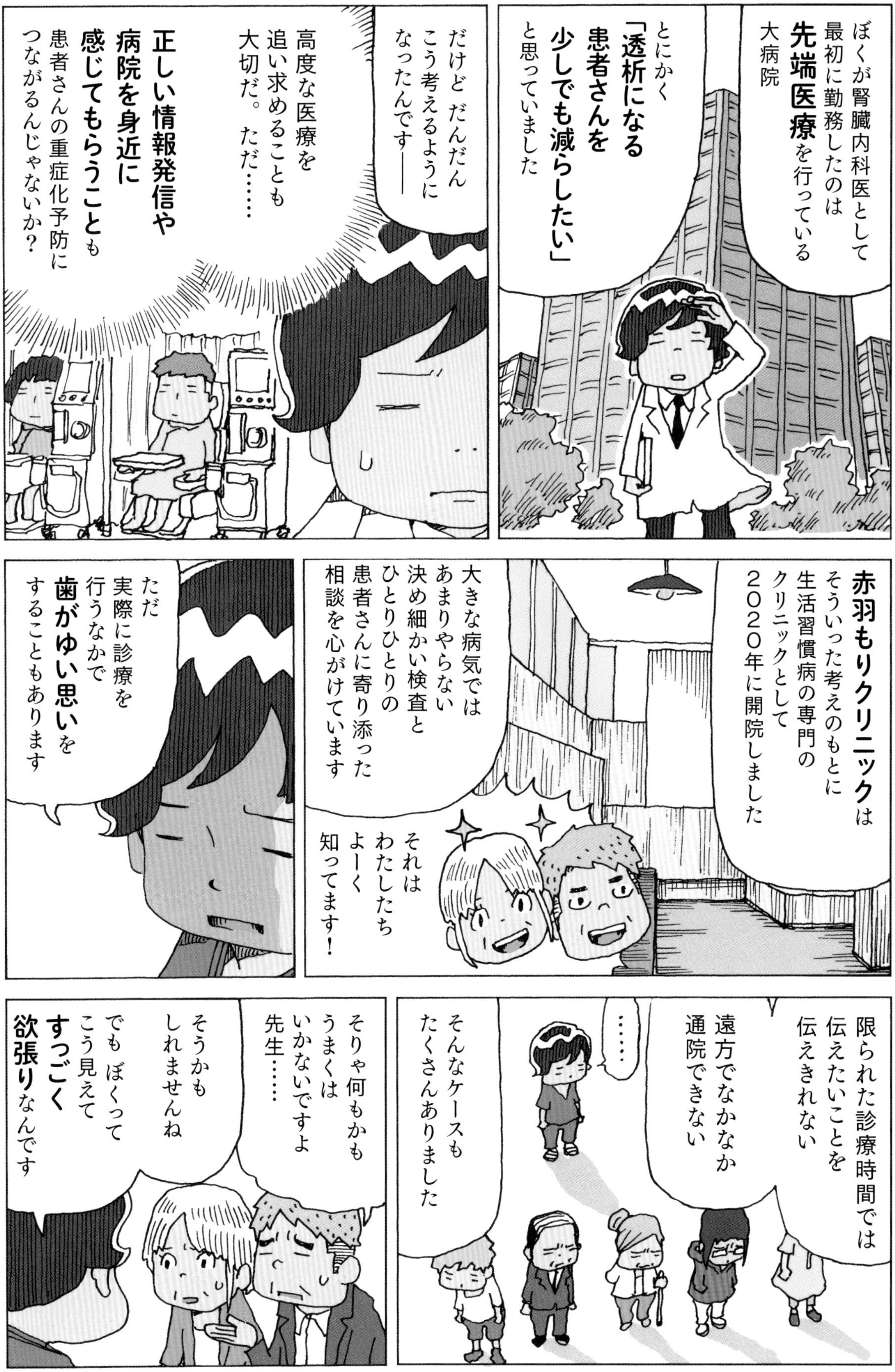
ぼくが腎臓内科医として最初に勤務したのは先端医療を行っている大病院
とにかく「透析になる患者さんを少しでも減らしたい」と思っていました
だけど だんだんこう考えるようになったんです——
高度な医療を追い求めることも大切だ。ただ……
正しい情報発信や病院を身近に感じてもらうことも患者さんの重症化予防につながるんじゃないか？
赤羽もりクリニックはそういった考えのもとに生活習慣病の専門のクリニックとして２０２０年に開院しました
大きな病気ではあまりやらない決め細かい検査とひとりひとりの患者さんに寄り添った相談を心がけています
それはわたしたちよーく知ってます！
ただ実際に診療を行うなかで歯がゆい思いをすることもあります
限られた診療時間では伝えたいことを伝えきれない
遠方でなかなか通院できない
……
そんなケースもたくさんありました
そりゃ何もかもうまくはいかないですよ先生……
そうかもしれませんね
でも ぼくってこう見えてすっごく欲張りなんです

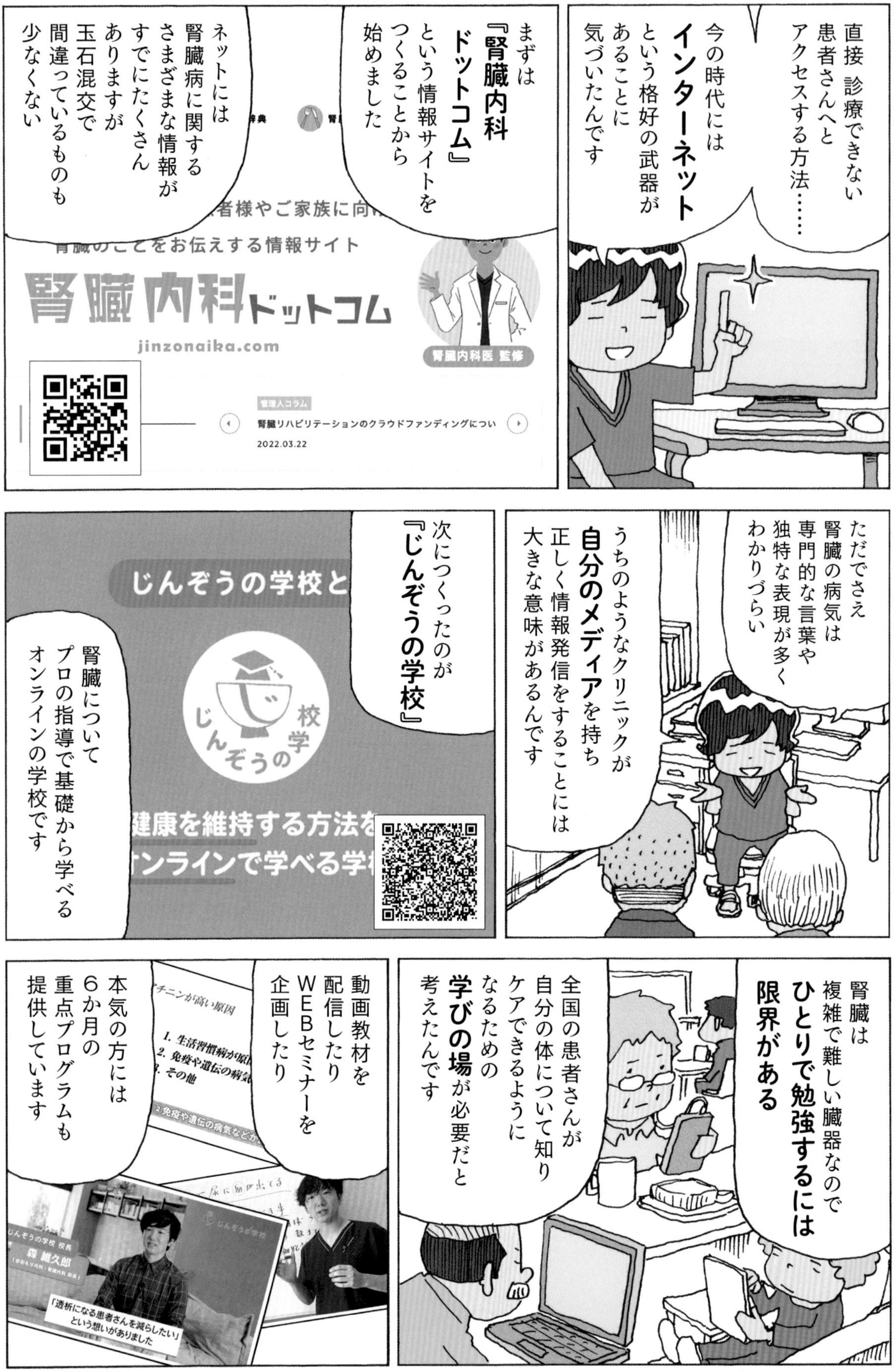

直接 診療できない患者さんへとアクセスする方法……
今の時代にはインターネットという格好の武器があることに気づいたんです
まずは『腎臓内科ドットコム』という情報サイトをつくることから始めました
ネットには腎臓病に関するさまざまな情報がすでにたくさんありますが玉石混交で間違っているものも少なくない
腎臓のことをお伝えする情報サイト
腎臓内科ドットコム
jinzonaika.com
腎臓内科医 監修
管理人コラム
腎臓リハビリテーションのクラウドファンディングについ
2022.03.22
ただでさえ腎臓の病気は専門的な言葉や独特な表現が多くわかりづらい
うちのようなクリニックが自分のメディアを持ち正しく情報発信をすることには大きな意味があるんです
次につくったのが『じんぞうの学校』
腎臓についてプロの指導で基礎から学べるオンラインの学校です
じんぞうの学校
腎臓は複雑で難しい臓器なのでひとりで勉強するには限界がある
全国の患者さんが自分の体について知りケアできるようになるための学びの場が必要だと考えたんです
動画教材を配信したりWEBセミナーを企画したり
本気の方には6か月の重点プログラムも提供しています
じんぞうの学校 校長
森 維久郎
「透析になる患者さんを減らしたい」という想いがありました

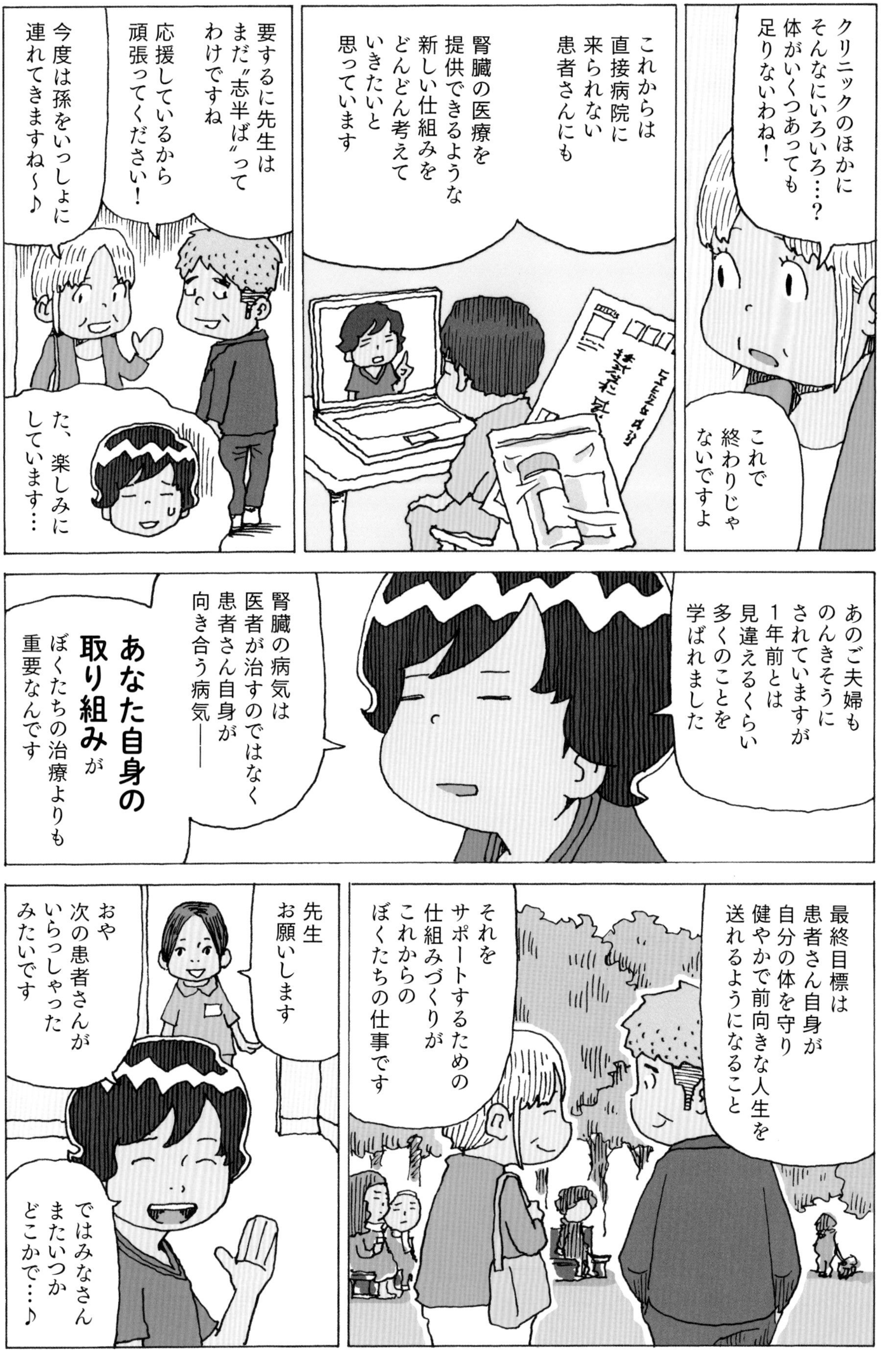

クリニックのほかにそんなにいろいろ…？体がいくつあっても足りないわね！
これで終わりじゃないですよ
これからは直接病院に来られない患者さんにも
腎臓の医療を提供できるような新しい仕組みをどんどん考えていきたいと思っています
要するに先生はまだ〝志半ば〟ってわけですね
応援しているから頑張ってください！
今度は孫をいっしょに連れてきますね～♪
た、楽しみにしています…
あのご夫婦ものんきそうにされていますが1年前とは見違えるくらい多くのことを学ばれました
腎臓の病気は医者が治すのではなく患者さん自身が向き合う病気——
**あなた自身の取り組み**がぼくたちの治療よりも重要なんです
最終目標は患者さん自身が自分の体を守り健やかで前向きな人生を送れるようになること
それをサポートするための仕組みづくりがこれからのぼくたちの仕事です
先生お願いします
おや次の患者さんがいらっしゃったみたいです
ではみなさんまたいつかどこかで…♪

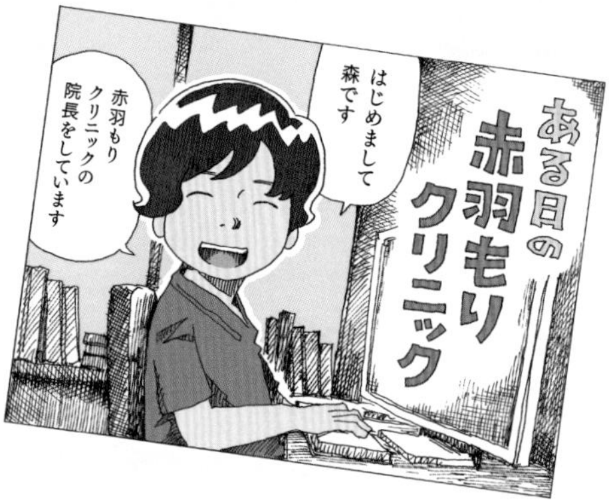


# おわりに

赤羽もりクリニック　森維久郎

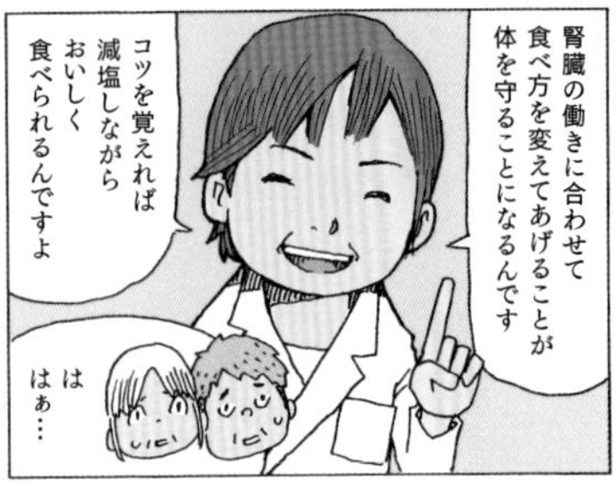


「先生、患者さんに頑張りましょうって言うのやめたほうがいいんじゃないですか？」

クリニックを開院して1年が経ったころのある診察日に、共著者である管理栄養士の大城戸から言われた言葉でハッとしました。

腎臓病の治療を悪くなってからではなく悪くなる前に提供する、そんな腎臓病の予防をコンセプトにしたクリニックを運営してから約1年が経過したころ。なかには新幹線や飛行機を使って受診される患者さんが出てきたころでした。

腎臓は一度悪くなると良くならない、だからこれ以上悪くしないように患者さんや患者さんの家族は必死に治療に取り組もうとします。

ただ一生懸命に取り組もうとする人ほど、数か月すると精神的に参ってしまったり、必要以上に食事を制限してやせてしまったりする。なかには長年連れ添った奥さんとけんかする毎日で家族の仲が悪くなったりすることも。

健康になるために行っている取り組みが、腎臓にとっては良くても、人生トータルで考えるとその患者さんを不幸にしているのではないか。

実はこのような話は、わたしだけが思っているのではなく、腎臓内科の先生方と意見交換するときに必ず出てくる話題です。

実際、腎臓病の人はさまざまな要因が関与して、抑うつ症状が出現する可能性が高くなるといわれています。そして腎臓病の家族の方に関しても同じような精神的負担がかかるという報告もあります。

特に食事に関する相談は後を絶たず、当院が運営するホームページの食事のページだけで年間100～150万のアクセスがあり、クリニックでも栄養指導を月250件※ほど行っており、予約が全然取れない状態になっています（※2022年12月時点）。

多くの患者さんから、

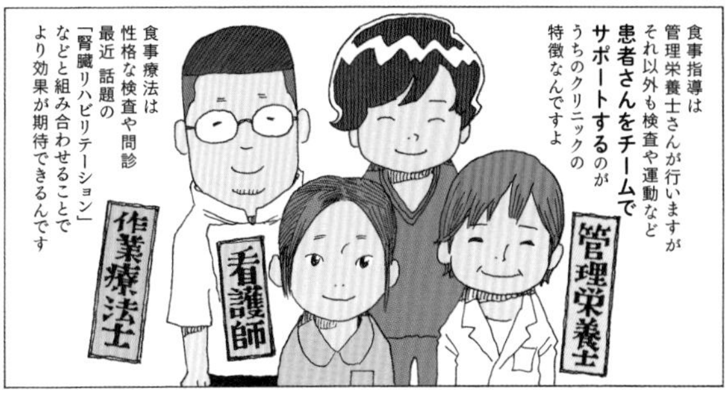


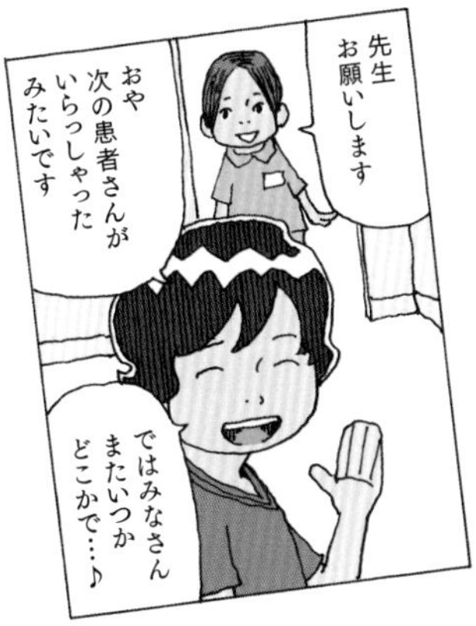


**●ガマンの連続でしんどい**
**●あれもダメこれもダメで**
**何を食べたらいいかわからない**
**●食事が全然楽しくない**

と声を聞きます。

そんな姿をみかねた、クリニックの管理栄養士、看護師一同から「レシピ集を作りたい！」という提案をもらいました。

もちろん、何でも食べていいですよ！　とは言うことはできませんが、少なくとももっと楽しく食べる方法はある、こんなに食べてもいいものがあるということを知ってもらうことで少しでも心が明るくなるんじゃないか。

**●ガマンしなくてもいい**
**●もっと楽しんでいい**
**●もう頑張っちゃダメ**

そして今日は何を食べようかなぁと思える。

そんなレシピ集を作ることにしました。

よしやろうと意気込んだはいいものの、食事を楽しく食べられるようにする工夫に関して、どうすればいいか、わたしには全くわかりませんでした。患者さんには驚かれますが、医学部の授業では栄養学を学びません。医師という職種に就くと、わたしのような平凡な医師でも知らないとはなかなか言えないもので、知っているように振る舞いがちです。

クリニックの管理栄養士、看護師、料理チームが日々の忙しい診療の合間をぬって、取り組んでくれ、最終的にクリニックオリジナルレシピ集ができました。そのレシピ集は患者さんからも大好評で、家の光協会から、新たにレシピ本を作りませんかという提案をもらいました。家の光協会の担当者の方も身近な人に腎臓が悪い方がいらっしゃり、ご苦労をされたようです。

出版が決まってからは、スタイリストの中村弘子さんや、まんが家のにしかわたくさん、そのほか、たくさんの方にご尽力をいただきました。

この本は、多くの現場のスタッフの方が「腎臓病の食事で悩む患者さんとその家族にもっと明るい気持ちで治療に取り組んでほしい」という思いでひとつになり誕生した一冊です。

ご自身やご家族が腎臓病といわれ、この先どうしたらいいか不安になってこの本を手に取ってくださった方々が、少しでも気持ちが楽になり、日々の食事にポジティブに(無理なく)向き合えるようになってもらえればと思います。

# 数値をチェック! 料理別の栄養成分を紹介

食事療法のときに、気を付けるべき数値としてあげられる、タンパク質、カリウム、リン、食塩相当量、エネルギーの5つの栄養成分を、メニュー別に紹介します。メニュー選びの参照にしてください。

【豚肉　ひき肉】
### ハクサイとひき肉のレンジ蒸し…48

| タンパク質 | カリウム | リン | 食塩相当量 | エネルギー |
|---|---|---|---|---|
| 11.8g | 451mg | 120mg | 1.1g | 171kcal |

【豚肉　ひき肉】
### ひじき入り煮込みハンバーグ…48

| タンパク質 | カリウム | リン | 食塩相当量 | エネルギー |
|---|---|---|---|---|
| 12.3g | 558mg | 158mg | 1.2g | 221kcal |

【豚肉　ひき肉】
### ミートローフ…49

| タンパク質 | カリウム | リン | 食塩相当量 | エネルギー |
|---|---|---|---|---|
| 13.0g | 534mg | 144mg | 1.6g | 246kcal |

【鶏肉　もも肉】
### 和風からあげ おかか風味…50

| タンパク質 | カリウム | リン | 食塩相当量 | エネルギー |
|---|---|---|---|---|
| 13.8g | 351mg | 154mg | 1.0g | 225kcal |

【鶏肉　もも肉】
### 鶏肉とセロリのチリソース煮…50

| タンパク質 | カリウム | リン | 食塩相当量 | エネルギー |
|---|---|---|---|---|
| 12.3g | 398mg | 143mg | 0.9g | 182kcal |

【鶏肉　もも肉】
### 鶏肉の照り焼き…51

| タンパク質 | カリウム | リン | 食塩相当量 | エネルギー |
|---|---|---|---|---|
| 13.1g | 321mg | 153mg | 1.0g | 212kcal |

【鶏肉　もも肉】
### 鶏肉の甘酢煮…52

| タンパク質 | カリウム | リン | 食塩相当量 | エネルギー |
|---|---|---|---|---|
| 13.0g | 355mg | 151mg | 1.0g | 230kcal |

【鶏肉　もも肉】
### 鶏肉の中華風レンジ蒸し…52

| タンパク質 | カリウム | リン | 食塩相当量 | エネルギー |
|---|---|---|---|---|
| 13.0gg | 348mg | 159mg | 0.4g | 179kcal |

【鶏肉　手羽元】
### 手羽元のポトフ…53

| タンパク質 | カリウム | リン | 食塩相当量 | エネルギー |
|---|---|---|---|---|
| 12.8g | 516mg | 157mg | 0.5g | 164kcal |

【豚肉　ロース】
### 豚肉とキャベツの蒸し煮…42

| タンパク質 | カリウム | リン | 食塩相当量 | エネルギー |
|---|---|---|---|---|
| 13.0g | 378mg | 156mg | 0.9g | 212kcal |

【豚肉　ロース】
### 豚肉とリンゴの包み焼き…42

| タンパク質 | カリウム | リン | 食塩相当量 | エネルギー |
|---|---|---|---|---|
| 12.7g | 236mg | 233mg | 0.9g | 220kcal |

【豚肉　ロース】
### 豚肉のショウガ焼き…43

| タンパク質 | カリウム | リン | 食塩相当量 | エネルギー |
|---|---|---|---|---|
| 12.9g | 372mg | 153mg | 0.9g | 271kcal |

【豚肉　肩ロース】
### ホイコーロー…44

| タンパク質 | カリウム | リン | 食塩相当量 | エネルギー |
|---|---|---|---|---|
| 12.2g | 426mg | 155mg | 1.5g | 257kcal |

【豚肉　肩ロース】
### 豚肉とダイコンの炒め煮…44

| タンパク質 | カリウム | リン | 食塩相当量 | エネルギー |
|---|---|---|---|---|
| 10.9g | 378mg | 134mg | 0.9g | 215kcal |

【豚肉　肩ロース】
### 酢豚…45

| タンパク質 | カリウム | リン | 食塩相当量 | エネルギー |
|---|---|---|---|---|
| 11.0g | 366mg | 143mg | 0.9g | 290kcal |

【豚肉　もも肉】
### ゆで豚…46

| タンパク質 | カリウム | リン | 食塩相当量 | エネルギー |
|---|---|---|---|---|
| 12.7g | 336mg | 169mg | 0.6g | 147kcal |

【豚肉　もも肉】
### 豚肉のはさみ揚げ…46

| タンパク質 | カリウム | リン | 食塩相当量 | エネルギー |
|---|---|---|---|---|
| 14.6g | 426mg | 190mg | 0.7g | 334kcal |

【豚肉　もも肉】
### 豚肉のピカタ…47

| タンパク質 | カリウム | リン | 食塩相当量 | エネルギー |
|---|---|---|---|---|
| 14.1g | 411mg | 183mg | 0.6g | 272kcal |

【魚　ブリ】

**ブリの照り焼き**…60

| タンパク質 | カリウム | リン | 食塩相当量 | エネルギー |
|---|---|---|---|---|
| 13.5g | 366mg | 109mg | 0.9g | 236kcal |

【魚　タラ】

**生ダラのホイル焼き ゆずみそ風味**…61

| タンパク質 | カリウム | リン | 食塩相当量 | エネルギー |
|---|---|---|---|---|
| 10.6g | 270mg | 172mg | 1.0g | 76kcal |

【魚　サバ】

**サバの南蛮漬け**…62

| タンパク質 | カリウム | リン | 食塩相当量 | エネルギー |
|---|---|---|---|---|
| 13.3g | 364mg | 184mg | 1.1g | 266kcal |

【魚　サバ】

**サバとゴボウのみそ煮**…62

| タンパク質 | カリウム | リン | 食塩相当量 | エネルギー |
|---|---|---|---|---|
| 14.0g | 397mg | 196mg | 1.5g | 253kcal |

【魚　サバ缶】

**サバ缶のトマト煮**…63

| タンパク質 | カリウム | リン | 食塩相当量 | エネルギー |
|---|---|---|---|---|
| 16.8g | 638mg | 213mg | 1.1g | 192kcal |

【魚　カジキ】

**メカジキのピリ辛煮**…64

| タンパク質 | カリウム | リン | 食塩相当量 | エネルギー |
|---|---|---|---|---|
| 11.3g | 408mg | 201mg | 1.0g | 161kcal |

【魚　カジキ】

**メカジキのおろし煮**…64

| タンパク質 | カリウム | リン | 食塩相当量 | エネルギー |
|---|---|---|---|---|
| 11.6g | 576mg | 223mg | 1.1g | 160kcal |

【魚　ツナ缶】

**ツナの春巻き**…65

| タンパク質 | カリウム | リン | 食塩相当量 | エネルギー |
|---|---|---|---|---|
| 6.3g | 332mg | 99mg | 0.5g | 227kcal |

【魚　サケ】

**生ザケのムニエル レモンソース**…66

| タンパク質 | カリウム | リン | 食塩相当量 | エネルギー |
|---|---|---|---|---|
| 14.5g | 388mg | 191mg | 0.9g | 199kcal |

【魚　サケ】

**生ザケのホイル蒸し ごま酢ソース**…66

| タンパク質 | カリウム | リン | 食塩相当量 | エネルギー |
|---|---|---|---|---|
| 14.8g | 442mg | 226mg | 1.0g | 139kcal |

【鶏肉　むね肉】

**鶏肉のホイル蒸し**…54

| タンパク質 | カリウム | リン | 食塩相当量 | エネルギー |
|---|---|---|---|---|
| 16.1g | 423mg | 307mg | 0.9g | 161kcal |

【鶏肉　むね肉】

**鶏肉の竜田揚げ**…54

| タンパク質 | カリウム | リン | 食塩相当量 | エネルギー |
|---|---|---|---|---|
| 12.6g | 345mg | 158mg | 1.1g | 176kcal |

【鶏肉　ひき肉】

**鶏つくね煮**…55

| タンパク質 | カリウム | リン | 食塩相当量 | エネルギー |
|---|---|---|---|---|
| 11.0g | 455mg | 138mg | 1.3g | 246kcal |

【牛肉　肩ロース】

**牛肉とピーマンの炒め物**…56

| タンパク質 | カリウム | リン | 食塩相当量 | エネルギー |
|---|---|---|---|---|
| 9.1g | 289mg | 109mg | 1.2g | 345kcal |

【牛肉　肩ロース】

**牛肉の野菜巻き わさびソース**…56

| タンパク質 | カリウム | リン | 食塩相当量 | エネルギー |
|---|---|---|---|---|
| 9.7g | 433mg | 147mg | 1.0g | 350kcal |

【牛肉　肩ロース】

**牛肉とブロッコリーのオイスターソース炒め**…57

| タンパク質 | カリウム | リン | 食塩相当量 | エネルギー |
|---|---|---|---|---|
| 10.8g | 413mg | 155mg | 1.4g | 351kcal |

【牛肉　肩ロース】

**牛肉と豆腐のすき焼き風**…58

| タンパク質 | カリウム | リン | 食塩相当量 | エネルギー |
|---|---|---|---|---|
| 10.4g | 362mg | 141mg | 1.0g | 293kcal |

【牛肉　肩ロース】

**牛肉の焼きしゃぶ ごまみそダレ**…58

| タンパク質 | カリウム | リン | 食塩相当量 | エネルギー |
|---|---|---|---|---|
| 10.3g | 377mg | 141mg | 1.1g | 376kcal |

【牛肉　缶詰】

**コンビーフとジャガイモの重ね焼き**…59

| タンパク質 | カリウム | リン | 食塩相当量 | エネルギー |
|---|---|---|---|---|
| 12.3g | 426mg | 124mg | 1.5g | 172kcal |

【魚　ブリ】

**ブリのカレーソテー**…60

| タンパク質 | カリウム | リン | 食塩相当量 | エネルギー |
|---|---|---|---|---|
| 13.4g | 354mg | 107mg | 0.8g | 222kcal |

【卵】
### 目玉焼き 野菜添え…74

| タンパク質 | カリウム | リン | 食塩相当量 | エネルギー |
|---|---|---|---|---|
| 6.0g | 169mg | 98mg | 0.5g | 99kcal |

【卵】
### 煮卵…74

| タンパク質 | カリウム | リン | 食塩相当量 | エネルギー |
|---|---|---|---|---|
| 7.4g | 256mg | 131mg | 1.2g | 96kcal |

【卵】
### トマト入りスクランブルエッグ…75

| タンパク質 | カリウム | リン | 食塩相当量 | エネルギー |
|---|---|---|---|---|
| 6.0g | 204mg | 102mg | 0.5g | 102kcal |

【卵】
### ホウレンソウのレンジキッシュ…75

| タンパク質 | カリウム | リン | 食塩相当量 | エネルギー |
|---|---|---|---|---|
| 14.6g | 517mg | 355mg | 1.3g | 245kcal |

【卵】
### 親子焼き…76

| タンパク質 | カリウム | リン | 食塩相当量 | エネルギー |
|---|---|---|---|---|
| 11.1g | 347mg | 156mg | 1.1g | 179kcal |

【卵】
### キノコのオムレツ…76

| タンパク質 | カリウム | リン | 食塩相当量 | エネルギー |
|---|---|---|---|---|
| 7.5g | 334mg | 158mg | 0.6g | 144kcal |

【おかか和え】
### コマツナのおかか和え…80

| タンパク質 | カリウム | リン | 食塩相当量 | エネルギー |
|---|---|---|---|---|
| 1.8g | 322mg | 41mg | 0.5g | 14kcal |

【おかか和え】
### ピーマンのおかか和え…80

| タンパク質 | カリウム | リン | 食塩相当量 | エネルギー |
|---|---|---|---|---|
| 1.4g | 136mg | 27mg | 0.5g | 19kcal |

【からし和え】
### モヤシとニラのからし和え…81

| タンパク質 | カリウム | リン | 食塩相当量 | エネルギー |
|---|---|---|---|---|
| 1.0g | 142mg | 22mg | 0.5g | 17kcal |

【からし和え】
### コマツナのからし和え…81

| タンパク質 | カリウム | リン | 食塩相当量 | エネルギー |
|---|---|---|---|---|
| 1.0g | 313mg | 32mg | 0.5g | 16kcal |

【魚　サケ】
### アクアパッツァ…67

| タンパク質 | カリウム | リン | 食塩相当量 | エネルギー |
|---|---|---|---|---|
| 14.9g | 662mg | 257mg | 0.7g | 166kcal |

【豆腐】
### 麻婆豆腐…68

| タンパク質 | カリウム | リン | 食塩相当量 | エネルギー |
|---|---|---|---|---|
| 10.7g | 247mg | 123mg | 0.8g | 177kcal |

【豆腐】
### 炒り豆腐…68

| タンパク質 | カリウム | リン | 食塩相当量 | エネルギー |
|---|---|---|---|---|
| 7.4g | 257mg | 112mg | 0.8g | 145kcal |

【豆腐】
### 揚げ出し豆腐…69

| タンパク質 | カリウム | リン | 食塩相当量 | エネルギー |
|---|---|---|---|---|
| 7.4g | 281mg | 118mg | 1.1g | 238kcal |

【豆腐】
### 豆腐とハクサイの中華風うま煮…70

| タンパク質 | カリウム | リン | 食塩相当量 | エネルギー |
|---|---|---|---|---|
| 6.6g | 418mg | 134mg | 1.1g | 127kcal |

【豆腐】
### 豆腐のグラタン…70

| タンパク質 | カリウム | リン | 食塩相当量 | エネルギー |
|---|---|---|---|---|
| 17.8g | 741mg | 400mg | 1.5g | 319kcal |

【高野豆腐】
### 高野豆腐の煮物…71

| タンパク質 | カリウム | リン | 食塩相当量 | エネルギー |
|---|---|---|---|---|
| 11.8g | 185mg | 219mg | 0.9g | 148kcal |

【厚揚げ】
### 厚揚げの辛み炒め…72

| タンパク質 | カリウム | リン | 食塩相当量 | エネルギー |
|---|---|---|---|---|
| 14.0g | 391mg | 211mg | 0.9g | 269kcal |

【厚揚げ】
### 厚揚げのキノコあんかけ…72

| タンパク質 | カリウム | リン | 食塩相当量 | エネルギー |
|---|---|---|---|---|
| 9.7g | 379mg | 200mg | 0.9g | 158kcal |

【がんもどき】
### がんもどきのホイル焼き…73

| タンパク質 | カリウム | リン | 食塩相当量 | エネルギー |
|---|---|---|---|---|
| 13.8g | 177mg | 199mg | 1.4g | 201kcal |

【酢の物】

**キュウリとわかめの酢の物**…87

| タンパク質 | カリウム | リン | 食塩相当量 | エネルギー |
|---|---|---|---|---|
| 0.4 g | 88 mg | 18 mg | 0.8 g | 19 kcal |

【煮びたし】

**コマツナと厚揚げの煮びたし**…88

| タンパク質 | カリウム | リン | 食塩相当量 | エネルギー |
|---|---|---|---|---|
| 4.1 g | 348 mg | 77 mg | 0.4 g | 58 kcal |

【煮びたし】

**切り干し大根と油揚げの煮びたし**…88

| タンパク質 | カリウム | リン | 食塩相当量 | エネルギー |
|---|---|---|---|---|
| 3.2 g | 370 mg | 62 mg | 0.5 g | 73 kcal |

【煮びたし】

**チンゲンサイとマイタケの煮びたし**…89

| タンパク質 | カリウム | リン | 食塩相当量 | エネルギー |
|---|---|---|---|---|
| 0.8 g | 188 mg | 29 mg | 0.5 g | 16 kcal |

【煮びたし】

**ブロッコリーとじゃこの煮びたし**…89

| タンパク質 | カリウム | リン | 食塩相当量 | エネルギー |
|---|---|---|---|---|
| 5.0 g | 317 mg | 121 mg | 0.5 g | 37 kcal |

【サラダ】

**ミモザサラダ**…90

| タンパク質 | カリウム | リン | 食塩相当量 | エネルギー |
|---|---|---|---|---|
| 3.2 g | 142 mg | 57 mg | 0.6 g | 94 kcal |

【サラダ】

**ニンジンのレモンソース**…90

| タンパク質 | カリウム | リン | 食塩相当量 | エネルギー |
|---|---|---|---|---|
| 1.8 g | 223 mg | 45 mg | 0.4 g | 141 kcal |

【サラダ】

**ブロッコリーのゆずこしょうドレッシング**…91

| タンパク質 | カリウム | リン | 食塩相当量 | エネルギー |
|---|---|---|---|---|
| 2.3 g | 281 mg | 67 mg | 0.4 g | 60 kcal |

【サラダ】

**レタスとわかめのサラダ**…91

| タンパク質 | カリウム | リン | 食塩相当量 | エネルギー |
|---|---|---|---|---|
| 0.7 g | 116 mg | 23 mg | 0.5 g | 51 kcal |

【サラダ】

**キュウリとキノコの和風サラダ**…92

| タンパク質 | カリウム | リン | 食塩相当量 | エネルギー |
|---|---|---|---|---|
| 1.7 g | 154 mg | 43 mg | 0.5 g | 59 kcal |

【磯辺和え】

**ミズナの磯辺和え**…82

| タンパク質 | カリウム | リン | 食塩相当量 | エネルギー |
|---|---|---|---|---|
| 1.6 g | 334 mg | 58 mg | 0.5 g | 23 kcal |

【磯辺和え】

**切り干し大根とコマツナの磯辺和え**…82

| タンパク質 | カリウム | リン | 食塩相当量 | エネルギー |
|---|---|---|---|---|
| 1.4 g | 421 mg | 49 mg | 0.5 g | 28 kcal |

【ごま和え】

**ホウレンソウのごま和え**…83

| タンパク質 | カリウム | リン | 食塩相当量 | エネルギー |
|---|---|---|---|---|
| 1.8 g | 438 mg | 50 mg | 0.4 g | 35 kcal |

【ごま和え】

**ハクサイとミズナのごま和え**…83

| タンパク質 | カリウム | リン | 食塩相当量 | エネルギー |
|---|---|---|---|---|
| 1.5 g | 230 mg | 51 mg | 0.5 g | 35 kcal |

【白和え】

**ホウレンソウの白和え**…84

| タンパク質 | カリウム | リン | 食塩相当量 | エネルギー |
|---|---|---|---|---|
| 4.5 g | 482 mg | 85 mg | 0.4 g | 66 kcal |

【白和え】

**レンコンとニンジンの白和え**…84

| タンパク質 | カリウム | リン | 食塩相当量 | エネルギー |
|---|---|---|---|---|
| 4.0 g | 281 mg | 87 mg | 0.5 g | 84 kcal |

【ナムル】

**もやしとニンジンのナムル**…85

| タンパク質 | カリウム | リン | 食塩相当量 | エネルギー |
|---|---|---|---|---|
| 1.0 g | 79 mg | 25 mg | 0.5 g | 39 kcal |

【香味和え】

**蒸しナスの香味和え**…85

| タンパク質 | カリウム | リン | 食塩相当量 | エネルギー |
|---|---|---|---|---|
| 0.8 g | 225 mg | 32 mg | 0.4 g | 48 kcal |

【ごま酢和え】

**ニンジンとゴボウのごま酢和え**…86

| タンパク質 | カリウム | リン | 食塩相当量 | エネルギー |
|---|---|---|---|---|
| 1.3 g | 202 mg | 48 mg | 0.5 g | 55 kcal |

【酢みそ和え】

**ブロッコリーの酢みそ和え**…86

| タンパク質 | カリウム | リン | 食塩相当量 | エネルギー |
|---|---|---|---|---|
| 2.7 g | 290 mg | 73 mg | 0.5 g | 39 kcal |

【煮物】
**カリフラワーとあさりの中華煮**…97

| タンパク質 | カリウム | リン | 食塩相当量 | エネルギー |
|---|---|---|---|---|
| 4.3 g | 234 mg | 91 mg | 0.4 g | 42 kcal |

【減塩浅漬け】
**キャベツとニンジンの浅漬け**…98

| タンパク質 | カリウム | リン | 食塩相当量 | エネルギー |
|---|---|---|---|---|
| 0.9 g | 254 mg | 24 mg | 0.6 g | 17 kcal |

【減塩浅漬け】
**ニンジンのゆかり和え**…98

| タンパク質 | カリウム | リン | 食塩相当量 | エネルギー |
|---|---|---|---|---|
| 0.4 g | 162 mg | 15 mg | 0.7 g | 21 kcal |

【ピクルス】
**セロリとニンジンのピクルス**…99

| タンパク質 | カリウム | リン | 食塩相当量 | エネルギー |
|---|---|---|---|---|
| 0.4 g | 221 mg | 24 mg | 0.4 g | 25 kcal |

【ピクルス】
**カブとミニトマトのピクルス**…99

| タンパク質 | カリウム | リン | 食塩相当量 | エネルギー |
|---|---|---|---|---|
| 0.4 g | 166 mg | 18 mg | 0.3 g | 34 kcal |

【ジャガイモ】
**肉ジャガ**…100

| タンパク質 | カリウム | リン | 食塩相当量 | エネルギー |
|---|---|---|---|---|
| 4.5 g | 343 mg | 74 mg | 0.5 g | 129 kcal |

【ジャガイモ】
**ジャガイモとトマトの重ね煮**…100

| タンパク質 | カリウム | リン | 食塩相当量 | エネルギー |
|---|---|---|---|---|
| 0.9 g | 276 mg | 34 mg | 0.4 g | 48 kcal |

【サツマイモ】
**サツマイモのきんぴら**…101

| タンパク質 | カリウム | リン | 食塩相当量 | エネルギー |
|---|---|---|---|---|
| 0.7 g | 207 mg | 31 mg | 0.5 g | 129 kcal |

【サツマイモ】
**サツマイモとリンゴの重ね煮**…101

| タンパク質 | カリウム | リン | 食塩相当量 | エネルギー |
|---|---|---|---|---|
| 0.4 g | 178 mg | 22 mg | 0 g | 98 kcal |

【サトイモ】
**サトイモのそぼろ煮**…102

| タンパク質 | カリウム | リン | 食塩相当量 | エネルギー |
|---|---|---|---|---|
| 3.9 g | 460 mg | 64 mg | 0.5 g | 104 kcal |

【サラダ】
**ダイコンとじゃこのサラダ**…92

| タンパク質 | カリウム | リン | 食塩相当量 | エネルギー |
|---|---|---|---|---|
| 2.1 g | 188 mg | 61 mg | 0.6 g | 61 kcal |

【サラダ】
**ひじきとシュンギクの梅ドレッシング**…93

| タンパク質 | カリウム | リン | 食塩相当量 | エネルギー |
|---|---|---|---|---|
| 0.7 g | 293 mg | 15 mg | 0.6 g | 57 kcal |

【サラダ】
**カリフラワーのヨーグルトサラダ**…93

| タンパク質 | カリウム | リン | 食塩相当量 | エネルギー |
|---|---|---|---|---|
| 2.0 g | 287 mg | 62 mg | 0.4 g | 67 kcal |

【炒め物】
**野菜炒め**…94

| タンパク質 | カリウム | リン | 食塩相当量 | エネルギー |
|---|---|---|---|---|
| 1.3 g | 164 mg | 31 mg | 0.5 g | 61 kcal |

【炒め物】
**ナスとピーマンのみそ炒め**…94

| タンパク質 | カリウム | リン | 食塩相当量 | エネルギー |
|---|---|---|---|---|
| 1.2 g | 191 mg | 36 mg | 0.5 g | 112 kcal |

【炒め物】
**青菜とキノコの炒め物**…95

| タンパク質 | カリウム | リン | 食塩相当量 | エネルギー |
|---|---|---|---|---|
| 1.6 g | 321 mg | 54 mg | 0.5 g | 55 kcal |

【炒め物】
**レンコンの蒸し焼き・オイルかけ**…95

| タンパク質 | カリウム | リン | 食塩相当量 | エネルギー |
|---|---|---|---|---|
| 0.9 g | 324 mg | 50 mg | 0.4 g | 100 kcal |

【煮物】
**タマネギのコンソメ煮**…96

| タンパク質 | カリウム | リン | 食塩相当量 | エネルギー |
|---|---|---|---|---|
| 1.2 g | 153 mg | 35 mg | 0.5 g | 43 kcal |

【煮物】
**筑前煮**…96

| タンパク質 | カリウム | リン | 食塩相当量 | エネルギー |
|---|---|---|---|---|
| 6.8 g | 948 mg | 132 mg | 0.5 g | 191 kcal |

【煮物】
**ひじきのあっさり煮**…97

| タンパク質 | カリウム | リン | 食塩相当量 | エネルギー |
|---|---|---|---|---|
| 3.1 g | 316 mg | 67 mg | 0.7 g | 82 kcal |

【ごはん】

**玄米ごはん**(150g)…108

| タンパク質 | カリウム | リン | 食塩相当量 | エネルギー |
|---|---|---|---|---|
| 3.6g | 143mg | 195mg | 0g | 228kcal |

【ごはん】

**キノコの炊き込みごはん**…109

| タンパク質 | カリウム | リン | 食塩相当量 | エネルギー |
|---|---|---|---|---|
| 3.3g | 187mg | 89mg | 0.5g | 180kcal |

【ごはん】

**ツナとコマツナのチャーハン**…110

| タンパク質 | カリウム | リン | 食塩相当量 | エネルギー |
|---|---|---|---|---|
| 14.3g | 396mg | 213mg | 1.0g | 404kcal |

【パン】

**ホウレンソウと卵のピザトースト**…110

| タンパク質 | カリウム | リン | 食塩相当量 | エネルギー |
|---|---|---|---|---|
| 11.6g | 590mg | 167mg | 1.6g | 326kcal |

【ごはん】

**サバ缶のドリア**…111

| タンパク質 | カリウム | リン | 食塩相当量 | エネルギー |
|---|---|---|---|---|
| 21.4g | 676mg | 498mg | 1.7g | 507kcal |

【パン】

**ミートローフのサンドウィッチ**…112

| タンパク質 | カリウム | リン | 食塩相当量 | エネルギー |
|---|---|---|---|---|
| 15.1g | 423mg | 150mg | 2.3g | 390kcal |

【パン】

**竜田揚げのロールパンサンド**…112

| タンパク質 | カリウム | リン | 食塩相当量 | エネルギー |
|---|---|---|---|---|
| 11.5g | 271mg | 143mg | 1.2g | 267kcal |

【パン】

**中華風マフィン**…113

| タンパク質 | カリウム | リン | 食塩相当量 | エネルギー |
|---|---|---|---|---|
| 9.4g | 229mg | 120mg | 1.1g | 320kcal |

【めん類】

**オイルサーディンのパスタ**…114

| タンパク質 | カリウム | リン | 食塩相当量 | エネルギー |
|---|---|---|---|---|
| 18.5g | 453mg | 307mg | 0.7g | 501kcal |

【めん類】

**中華風肉みそうどん**…114

| タンパク質 | カリウム | リン | 食塩相当量 | エネルギー |
|---|---|---|---|---|
| 18.9g | 403mg | 160mg | 1.9g | 477kcal |

【サトイモ】

**サトイモの青のり和え**…102

| タンパク質 | カリウム | リン | 食塩相当量 | エネルギー |
|---|---|---|---|---|
| 0.9g | 409mg | 37mg | 0.4g | 34kcal |

【汁物】

**豚汁**…103

| タンパク質 | カリウム | リン | 食塩相当量 | エネルギー |
|---|---|---|---|---|
| 4.3g | 929mg | 98mg | 0.8g | 167kcal |

【汁物】

**けんちん汁**…103

| タンパク質 | カリウム | リン | 食塩相当量 | エネルギー |
|---|---|---|---|---|
| 4.2g | 443mg | 88mg | 0.8g | 73kcal |

【汁物】

**キャベツとニンジンのコンソメスープ**…104

| タンパク質 | カリウム | リン | 食塩相当量 | エネルギー |
|---|---|---|---|---|
| 0.6g | 138mg | 17mg | 0.5g | 31kcal |

【汁物】

**ミネストローネスープ**…104

| タンパク質 | カリウム | リン | 食塩相当量 | エネルギー |
|---|---|---|---|---|
| 1.0g | 261mg | 31mg | 0.4g | 49kcal |

【汁物】

**レタスとトマトの中華風スープ**…105

| タンパク質 | カリウム | リン | 食塩相当量 | エネルギー |
|---|---|---|---|---|
| 0.3g | 125mg | 15mg | 0.5g | 22kcal |

【汁物】

**タマネギとわかめの中華風スープ**…105

| タンパク質 | カリウム | リン | 食塩相当量 | エネルギー |
|---|---|---|---|---|
| 0.4g | 75mg | 15mg | 0.5g | 28kcal |

【ごはん】

**白飯**(100g)…108

| タンパク質 | カリウム | リン | 食塩相当量 | エネルギー |
|---|---|---|---|---|
| 2.0g | 29mg | 34mg | 0g | 156kcal |

【ごはん】

**白飯**(150g)…108

| タンパク質 | カリウム | リン | 食塩相当量 | エネルギー |
|---|---|---|---|---|
| 3.0g | 44mg | 51mg | 0g | 234kcal |

【ごはん】

**玄米ごはん**(100g)…108

| タンパク質 | カリウム | リン | 食塩相当量 | エネルギー |
|---|---|---|---|---|
| 2.4g | 95mg | 130mg | 0g | 152kcal |

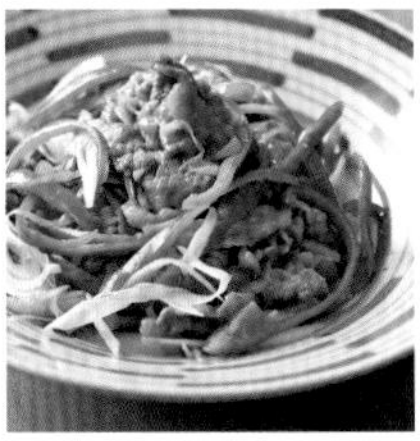

## 赤羽もりクリニック

東京都・赤羽にある腎臓病・糖尿病に強い生活習慣病のクリニック。「相談」と「検査」に力を入れている。腎臓専門医が4名、腎臓病・生活習慣病に欠かせない食事の治療にも力をいれていて、管理栄養士が5名在籍していること、生活習慣病に関わる検査を充実させるための検査機器がそろっていること、の3点が特徴。診療はもちろん栄養相談・指導も多く、月300件ほどの栄養指導を行っている(2024年2月時点)。

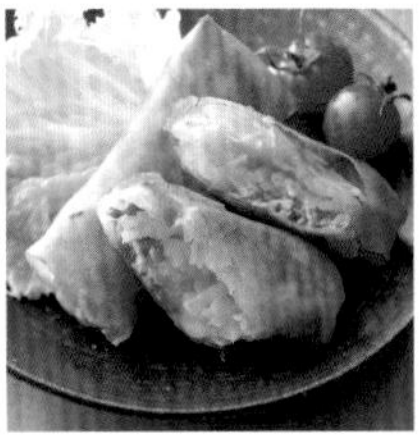

STAFF

| | |
|---|---|
| レシピ作成 | 大城戸 寿子(管理栄養士　赤羽もりクリニック) |
| 調理 | 小嶋 博子(栄養士) |
| | 田中 美恵子(管理栄養士) |
| | 島村 由喜子(管理栄養士　赤羽もりクリニック) |
| 栄養計算 | 柏 里菜(管理栄養士　赤羽もりクリニック) |
| 調理補助 | 斎藤 加奈子(看護師　赤羽もりクリニック) |
| 撮影 | 菊地 菫(家の光写真部) |
| デザイン | 矢作裕佳(sola design) |
| スタイリング | 中村弘子 |
| 編集協力 | まつもとのぶこ |
| まんが | にしかわたく |
| イラスト | 勝山英幸 |
| 校正 | ケイズオフィス |
| DTP製作 | 天龍社 |
| 撮影協力 | UTUWA |


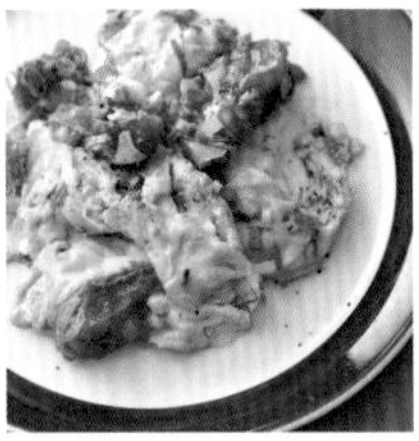

**腎臓病とわかったら
最初に読む食事の本**

無理なく続けられる
満足レシピ

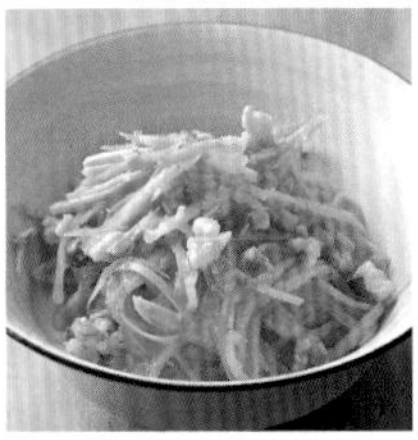

2023年 3 月20日　第 1 刷発行
2024年 9 月20日　第 6 刷発行

| | |
|---|---|
| 著者 | 赤羽もりクリニック |
| | 森 維久郎(医学監修) |
| | 大城戸 寿子(料理監修) |
| 発行者 | 木下春雄 |
| 発行所 | 一般社団法人家の光協会 |
| | 〒162-8448　東京都新宿区市谷船河原町11 |
| | 電話　03-3266-9029(販売) |
| | 　　　03-3266-9028(編集) |
| | 振替00150-1-4724 |
| 印刷・製本 | TOPPANクロレ株式会社 |


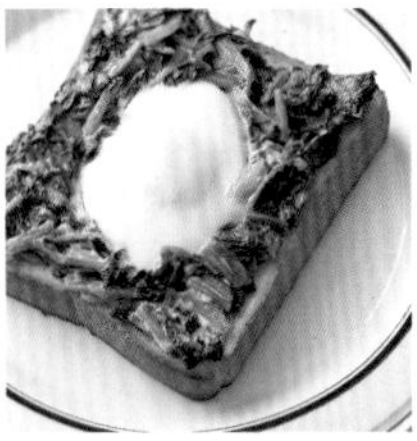


ISBN　978-4-259-56753-8　C0077